Physician's Guidebook

to

Medical Spanish

Volume 1

History, Physical / Evaluation, Diagnosis

by

Craig A. Sinkinson, M.D.

First Edition

CA Sinkinson & Sons ™

Purchase this book: www.medicalspanishstore.com

Cover Art

Cover photography courtesy of Craig A. Sinkinson, M.D.

Disclaimer

Copyright

Publication

ISBN: 0-9745089-0-X

• First Personal Digital Assistant Format (PDA) publication: January 2005
• First Computer Format (CPT) publication: January 2005
• First Paper publication: January 2005
• Printed in the U.S.A.

Trademark

• CA Sinkinson & Sons ™ is a trademark of C. A. Sinkinson & Sons, LLC

Publisher

Clinical University Press
CA Sinkinson& Sons, LLC
P.O. Box 2002
McCall, ID 83638-2002

208-841-2614
011-502-5525-6603

www.medicalspanishstore.com

Table of Contents

Present Illness 9
  Chief Complaint 9
    Common Questions / Phrases 9
    Common Complaints 17
  Quality / Location 25
  Severity 25
  Context 26
  Timing / Duration 26
  Modifying Factors 27
  Associated Signs / Symptoms 27
Medical History 28
  Medical 28
  Surgical 32
  Systems 33
    Skin 33
    Head 33
    Eyes 34
    Ears 35
    Nose 36
    Throat 36
    Neck 38
    Cardiovascular 38
      Heart 38
      Chest Pain 40
    Pulmonary 41
    Gastrointestinal 43
    Genitourinary 44
      General 44
      Menstruation 46
      Menopause 47
      Pregnancy 47
      Birth Control 49
      Venereal Disease 51
    Musculoskeletal 52

    Neurologic 54
    Endocrine..55
    Mental Status / Psychiatric 57
  Trauma 60
  Pain 61
    What 61
    Where 63
    When 63
  Vaccinations 66
  Medications / Allergies 67
    Medications 67
    Allergies 71
    Asthma 72
Family History..75
Social History 80
  Occupation..80
  Living..80
  Tobacco 81
  Alcohol..82
  Drugs..83
  Sexual Relations 83
Review of Systems 85
  General 85
  Skin 88
  HEENT / Neck..94
  Pulmonary 101
  Cardiovascular..104
  Gastrointestinal 109
  Genitourinary..115
  Musculoskeletal 122
  Immuno / Heme / Lymph 126
  Metabolic / Endocrine..130
  Neurologic..134
  Cancer 140
  Infectious..142
  Psychiatric 147
Physical Examination 152
  Intake..152

General Instructions 156
Position 158
Pain 160
HEENT / Neck 161
   Head 161
   Eyes 163
   Ears 166
   Nose 167
   Throat 168
   Dental 168
   Neck 172
Pulmonary 173
Cardiovascular 175
Gastrointestinal 176
   Abdomen 176
   Rectal 177
Genitourinary 179
   Male 179
   Female 179
Musculoskeletal 182
   Upper Extremities 182
   Lower Extremities 182
   Back 183
Neurologic 185
   Motor 185
   Sensory 187
      Vision 187
      Smell 190
      Hearing 190
      Touch 191
      Coordination 191
      Reflexes 193
Psychiatric 194
   Orientation 194
   Memory 195
   Proverbs 195
Procedures 197
   Authorization 197

Common Procedures / Instructions 199
   Blood Sample 199
   Intravenous Line 201
   Urine Sample 203
     Female 203
     Male 204
  Procedural Definitions 206
  Procedural Phrases 216
General Diagnostic Phrases 232
Diagnostic Definitions 235
  A 235
  B 239
  C 241
  D 246
  E 250
  F 253
  G 254
  H 256
  I 261
  J 263
  K 264
  L 264
  M 266
  N 269
  O 271
  P 272
  Q 280
  R 280
  S 283
  T 288
  U 291
  V 291
  W 293
  X 293
  Y 294
  Z 294
Diagnostic Phrases 295
  A 295

B..304
C..309
D..320
E..328
F..336
G..340
H..343
I..354
J..359
K..360
L..360
M..364
N..371
O..375
P..378
Q..394
R..394
S..400
T..411
U..417
V..419
W..421
X..423
Y..423
Z..424
Anatomy..425
Colors...452
Days..453
Diseases...454
  A..454
  B..458
  C..460
  D..465
  E..469
  F..472
  G..473
  H..475
  I..480

J...482
K 483
L..483
M...485
N 488
O 490
P...491
Q 499
R..499
S...502
T...507
U 510
V 510
W...512
X 512
Y 513
Z..513
Equipment / Supplies 514
Family 528
Jobs 530
Kitchen / Food 537
Marital Status 557
Measurements...558
Months 562
Numbers, Cardinal..563
Numbers, Ordinal 576

Present Illness

Chief Complaint

Common Questions / Phrases
Preguntas Comunes / Frases Comunes

A.

Good morning, I am Dr. Grey.
Buenos días, soy el Doctor (la Doctora) Grey.

B.

Good afternoon, I am Dr. Grey.
Buenas tardes, soy el Doctor (la Doctora) Grey.

C.

Good evening, I am Dr. Grey.
Buenas noches, soy el Doctor (la Doctora) Grey.

D.

What happened?
¿Qué pasó?
  or
¿Qué ocurrió?

E.

What is bothering you?
¿Qué molestias tiene?

F.

How can I help you?
¿Cómo puedo ayudarlo(la)?

G.

Why did you / he / she come to the hospital / office today?
¿Por qué vino al hospital / a la clínica el día de hoy?

H.

Do you / Does he / Does she have . . .?
¿Tiene Ud./ él / ella . . .?

> **Example:**
>
> **Do you have a cough?**
> ¿Tiene Ud. tos?

I have . . .
Yo tengo . . .

> **Example:**
>
> **I have a cough.**
> Yo tengo tos.

He / She has . . .
Él / Ella tiene . . .

> **Example:**
>
> **He / She has a cough.**
> Él / Ella tiene tos.

I.

Are you / Is he / Is she . . .?
¿Está Ud. / él / ella . . .?

> **Example:**
>
> **Are you dizzy?**
> ¿Está Ud. mareado(a)?

I am . . .
Yo estoy . . .

> **Example:**
>
> **I am dizzy.**
> Yo estoy mareado(a).

He / She is . . .
Él / Ella está . . .

> **Example:**
>
> **He / She is dizzy.**
> Él / Ella está mareado(a).

- OR -

Are you / Is he / Is she . . .?
¿Tiene Ud. / él / ella . . .?

> **Example:**
>
> **Are you thirsty?**
> ¿Tiene Ud. sed?

I am . . .
Yo tengo . . .

    Example:

    I am thirsty.
    Yo tengo sed.

He / She is . . .
Él / Ella tiene . . .

    Example:

    He / She is thirsty.
    Él / Ella tiene sed.

J.

You have / He has / She has broken . . .
Ud. / Él / Ella se quebró (fracturó) . . .

    Example:

    You have broken your ankle.
    Ud. se quebró el tobillo.

I have broken my . . .
Yo me quebré (fracturé) . . .

    Example:

    I have broken my ankle.
    Yo me quebré el tobillo.

K.

Were you / Was he / Was she stung by an insect?
¿Le picó un insecto?
  or
¿Fue picado(a) por un insecto?

Example:

Were you stung by a bee?
¿Le picó una abeja?

I was stung by . . .
Me picó . . .
  or
Yo fui picado(a) por . . .

Example:

I was bitten by a cat.
Me picó una abeja.
  or
Yo fui picado(a) por una abeja.

He / She was stung by . . .
Le picó . . .
  or
Él / Ella fue picado(a) por . . .

Example:

He / She was stung by a bee.
Le picó una abeja.
  or
Él / Ella fue picado(a) por una abeja.

13

L.

Were you / Was he / Was she bitten by (a person, dog, snake, etc.)?
¿Le mordió (una persona, un perro, una víbora)?
  or
¿Fue mordido(a) por (una persona, un perro, una víbora)?

> **Example:**
>
> **Were you bitten by a dog?**
> ¿Le mordió un perro?
>   or
> ¿Fue mordido(a) por un perro?

I was bitten by (a person, dog, snake, etc.).
Me mordió (una persona, un perro, una víbora, etc.).
  or
Yo fui mordido(a) por (una persona, un perro, una víbora, etc.).

> **Example:**
>
> **I was bitten by a dog.**
> Me mordió un perro.
>   or
> Yo fui mordido(a) por un perro.

He / She was bitten by (a person, dog, snake, etc.).
Le mordió (una persona, un perro, una víbora, etc.).
  or
Él / ella fue mordido(a) por (una persona, un perro, una víbora, etc.).

Example:

He / She was bitten by a dog.
Le mordió un perro.
  or
Él / ella fue mordido(a) por un perro.

M.

Were you (female) raped?
¿La violaron?
  or
¿Fue violada?

Were you (male) raped?
¿Lo violaron?
  or
¿Fue violado?

Was she raped?
¿La violaron?
  or
¿Fue violada?

Was he raped?
¿Lo violaron?
  or
¿Fue violado?

I was raped.
Me violaron.
  or
Yo fui violado(a).

She was raped.
La violaron.
  or
Ella fue violada.

He was raped.
Lo violaron.
  or
Él fue violado.

Common Complaints

Quejas Comunes

(see previous pages for phrase translations)

abdominal pain
¿Tiene dolor de abdomen?
Tengo dolor de abdomen.

ankle fracture
¿Se quebró el tobillo?
Me quebré el tobillo.

ankle pain
¿Tiene dolor de tobillo?
Tengo dolor de tobillo.

arm fracture
¿Se quebró el brazo?
Me quebré el brazo.

arm pain
¿Tiene dolor en el brazo?
Tengo dolor en el brazo.

back fracture
¿Se quebró la espalda?
Me quebré la espalda.

backache / back pain
¿Tiene dolor de espalda?
Tengo dolor de espalda.

bee sting
¿Le picó una abeja?
Me picó una abeja.

bleeding
¿Está sangrando?
Estoy sangrando.

breathing difficulty
¿Tiene dificultad para respirar?
Tengo dificultad para respirar.

cat bite
¿Le mordió un gato?
Me mordió un gato.

chest pain
¿Tiene dolor de pecho?
Tengo dolor de pecho.

cold
¿Tiene frío?
Tengo frío.

congested
¿Tiene congestión en el pecho?
Tengo congestión en el pecho.

constipation
¿Tiene estreñimiento?
Tengo estreñimiento.

cough
¿Tiene tos?
Tengo tos.

cramps (muscle)
¿Tiene calambres?
Tengo calambres.

diarrhea
¿Tiene diarrea?
Tengo diarrea.

dizzy
¿Está mareado(a)?
Estoy mareado(a)

dog bite
¿Le mordió un perro?
Me mordió un perro.

earache / ear pain
¿Tiene dolor de oído?
Tengo dolor de oído.

eye irritation
¿Tiene irritación en el ojo?
Tengo irritación en el ojo.

eye pain
¿Tiene dolor de ojo?
Tengo dolor de ojo.

eye, something in my
¿Tiene algo en el ojo?
Tengo algo en el ojo.

fever
¿Tiene fiebre?
Tengo fiebre.

finger fracture
Se quebró el dedo.
Me quebré el dedo.

finger pain
¿Tiene dolor de dedo?
Tengo dolor de dedo.

foot fracture
Se quebró el pie.
Me quebré el pie.

foot pain
¿Tiene dolor de pie?
Tengo dolor de pie.

hand fracture
Se quebró la mano.
Me quebré la mano.

hand pain
¿Tiene dolor de mano?
Tengo dolor de mano.

head fracture
Se quebró la cabeza.
Me quebré la cabeza.

headache / head pain
¿Tiene dolor de cabeza?
Tengo dolor de cabeza.

hip fracture
Se quebró la cadera.
Me quebré la cadera.

hip pain
¿Tiene dolor de cadera?
Tengo dolor de cadera.

hot
¿Tiene calor?
Tengo calor.

ill
¿Está enfermo(a)?
Estoy enfermo(a.

indigestion
¿Tiene indigestión?
Tengo indigestión.

injured
¿Está herido(a)?
Estoy herido(a).

insect sting
¿Le picó un insecto?
Me picó un insecto.

itching
¿Tiene comezón?
Tengo comezón.

joint pain
¿Tiene dolor en las coyunturas?
Tengo dolor en las coyunturas.

joint swelling
¿Tiene hinchazón en la coyuntura?
Tengo hinchazón en la coyuntura.

leg fracture
Se quebró la pierna.
Me quebré la pierna.

leg pain
¿Tiene dolor en la pierna?
Tengo dolor en la pierna.

muscle pain
¿Tiene dolor de músculos?
Tengo dolor de músculos.

nausea
¿Tiene náusea?
Tengo náusea.

neck fracture
Se quebró el cuello.
Me quebré el cuello.

neck ache / neck pain
¿Tiene dolor de cuello?
Tengo dolor de cuello.

pain here
¿Tiene dolor aquí?
Tengo dolor aquí.

pain there
¿Tiene dolor allí?
Tengo dolor allí.

pain with sexual relations
¿Tiene dolor cuando tiene relaciones sexuales?
Tengo dolor cuando tengo relaciones sexuales.

pregnant
¿Está embarazada?
Estoy embarazada.

rash
¿Tiene ronchas?
Tengo ronchas.

scorpion sting
¿Le picó un alacrán?
Me picó un alacrán.

shoulder fracture
Se quebró el hombro.
Me quebré el hombro.

shoulder pain
¿Tiene dolor de hombro?
Tengo dolor de hombro.

sore throat
¿Tiene dolor de garganta?
Tengo dolor de garganta.

sores, genital
¿Tiene úlceras en las partes genitales?
Tengo úlceras en las partes genitales.

snakebite
¿Le mordió una víbora (culebra)?
Me mordió una víbora (culebra).

sting, insect
¿Le picó un insecto?
Me picó un insecto.

stomach ache
¿Tiene dolor de estómago?
Tengo dolor de estómago.

thirsty
¿Tiene sed?
Tengo sed.

toe fracture
Se quebró el dedo del pie.
Me quebré el dedo del pie.

toe pain
¿Tiene dolor en el dedo del pie?
Tengo dolor en el dedo del pie.

vaginal discharge, abnormal
¿Tiene secreción vaginal anormal?
Tengo secreción vaginal anormal.

weak
¿Está débil?
Estoy débil.

wrist fracture
¿Se quebró la muñeca?
Me quebré la muñeca.

wrist pain
¿Tiene dolor de muñeca?
Tengo dolor de muñeca.

Quality / Location
Tipo / Ubicación

How do you feel?
¿Cómo se siente?

What's wrong?
¿Qué le pasa?

What happened?
¿Qué pasó?
  or
¿Qué ocurrió?

Show me where your problems are.
Enséñeme donde tiene las molestias.

Where is your problem?
¿Dónde siente la molestia?

Severity
Severidad

How severe are your symptoms?
¿Qué tan severos son sus síntomas?

How severe is your problem?
¿Qué tan severa es su molestia?

Mild?
¿Suave?

Moderate?
¿Moderada?

Severe?
¿Severa?

Context
Contexto

What caused your problem?
¿Qué causó su molestia?

What treatment have you been taking for your problem?
¿Cuál tratamiento ha estado tomando para su molestia?

How has your condition / problem affected you?
¿Cómo le ha afectado su condición / molestia?

Timing / Duration
Frequencia / Duración

Since when?
¿Desde cuándo?

When did your illness begin?
¿Cuándo comenzó su enfermedad?

How often do you have your symptoms?
¿Cada cuánto tiene los síntomas?

Have your symptoms occured before today?
¿Ha tenido estos síntomas antes de hoy?

How long do your symptoms last?
¿Cuánto tiempo duran los síntomas?

How long does it last?
¿Cuánto tiempo dura?

Modifying Factors
Factores Modificadores

What makes it better for you?
¿Qué lo hace sentir mejor?

What makes it worse for you?
¿Qué lo hace sentir peor?

Associated Signs / Symptoms
Signos / Síntomas Asociados

Do you have other symptoms or problems with this illness?
¿Tiene otros síntomas o molestias con esta enfermedad?

What did you eat today?
¿Qué comió hoy?

What have you swallowed?
¿Qué ha tragado?

Have you vomited today?
¿Ha vomitado hoy?

Medical History

Historial Médico

Medical

Have you had other medical problems?
¿Ha tenido otros problemas médicos?

How long have you had . . .?
¿Hace cuánto tiempo que sufre de . . .?

> **Example:**
>
> **How long have you had diabetes?**
> ¿Hace cuánto tiempo sufre de diabetes?

Have you ever had . . .?
¿Alguna vez ha tenido . . .

> **Example:**
>
> **Have you ever had diabetes?**
> ¿Alguna vez ha tenido diabetes?

> • **alcohol problems?**
> • problemas con alcohol?

> • **allergies?**
> • alergias?

> • **asthma?**
> • asma?

> • **blood disease?**
> • una enfermedad de la sangre?

- **blood transfusions?**
- transfusiones de sangre?

- **bronchitis?**
- bronquitis?

- **cancer of any type?**
- cáncer de cualquier tipo?

- **cholesterol problems?**
- problemas con colesterol?

- **colon cancer?**
- cáncer del colon?

- **diabetes?**
- diabetes?

- **drug problems?**
- problemas con drogas?

- **epilepsy or seizures?**
- epilepsia o ataques?

- **glaucoma?**
- glaucoma?

- **heart disease?**
- una enfermedad del corazón?

- **high blood pressure?**
- la presión alta?

- **infections?**
- infecciones?

- **kidney disease?**
- una enfermedad del riñón?

- **lung disease?**
- una enfermedad de los pulmones?

- **mental illness?**
- una enfermedad mental?

- **mental retardation?**
- retraso mental?

- **migraine headaches?**
- migrañas (jaquecas)?

- **psychiatric problems?**
- problemas psiquiátricos?

- **serious illness?**
- una enfermedad seria?

- **stroke?**
- embolias o derrames cerebrales?

- **tobacco problems?**
- problemas con tabaco?

- **tuberculosis?**
- tuberculosis?

- **other illness?**
- otra enfermedad?

Have you seen a doctor for that condition?
¿Ha consultado con un doctor por esa condición?

Where is the office of this doctor?
¿Dónde está la oficina de este doctor?

Do you know the telephone number of the doctor?
¿Sabe el número de teléfono del doctor?

Have you ever been hospitalized?
¿Alguna vez ha estado hospitalizado(a)?
 or
¿Alguna vez ha sido hospitalizado(a)?

What diseases have you had in your youth?
¿Qué enfermedades tuvo cuando era joven?

Have you lost or gained weight recently?
¿Ha bajado o subido de peso recientemente?

How many kilos did you gain or lose?
¿Cuántos kilos subió o bajó?

Do you have the same energy as always?
¿Tiene la misma energía que siempre?

Since when have you been feeling tired?
¿Desde cuándo se siente cansado(a)?

Do you have a fever or night sweats?
¿Tiene fiebre o sudores por la noche?

Have you had a loss of appetite?
¿Ha perdido el apetito?

Surgical
Historial Quirúrgico

Did you have an operation or surgery?
¿Tuvo una operación o una cirugía?

Have you ever had an operation?
¿Alguna vez ha tenido alguna operación?

Where and when?
¿Dónde y cuándo?

When?
¿Cuándo?

Systems
Sistemas

Skin
Piel

Have you ever had jaundice or yellow skin?
¿Alguna vez ha tenido ictericia o la piel de color amarillo?

Do you have skin problems?
¿Tiene problemas de la piel?

Do you have rashes, sores, bedsores, or oozing sores on your skin?
¿Tiene ronchas, úlceras, o llagas en la piel?

Do you have itching?
¿Tiene comezón?

Has the color of your skin or of a mole changed lately?
¿Recientemente, le ha cambiado el color de la piel o de un lunar?

Head
Cabeza

Do you have headaches?
¿Sufre de dolores de cabeza?
  or
¿Tiene dolores de cabeza?

Have you received a blow to the head recently?
¿Ha recibido un golpe en la cabeza recientemente?

Do you have oily hair?
¿Sufre de cabello grasoso?

or
¿Tiene cabello grasoso?

Have you had inflammation of the salivary gland?
¿Ha tenido inflamación de la glándula salival?

Eyes
Ojos

Can you see well?
¿Puede ver bien?

Do you use glasses?
¿Usa lentes?

Do you have blurred vision at times?
¿Tiene la vista borrosa de vez en cuando?

Do you have double vision at times?
¿Tiene la visión doble a veces?

Have you had visual changes recently?
¿Ha tenido cambios en la visión recientemente?

Have you had eye redness or swelling recently?
¿Ha tenido los ojos enrojecidos o hinchados recientemente?

Have you had eye pain recently?
¿Ha tenido dolor en los ojos recientemente?

Have you had an eye discharge?
¿Ha tenido secreción de los ojos?

Have you had eye burning?
¿Ha tenido ardor en los ojos?

Have you had eye strain?
¿Ha tenido que esforzarse para poder ver.

Do you suffer from cataracts or glaucoma?
¿Sufre de cataratas o glaucoma?

When was the last time you had your eyes checked?
¿Cuándo le revisaron la vista la última vez?

Who examined your eyes?
¿Quién le examinó los ojos?

Have you seen spots or flashes?
¿Ha visto puntos o luces?

When you look at lights, do you see circles?
¿Cuándo mira las luces, ve círculos?

Ears
Oídos

Do you hear well?
¿Oye bien?

Do you hear the same in each ear?
¿Oye igual en cada oído?

Do you have difficulty hearing?
¿Tiene dificultad para oír?

Have you had ear infections?
¿Ha tenido infecciones del oído?

Do you have any discharge from your ears?
¿Tiene salida de pus o secreciones de los oídos?

Do you feel like the room is spinning?
¿Tiene la sensación que el cuarto está dando vueltas?

Nose
Nariz

Do you have allergies to anything?
¿Tiene reacciones alérgicas a alguna substancia?

Do you have sinusitis?
¿Tiene sinusitis?

Have you had many head colds?
¿Ha tenido muchos resfriados?

Can you smell well?
¿Puede oler bien?

Throat
Garganta

Do your teeth hurt?
¿Tiene dolor en los dientes?

Do you have false teeth?
¿Tiene dientes postizos?

Do you have bleeding gums?
¿Tiene Ud. sangrado de las encías?

When was the last time you saw a dentist?
¿Cuándo fue la última vez que visitó a un dentista?

Do you have a sore throat?
¿Tiene dolor de garganta?

Do you have hoarseness?
¿Tiene ronquera?

Do you have a sore tongue?
¿Le duele la lengua?

Do you have a bleeding from the mouth?
¿Tiene Ud. sangrado de la boca?

Do you have mouth soreness?
¿Tiene dolor en la boca?

Do you have problems swallowing?
¿Tiene dificultad al tragar?

Do you have problems swallowing solids or liquids?
¿Tiene dificultad al pasar sólidos o líquidos?

Do you have mouth swelling?
¿Tiene la boca hinchada?

Do you have any lumps in your mouth?
¿Tiene algunas bolas pequeñas en la boca?

Do you have drainage at the back of the throat?
¿Tiene paso de flemas en la parte de atrás de la garganta?

Do you sometimes have fever blisters or cold sores in your mouth?
¿Tiene fuegos o ampollas en la boca de vez en cuando?

Do you have a cough?
¿Tiene tos?

Neck
Cuello

Do you have neck pain?
¿Tiene dolor en el cuello?

Do you have nodules or lumps in your neck?
¿Tiene bolitas o bultos en el cuello?

Do you have neck swelling?
¿Tiene una hinchazón en el cuello?

Cardiovascular
Cardiovascular

Heart
Corazón

Do you take medication for your heart?
¿Toma alguna medicina para el corazón?

Do you have high blood pressure?
¿Sufre de la presión alta?
  or
¿Tiene la presión alta?

Do you have heart problems?
¿Tiene problemas del corazón?

How many pillows do you use to sleep?
¿Cuántas almohadas usa para dormir?

Have you ever awakened with the feeling that you are choking?
¿Alguna vez se ha despertado con la sensación de que se está ahogando?

Do you have a heart murmur?
¿Tiene un soplo del corazón?

Has anyone ever told you that you have a heart murmur?
¿Alguna vez le han dicho que tiene un soplo del corazón?

Have you ever had rheumatic fever?
¿Alguna vez ha tenido fiebre reumática?

Have you lost or gained weight recently?
¿Ha bajado o subido de peso recientemente?

How many kilos (pounds) did you gain or lose?
¿Cuántos kilos (libras) subió o bajó?

Do you have ankle swelling?
¿Se le hinchan los tobillos?

Do you have the same energy as always?
¿Tiene la misma energía de siempre?

Since when have you been feeling tired?
¿Desde cuándo se siente cansado(a)?

Do you feel dizzy?
¿Se siente mareado(a)?

Do you sleep well?
¿Duerme bien?

How many hours do you sleep?
¿Cuántas horas duerme?

Have you felt dizzy or fainted after eating?
¿Se ha mareado o se ha desmayado después de comer?

Have you felt dizzy or fainted after exercising?
¿Se ha mareado o se ha desmayado después de hacer ejercicios?

Chest Pain
Dolor de Pecho

Do you have chest pain?
¿Tiene dolor de pecho?

Do you have chest pain from time to time?
¿Tiene dolor de pecho de vez en cuando?

Do you feel pressure, a crushing pain, or a burning pain?
¿Siente presión en el pecho o dolor aplastante o ardor?

Does the pain radiate to your back or down your arm?
¿Se mueve el dolor hacia la espalda o hacia el brazo?

Have you ever had chest pain before?
¿Alguna vez ha tenido dolor de pecho?

What brings it on?
¿Qué causa el dolor?

What makes it feel better?
¿Qué alivia el dolor?

How long does the pain last?
¿Por cuánto tiempo dura el dolor?

Do you feel chest pain when you are resting?
¿Siente dolor en el pecho cuando descansa?

Do you have palpitations?
¿Tiene palpitaciones?

Do you have an irregular heart beat?
¿Tiene un latido de corazón irregular?

Are you short of breath?
¿Le falta el aire?

Do you have difficulty breathing?
¿Tiene dificultad al respirar?

Do you take medication for your heart?
¿Toma medicina para el corazón?

Do you have high blood pressure?
¿Sufre de la presión alta?
  or
¿Tiene la presión alta?

Pulmonary

Pulmonar

Do you have difficulty breathing?
¿Tiene dificultad al respirar?

Do you feel short of breath?
¿Siente que le falta el aire?

Do you pant when you walk a bit?
¿Jadea cuándo camina un poco?

How many blocks can you walk without stopping?
¿Cuántas cuadras puede caminar sin parar?

41

Do you use oxygen?
¿Usa oxígeno?

Do you have a cough?
¿Tiene tos?

Do you have phlegm?
¿Tiene flemas?

What color is the phlegm?
¿De qué color es la flema?

Is it thick?
¿Es espesa?

Do you cough up blood?
¿Tose con sangre?

Do you wheeze?
¿Respira con silbidos?

Do you have asthma?
¿Sufre de asma?

Is there anything that causes an asthma attack?
¿Hay algo que provoca el ataque de asma?

Do you have allergies to pollen, dust, or animals?
¿Tiene una reacción alérgica hacia el polen, el polvo, o los animales?

Have you ever had pneumonia?
¿Alguna vez ha tenido pulmonía (neumonía)?

Have you ever had a TB test?
¿Alguna vez le han hecho una prueba para la tuberculosis?

What was the result?
¿Cuál fue el resultado?

Have you ever had a chest X-ray?
¿Alguna vez le han tomado una radiografía del pecho?

Gastrointestinal
Gastrointestinal

Do you have difficulty swallowing or does the food get stuck in your throat?
¿Tiene dificultad al tragar o se le atora la comida en la garganta?

Do you often have heartburn?
¿Tiene agruras a menudo?

Do you vomit up blood?
¿Vomita sangre?

Are there any foods that bring on stomach pain?
¿Hay comidas que le causan dolor de estómago?

Are you constipated?
¿Está estreñido(a)?

Do you have difficulty moving your bowels?
¿Tiene dificultad al obrar (defecar)?

Do you have diarrhea?
¿Tiene diarrea?

Do you have blood in your stool?
¿Tiene sangre en el excremento?

Have you had black stools like the color of asphalt?
¿Ha tenido excremento negro como el color de asfalto (chapopote)?

Do you have hemorrhoids?
¿Sufre de hemorroides (almorranas)?

Have you had your gallbladder removed?
¿Ha tenido una operación para quitar (extirpar) la vesícula biliar?

Have you ever had hepatitis?
¿Alguna vez ha tenido hepatitis?

What kind of hepatitis was it: A, B, or C?
¿Qué tipo de hepatitis tuvo: A, B, o C?

Do you have nausea?
¿Tiene náusea?

Have you felt dizzy or fainted after eating?
¿Se ha mareado o desmayado después de comer?

Which kind of foods do you eat?
¿Qué clase de comidas come?

Do you defecate without control?
¿Se le sale el excremento (popó) sin querer?

Genitourinary
Genitourinario

General
General

Do you have difficulty urinating?
¿Tiene dificultad para orinar?

Do you have to urinate more frequently?
¿Tiene que orinar con más frecuencia?

Do you have to get up at night to urinate?
¿Tiene que levantarse durante la noche para orinar?

How many times a night do you get up to urinate?
¿Cuántas veces durante la noche se levanta para orinar?

Do you have to strain or force yourself to urinate?
¿Tiene que esforzarse para poder orinar?

How is the flow?
¿Cómo es el chorro cuando orina?

Does it drip after finishing urination?
¿Salen gotas después de terminar de orinar?

Do you have sores on your penis?
¿Tiene llagas en el pene?

Do you have sores in your vagina?
¿Tiene llagas en la vagina?

Do you drip urine without control or when you laugh or cough?
¿Se le sale la orina sin querer o cuando se ríe o tose?

Does it burn or sting when you urinate?
¿Le arde cuando orina?

Do you have blood in your urine?
¿Tiene sangre en la orina?
 or
¿Orina con sangre?

Have you ever had a urinary tract infection?
¿Alguna vez ha tenido una infección de las vías urinarias?

Have you ever passed a stone in your urine?
¿Alguna vez ha eliminado una piedra en la orina?

Menstruation
Menstruación

How old were you with your first period?
¿Qué edad tenía cuando tuvo la primera regla?

Do you have periods?
¿Tiene reglas?

Are your periods regular?
¿Tiene irregularidades con las reglas?

Do you have problems with your periods?
¿Tiene problemas con las reglas?

Do you have pain with your periods?
¿Tiene dolor con las reglas?

Do you bleed a little?
¿Sangra poco?

Do you bleed moderately?
¿Sangra regular?

Do you bleed heavily?
¿Sangra mucho?

Do you have spotting between periods?
¿Tiene manchado entre las reglas?

When was your last period?
¿Cuándo bajó su última regla?

When was the first day of your last period?
¿Cuándo fue el primer día de su última regla?

How many days do you bleed with your periods?
¿Por cuántos días sangra durante su regla?

Menopause
Menopausia

When did menopause begin?
¿Cuándo comenzó la menopausia?

Have you ever had bleeding, spotting, or a period since then?
¿Alguna vez ha tenido sangre, manchados, o una regla desde entonces?

Do you have hot flushes?
¿Tiene bochornos (calores)?

Pregnancy
Embarazo

When was the last time that you had sexual relations?
¿Cuándo fue la última vez que tuvo relaciones?

Is it possible that you are pregnant?
¿Es posible que esté embarazada?

How many times have you been pregnant?
¿Cuántos veces se ha embarazado?

When were your pregnancies?
¿Cuándo fueron sus embarazos?

47

How many miscarriages?
¿Cuántos abortos (malpartos) ha tenido?

Have you had any abortions? How many?
¿Ha tenido abortos inducidos? ¿Cuántos?

Have you had any premature births?
¿Cuántos han nacido antes del tiempo?

Have you had any stillborn births?
¿Cuántos han nacido muertos?
 or
¿Ha tenido un mortinato?

How many children do you have?
¿Cuántos niños tiene?

How many girls do you have?
¿Cuántos niñas tiene?

How many boys do you have?
¿Cuántos niños tiene?

Did you have any problems with your pregnancies?
¿Tuvo algún problema con los embarazos?

How many vaginal deliveries did you have?
¿Cuántos partos vaginales tuvo?

How many cesarean deliveries did you have?
¿Cuántas cesáreas tuvo?

Have you had problems with the deliveries?
¿Ha tenido problemas con los partos?

Your due date, more or less, is . . .
La fecha de su parto, más o menos, es . . .

When is your due date?
¿Cuándo es su fecha de parto?

Birth Control
Espaciamiento de Los Embarazos

When was the last time that you had sexual relations?
¿Cuándo fue la última vez que tuvo relaciones?

Is it possible that you are pregnant?
¿Es posible que esté embarazada?

Do you use birth control?
¿Usa métodos anticonceptivos?

Which of the methods do you use now?
¿Cuál de los métodos usa ahora?

Which of the methods did you use?
¿Cuál de los métodos usó?

Do you use . . .?
¿Usa . . .?

>   **Example:**

>   **Do you use condoms?**
>   ¿Usa condones?

>   **• the birth control pills?**
>   • las pastillas?
>   or
>   • la pildora?

>   **• the sponge?**
>   • la esponja?

- **foam?**
- espuma?

- **condoms?**
- condones?
  or
- preservativos?

- **rubbers?**
- hules?

- **the IUD?**
- el aparato?
  or
- la espiral?
  or
- el dispositivo?

- **the diaphragm?**
- el diafragma?

- **the shot?**
- la inyección?

- **the implant?**
- el implante?

- **the rhythm method?**
- el método del ritmo?

- **other methods?**
- otros métodos?

Does your husband take care of you ("pull out")?
¿Su esposo la cuida?
  or
¿Su esposo se sale antes de terminar?

Which problems do you have with birth control?
¿Qué problemas tiene con los métodos anticonceptivos?

Have you had your tubes tied?
¿Le amarraron los tubos?
  or
¿La ligaron?
  or
¿Ha sido operada para no tener familia (hijos)?

Have you had a hysterectomy?
¿Ha tenido la histerectomía?
  or
¿Ha tenido una operación para quitar (extirpar) la matriz?

Have you had an oopherectomy?
¿Ha tenido una ooforectomía?
  or
¿Ha tenido una operación para quitar (extirpar) los ovarios?

Has your husband had a vasectomy?
¿Ha tenido su esposo una vasectomía?

Has your partner had a vasectomy?
¿Ha tenido una vasectomía su pareja?

Have you had a vasectomy?
¿Ha tenido Ud. una vasectomía?

Venereal Disease
Enfermedad Venérea

Have you ever had a venereal disease?
¿Alguna vez ha tenido una enfermedad venérea?

Have you ever had an STD?
¿Alguna vez ha tenido una enfermedad transmitida sexualmente?

51

Did you receive medical treatment?
¿Recibió tratamiento médico?

Do you have any discharge from the vagina?
¿Tiene un desecho (flujo, secreción) de la vagina?

Do you have any discharge from the penis?
¿Tiene un desecho (flujo, secreción) del pene?

What is it like? Can you describe it?
¿Cómo es? ¿Puede describirlo?

Do you have any sores on your genitalia?
¿Tiene llagas en las partes genitales?

Do you feel any itching of the vagina?
¿Siente picazón (comezón) en la vagina?

Do you feel any itching of the penis?
¿Siente picazón (comezón) en el pene?

Does it hurt when you have sex?
¿Le duele cuando tiene relaciones sexuales?

Musculoskeletal

Musculoesquelético

Do you have pain or swelling in your joints?
¿Tiene dolores o hinchazón en las articulaciones (coyunturas)?

Do you have arthritis?
¿Tiene artritis o inflamación de las articulaciones?

Have you ever had joint enlargement?
¿Alguna vez se le han agrandado las articulaciones?

Have you ever had joint swelling?
¿Alguna vez ha tenido hinchazón en las articulaciones?

Have you ever had gout?
¿Alguna vez ha tenido gota?

Do you have back pain?
¿Le duele la espalda?

Do you have back problems?
¿Tiene problemas de la espalda?

Have you ever had an ankle sprain?
¿Alguna vez se torció el tobillo?

Have you ever had a broken bone?
¿Alguna vez se quebró un hueso?

Have you ever had a bunion?
¿Alguna vez ha tenido un juanete?

Have you ever had bursitis?
¿Alguna vez ha tenido bursitis?

Do you have muscle cramps?
¿Tiene calambres?

Have you ever had muscle weakness?
¿Alguna vez ha tenido debilidad en los músculos?

Have you ever had a myalgia?
¿Alguna vez ha tenido dolores musculares?

Have you ever had orthopedic surgery?
¿Alguna vez ha tenido cirugía ortopédica o cirugía de los huesos?

Do you have problems climbing stairs?
¿Tiene problemas al subir escaleras?

Do you have restless legs?
¿Tiene una sensación de incomodidad en las piernas o dificultad para mantener las quietas?

Have you ever had tendinitis?
¿Alguna vez ha tenido tendinitis o inflamación de un tendón?

Neurologic
Neurológico

With which hand do you write?
¿Con cuál mano escribe?

Have you ever had a stroke?
¿Alguna vez ha tenido una embolia o un derrame cerebral?

Does any part of your body feel numb?
¿Siente entumecida (adormecida) alguna parte del cuerpo?

Do you have a tingling sensation?
¿Tiene alguna sensación de hormigueo?

Do you have tremors or shaking?
¿Tiene temblores?

Do you feel dizzy at times?
¿Se siente mareado(a) a veces?

Have you fainted?
¿Se ha desmayado?

Do you have difficulty remembering things?
¿Tiene dificultad para recordar cosas?

Have you ever had seizures?
¿Alguna vez ha tenido ataques o convulsiones?

Do you suffer from headaches?
¿Sufre de dolores de cabeza?

How long have you suffered from headaches?
¿Cuánto tiempo tiene de sufrir dolores de cabeza?

How often?
¿Cada cuánto?

Where are they?
¿Dónde le duele?

Describe them, please.
Describa el dolor, por favor.

How long do they last?
¿Cuánto tiempo dura el dolor?

Endocrine

Endocrino

Have you ever had thyroid problems?
¿Alguna vez ha tenido problemas de la glándula tiroides?

Have you ever consulted a doctor for this problem?
¿Alguna vez ha consultado a un médico por este problema?

How long ago?
¿Hace cuánto tiempo?

What did he / she tell to you?
¿Qué le dijo?

Do you take medicine for this problem?
¿Toma medicina para este problema?

Which medicine?
¿Cuál medicina?

Did the treatment help?
¿Ayudó el tratamiento?

Did the medicines help?
¿Ayudaron las medicinas?

Do you feel warm when others don't?
¿Siente calor cuándo otros no?

Do you feel cold when others don't?
¿Siente frío cuándo otros no?

Have you lost or gained weight recently?
¿Ha bajado o subido de peso recientemente?

How many kilos (pounds) did you gain or lose?
¿Cuántos kilos (libras) subió o bajó?

Do you have the same energy as always?
¿Tiene la misma energía que siempre?

Since when have you been feeling tired?
¿Desde cuándo se siente cansado(a)?

Do you have fever or sweats?
¿Tiene fiebre o sudores?

Have you ever had a rapid heart beat?
¿Alguna vez ha tenido palpitaciones o sensaciones de latidos cardiacos rápidos?

Do you feel thirsty with more frequency?
¿Tiene sed con más frecuencia?

Do you urinate with more frequency?
¿Orina con más frecuencia?

Are you eating more than you normally do?
¿Está comiendo más de lo normal o no?

Mental Status / Psychiatric
Estado Mental / Psiquiátrico

Have you ever consulted a psychiatrist?
¿Alguna vez ha consultado un(a) (p)siquiatra?

How long ago?
¿Hace cuánto tiempo?

What did he / she tell to you?
¿Qué le dijo?

Did the treatment help?
¿Ayudó el tratamiento?

Did the medicines help?
¿Ayudaron las medicinas?

Have you ever suffered from depression?
¿Alguna vez ha sufrido de depresión?

Did anyone treat you for depression?
¿Alguien lo(la) ha tratado por depresión?

Do you have the same energy as always?
¿Tiene la misma energía de siempre?

Since when have you been feeling tired?
¿Desde cuándo se siente cansado(a)?

Are you nervous?
¿Tiene nervios?
  or
¿Se siente nervioso(a)?
  or
¿Está nervioso(a)?

Do you feel dizzy?
¿Se siente mareado(a)?

Do you sleep well?
¿Duerme bien?

How many hours do you sleep?
¿Cuántas horas duerme?

Do you take sedatives?
¿Toma calmantes?

Do you take anti-depressants?
¿Toma antidepresivos?

Have you ever had thoughts about committing suicide?
¿Alguna vez ha pensado en suicidarse?

Have you thought about how you would do it?
¿Ha pensado en como hacerlo?

Have you thought about when you would to do it?
¿Ha pensado cuando hacerlo?

Do you have the things you need to commit suicide?
¿Tiene las cosas que necesita para suicidarse?

Have you ever thought of causing harm to others?
¿Alguna vez ha pensado en hacerle daño a otros?

Are you able to take care of yourself?
¿Puede cuidarse a sí mismo?

Is there anyone who can help take care of you?
¿Hay alguien que pueda ayudarlo(la) a cuidarse?

Trauma
Trauma

Did you have an accident?
¿Tuvo un accidente?

Have you ever had an accident?
¿Alguna vez ha tenido un accidente?

Where?
¿Dónde?

When?
¿Cuándo?

What happened?
¿Qué pasó?
  or
¿Qué ocurrió?

Pain
Dolor

What
¿Qué?

Do you have pain?
¿Tiene dolor?

What hurts?
¿Qué le duele?

What kind of pain is it?
¿Qué tipo de dolor es?

How is the pain?
¿Cómo es el dolor?

Is the pain sharp like knives or dull?
¿Es el dolor agudo como una punzada, o es un dolor sordo?

Is it like a pressure or crushing?
¿Es el dolor aplastante o como una presión?

Is the pain burning?
¿Es el dolor quemante?
 or
¿Cómo ardor?

Is the pain light?
¿Es el dolor leve?

Is the pain moderate?
¿Es el dolor moderado?

Is the pain strong?
¿Es el dolor muy fuerte?

Is the pain jabbing?
¿Es el dolor como piquetes?

What makes it better for you?
¿Qué mejora o alivia el dolor?

What makes it worse for you?
¿Qué lo empeora?

Have you used any medications for the pain?
¿Ha usado medicinas para el dolor?

Have you used any medication or home remedies?
¿Ha usado remedios caseros para el dolor?

Did the medicines help?
¿Ayudaron las medicinas?

Did the home remedies help?
¿Ayudaron los remedios caseros?

Do you have any family members with the same problem?
¿Tiene familiares con el mismo problema?

Do you have any friends with the same problem?
¿Tiene amigos con el mismo problema?

Have you ever consulted a doctor for this problem?
¿Alguna vez ha consultado un médico por este problema?

How long ago?
¿Hace cuánto tiempo?

What did he / she tell to you?
¿Qué le dijo?

What happened to make you seek help from us today?
¿Qué le pasó hoy que lo hizo solicitar / pedir ayuda?

Where
¿Dónde?

Where does it hurt?
¿Dónde le duele?

Can you show me the site of the pain?
¿Puede enseñarme dónde está el dolor?

Can you point with one finger at the site of the pain?
¿Puede señalar con el dedo donde está el dolor?

Does the pain stay in one place?
¿Se queda en un solo lugar el dolor?

Does the pain move to other areas of your body?
¿Se mueve el dolor a otras partes del cuerpo?

When
¿Cuándo?

When did your pain begin?
¿Cuándo comenzó el dolor?

How long does the pain last?
¿Cuánto tiempo dura el dolor?

How many times have you had the pain during this week?
¿Cuántas veces ha tenido el dolor durante esta semana?

When was the first time that you felt this pain?
¿Cuándo fue la primera vez que sintió este dolor?

Does the pain feel better with exercise?
¿Cuando hace ejercicio, se alivia o disminuye el dolor?

Does the pain feel worse with exercise?
¿Cuando hace ejercicio, aumenta el dolor?

Do you have the pain with eating?
¿Tiene dolor cuando come?

Do you have the pain with straining?
¿Tiene dolor cuando hace esfuerzos?

Do you have the pain with heavy work?
¿Tiene dolor cuando realiza trabajo pesado?

Did the pain go away for a period of time?
¿Se le quitó el dolor por un tiempo?

Did the pain go away on its own?
¿Se quitó solo el dolor?

When did the pain start again?
¿Cuándo empezó el dolor de nuevo?

Is the pain constant?
¿Es el dolor constante?

Is the pain intermittent?
¿Va y viene el dolor?

What were you doing when the pain began?
¿Qué estaba haciendo cuándo comenzó el dolor?

At what time of day do you have the pain?
¿A qué hora del día tiene el dolor?

Is the pain worse in the morning?
¿Tiene más dolor en la mañana?

Is the pain worse in the afternoon?
¿Tiene más dolor en la tarde?

Is the pain worse at night?
¿Tiene más dolor en la noche?

Vaccinations
Vacunas

Which vaccinations have you / he / she had?
¿Contra qué enfermedades está Ud. / él / ella vacunado(a)?

- **diphtheria?**
- difteria?

- ***Haemophilus influenzae b* (Hib)?**
- hemófilus influenza b?

- **hepatitis?**
- hepatitis?

- **measles?**
- sarampión?

- **mumps?**
- paperas?

- **pertussis?**
- pertusis (tosferina)?

- **polio?**
- polio?

- **rubella?**
- rubéola?

- **tetanus?**
- tétanos?

- **typhoid fever?**
- fiebre tifoidea?

Medications / Allergies
Medicamentos / Alergias

Medications
Medicamentos

Are you taking any medication?
¿Está tomando algún medicamento?

Are you taking any over-the-counter medications?
¿Está tomando medicamentos que se venden sin receta?

Are you taking any home remedies?
¿Está tomando remedios caseros?

Which medicines do you take?
¿Qué medicamentos toma?

How long have you been taking this medicine?
¿Hace cuánto tiempo toma esta medicina?

Are you taking contraceptive pills?
¿Está tomando píldoras anticonceptivas?

Did you bring your medications?
¿Trajo sus medicamentos?

Do you have your medicines here?
¿Tiene sus medicinas aquí?

What color are your pills?
¿De qué color son las pastillas?

How many times each day do you take your pills?
¿Cuántas veces al día toma las pastillas?

Have you been taking your medication every day?
¿Ha tomado su medicamento todos los días?

Do you sometimes forget to take your medicine?
¿Se le olvida tomar su medicamento a veces?

How many times in one month do you forget to take your medicine?
¿Cuántas veces en un mes se le olvida tomar su medicina?

When was the last time you took your medicine?
¿Cuándo fue la última vez que tomó su medicina?

How many of these pills did you take this morning?
¿Cuántas de estas pastillas tomó esta mañana?

Can you show me which medicine you took today?
¿Puede mostrarme cuál medicina tomó hoy?

Can you show me which medicine you took yesterday?
¿Puede mostrarme cuál medicina tomó ayer?

When did you finish all of your capsules?
¿Cuándo terminó todas las cápsulas?

Did you have an allergic reaction to any medicine?
¿Tuvo una reacción alérgica a alguna medicina?

What happened when you had this reaction?
¿Qué ocurrió cuando tuvo esta reacción?

Do you have allergies to any medicines?
¿Tiene reacciones alérgicas a algunas medicinas?

Did you have an allergic reaction to . . .?
¿Tuvo una reacción alérgica a . . .?

Example:

Did you have an allergic reaction to penicillin?
¿Tuvo una reacción alérgica a penicilina?

• **antibiotics?**
• antibióticos?

• **blood pressure medicines?**
• medicinas para la presión alta?

• **immunizations?**
• vacunas?

• **penicillin?**
• penicilina?

• **sulfa?**
• sulfa?

• **sulfonamides?**
• sulfonamidas?

• **other medicines?**
• otras medicinas?

Have you taken antibiotics before today?
¿Ha tomado antibióticos antes de hoy?

Do you have problems with any medicines?
¿Tiene problemas con alguna medicina?

Do you have problems with medicines, such as . . .?
¿Tiene problemas con medicinas, como . . . ?

Example:

Do you have problems with medicines, such as aspirin?
¿Tiene problemas con medicinas, como aspirina?

- **antibiotics?**
- antibióticos?

- **aspirin?**
- aspirina?

- **blood pressure medicines?**
- medicinas para la presión alta?

- **codeine?**
- codeína?

- **ibuprofen?**
- ibuprofeno?

- **immunizations?**
- vacunas?

- **other medicines?**
- otras medicinas?

Can you tolerate asprin?
¿Puede tolerar la aspirina?

Can you tolerate codeine?
¿Puede tolerar la codeína?

Can you tolerate ibuprofen?
¿Puede tolerar ibuprofeno?

Allergies
Alergias

Do you have allergies to anything?
¿Tiene reacciones alérgicas a alguna substancia?

What are your allergies?
¿Cuáles son sus alergias?

What were your symptoms?
¿Cuáles fueran sus síntomas?

Does your skin itch?
¿Le pica la piel?

Do you have asthma?
¿Tiene asma?

Are you allergic to . . .?
¿Es alérgico(a) a . . .?

> **Example:**
>
> **Are you allergic to plants?**
> ¿Es alérgico(a) a plantas?
>
> • **animals?**
> • animales?
>
> • **foods?**
> • comidas?

- **insect stings?**
- picaduras de insectos?

- **medicines?**
- medicinas?

- **nuts?**
- nueces?

- **plants?**
- plantas?

- **pollen?**
- polen?

Were you stung by a bee?
¿Le picó una abeja?

Where?
¿Dónde?

When?
¿Cuándo?

Has this happened before today?
¿Ha ocurrido esto antes de hoy?

Asthma

Asma

Do you wheeze?
¿Respira con sibilancias?

Do you have asthma?
¿Sufre de asma?

How long have you suffered from asthma?
¿Hace cuánto tiempo que está sufriendo de asma?

Is there anything that causes an asthma attack?
¿Hay algo que le provoca un ataque de asma?

Do you have allergies to pollen, dust, or animals?
¿Tiene alergias a polen, polvo, o animales?

In the past 2 weeks:
En las últimas 2 semanas:

Have you coughed, wheezed, felt short of breath, or had chest tightness?
¿Ha tosido, ha tenido silbidos (pitillo, pito, piido, silbilancia, ronquera, o hervor de pecho), dificultad al respirar o ha sentido presión en el pecho?

During the day?
¿Durante el día?

At night, causing you to wake up?
¿En la noche y lo hizo despertar?

During or soon after exercise?
¿Durante o después de hacer ejercicio?

Have you needed more "quick-relief "medicine than usual?
¿Ha necesitado usar más medicina de la que acostumbra "para alivio rápido?"

Has your asthma kept you from doing anything you wanted to do?
¿Le ha impedido el asma hacer algo que quería hacer?

What was it?
¿Qué cosa?

Have your asthma medicines caused you any problems, like shakiness, sore throat, or upset stomach?
¿Las medicinas le han causado algún problema que toma para el asma, como tembladera, dolor de garganta o malestar en el estómago?

In the past few months:
En los últimos meses:

Have you missed school or work because of your asthma?
¿Ha faltado a la escuela o al trabajo debido al asma?

Have you gone to the emergency room or hospital because of your asthma?
¿Ha ido a la sala de emergencia o al hospital debido al asma?

Family History

Historia Familiar

Are there any illnesses or conditions, which run in your family, such as . . .?
¿Hay algunas enfermedades que son comunes en su familia, como . . .?

Example:

Are there any illnesses or conditions, which run in your family, such as asthma?
¿Hay algunas enfermedades o condiciones que son comunes en su familia, como asma?

• alcohol problems?
• problemas con alcohol?

• allergies?
• alergias?

• asthma?
• asma?

• blood disease?
• una enfermedad de la sangre?

• blood transfusions?
• transfusiones de sangre?

• bronchitis?
• bronquitis?

• cancer?
• cáncer?

- **cholesterol problems?**
- problemas con colesterol?

- **depression?**
- depresión?

- **diabetes?**
- diabetes?

- **drug problems?**
- problemas con drogas?

- **epilepsy or seizures?**
- epilepsia o ataques?

- **glaucoma?**
- glaucoma?

- **heart disease?**
- una enfermedad del corazón?

- **high blood pressure?**
- la presión alta?

- **infections?**
- infecciones?

- **kidney disease?**
- enfermedades de los riñones?

- **lung disease?**
- enfermedades de los pulmones?

- **mental illness?**
- una enfermedad mental?

- **mental retardation?**
- retraso mental?

- **psychiatric problems?**
- problemas psiquiátricos?

- **serious illness?**
- una enfermedad seria?

- **stroke?**
- embolias o derrame cerebral?

- **suicide?**
- suicidio?

- **tobacco problems?**
- problemas con tabaco?

- **tuberculosis?**
- tuberculosis?

- **other illness?**
- otra enfermedad?

Do you have family with your same problem?
¿Tiene un familiar con el mismo problema que usted?

Do you have family members, who have had colon cancer?
¿Tiene algún familiar que haya tenido cáncer del colon?

Are your parents living?
¿Están vivos sus padres?

Is your mother living?
¿Está viva su madre?

Is your father living?
¿Está vivo su padre?

Does your mother have medical problems?
¿Sufre su madre de algunos problemas médicos?

Does your father have medical problems?
¿Sufre su padre de algunos problemas médicos?

Of what did your mother die?
¿De qué murió su madre?

Of what did your father die?
¿De qué murió su padre?

How many siblings do you have?
¿Cuántos hermanos tiene?

Are your siblings living?
¿Están vivos sus hermanos?

Do your siblings have any medical problems?
¿Sufren sus hermanos de algunos problemas médicos?

Of what did your brother die?
¿De qué murió su hermano?

Of what did your sister die?
¿De qué murió su hermana?

Of what did your grandmother die?
¿De qué murió su abuela?

Of what did your grandfather die?
¿De qué murió su abuelo?

Of what did other relatives die?
¿De qué murieron otros parientes?

How old was she/he when she/he died?
¿Cuántos años tenía él/ella cuando se murió?

Social History
Historia Social

Occupation
Ocupación

Where do you work?
¿Dónde trabaja?

What do you do there?
¿Qué hace allí?

What kind of work do you do?
¿Qué tipo de trabajo hace?

How long have you been out of work?
¿Hace cuánto tiempo que está sin trabajo ?

Why can't you work?
¿Por qué no puede trabajar?

Are there any chemicals or hazardous substances where you work?
¿Hay algunas sustancias químicas o peligrosas donde trabaja?

Living
Hábitos de Vida

Do you eat well?
¿Come bien?

Do you sleep well?
¿Duerme bien?

Do you have a place to stay?
¿Tiene un lugar dónde quedarse?

Do you live with anyone else?
¿Vive con otras personas?

Where have you lived for the major part of your life?
¿Dónde ha vivido la mayor parte de su vida?

When was the last time you left the country?
¿Cuándo fue la última vez que salió del país?

Where did you go?
¿Adónde fue?

How long have you been in the United States?
¿Hace cuánto tiempo que está en los Estados Unidos?

Do you have children?
¿Tiene niños?

How many?
¿Cuántos?

Do your children live with you?
¿Viven sus niños con usted?

Tobacco
Tabaco

Do you smoke or have you ever smoked?
¿Fuma o alguna vez ha fumado?

How many packs per day?
¿Cuántos paquetes por dia?

When did you quit smoking?
¿Cuándo dejó de fumar?

Were you successful?
¿Lo logró?
  or
¿Tuvo éxito para dejar de fumar?

Alcohol
Alcohol

Do you drink alcohol, wine or beer?
¿Toma bebidas alcohólicas, vino, o cerveza?

When was the last time you had a drink?
¿Cuándo fue la última vez que tomó un trago?

How much wine, beer or hard liquor do you drink?
¿Cuánto vino, cerveza, o tragos toma?

How much can you drink when you feel like drinking?
¿Cuánto puede tomar cuando tiene ganas?

Do your hands tremble when you quit drinking?
¿Le tiemblan las manos cuando deja de tomar?

Have you ever had seizures when you quit drinking?
¿Alguna vez ha tenido ataques o convulsiones cuando dejó de tomar?

Have you tried to quit drinking?
¿Ha tratado de dejar de tomar?

Were you successful?
¿Lo logró?
  or
¿Tuvo éxito en dejar la bebida?

Drugs
Drogas

Have you ever used drugs?
¿Alguna vez ha usado drogas?

Which ones?
¿Cuáles?

Have you ever injected drugs?
¿Alguna vez se ha inyectado drogas?

Do you share needles with others?
¿Comparte agujas con otros?

Do you have a drug habit or do you just use drugs from time to time?
¿Tiene un hábito o sólo usa drogas de vez en cuando?

How often do you use drugs?
¿Qué tan seguido usa drogas?

Have you tried to quit using drugs?
¿Ha tratado de dejar de usar drogas?

Were you successful?
¿Lo logró?
  or
¿Tuvo éxito en dejar las drogas?

Sexual Relations
Relaciones Sexuales

Do you have sexual relations with more than one person?
¿Tiene relaciones sexuales con más de una persona?

Have you had sexual relations with more than one person?
¿Ha tenido relaciones sexuales con más de una persona?

How many partners do you / he / she have?
¿Cuántas parejas sexuales tiene?

How many partners have you had?
¿Cuántas parejas sexuales ha tenido?

Have you ever had sexual relations with men?
¿Alguna vez ha tenido relaciones sexuales con hombres?

Have you ever had sexual relations with women?
¿Alguna vez ha tenido relaciones sexuales con mujeres?

Have you ever had sexual relations with prostitutes?
¿Alguna vez ha tenido relaciones sexuales con prostitutas?

Did you use condoms?
¿Usó condones?

Have you ever received a blood transfusion?
¿Alguna vez ha recibido una transfusión de sangre?

Have you taken an AIDS test?
¿Ha tenido una prueba para el virus del SIDA?

What was the result?
¿Cuál fue el resultado?

Review of Systems
Revisión por Sistemas

General
General

Example:

Have you / he / she ever had fatigue?
¿Alguna vez Ud. / él / ella ha tenido fatiga?

abuse : una experiencia de maltrato
aching (all over) : el cuerpo adolorido, el cuerpo quebrado
bleeding : sangrado, sangría, hemorragia, desangramiento
cachexia : caquexia, adelgazamiento extremo, debilitamiento general
congenital defect : un defecto congénito
cramps (general) : retortijones, retorcijones
debility : una debilidad
defect, congenital : un defecto congénito
deterioration : un empeoramiento, un deterioro
diathesis : una diátesis, una predisposición a contraer ciertas enfermedades, a presentar hemorragias
Down Syndrome : Síndrome de Down
dwarfism : enanismo
dysgenesis : disgenesia, un desarrollo defectuoso
dystrophy : una distrofia, una falta de crecimiento de un organismo o tejido
emaciation : enflaquecimiento, emaciación
exhaustion : agotamiento
experience of rape : una experiencia de violación
fatigue : fatiga
fetal alcohol syndrome : síndrome alcohol fetal
fever, persistent : fiebre persistente
fistula : una fístula, una comunicación anormal entre dos órganos

gain of weight; How much? : aumento de peso; ¿Cuánto ha subido de peso?

giantism : gigantismo

handicapped problems : problemas de los lisiados

harelip : hendidura

hospitalizations : hospitalizaciones

hyperplasia : hiperplasia, un aumento del tamaño de un órgano o de un tejido

hyperpyrexia : hiperpirexia, fiebre extremadamente elevada

hyperthermia : hipertermia, elevación de la temperatura del cuerpo

hypervitaminosis : hipervitaminosis, un estado causado por ingestión excesiva de vitaminas

incarceration : una incarceración

inflammation : una inflamación

lassitude : lasitud, debilidad, cansancio, agotamiento, fatiga

lethargy : letargo, somnolencia, indiferencia

loss of weight; How much? : pérdida de peso; ¿Cuánto peso ha perdido?

malaise : un malestar

malnutrition : malnutrición, desnutrición

monitoring : monitorización, control o supervisión con ayuda de un monitor

night sweats : sudores por la noche

operation, surgical : un procedimiento quirúrgico, una operación quirúrgica

over-weight condition : condición obesidad

pain : un dolor

pain, side : dolor en un lado del cuerpo

persistent fever : fiebre persistente

photophobia : fotofobia, aversión a la luz

photosensitivity : fotosensibilidad, una respuesta anormal de la piel a la luz

pyrexia : pirexia, fiebre

queasy feelings : sensaciones nauseabundas, propensión al vómito

radiography : una radiografía

rape, the experience of : una experiencia de violación
sensation of pleasure : una sensación de placer
surgery : una cirugía
surgical procedure : un procedimiento quirúrgico, una operación quirúrgica
sweats : sudores
sweats, night : sudores por la noche
tired feelings : sensación de cansancio
trauma : un trauma
undernourished periods : períodos de malnutrición
wasting : un pérdida de peso extrema
weakness : una debilidad
weight, gain of; How much? : aumento de peso; ¿Cuánto ha subido de peso?
weight, loss of; How much? : pérdida de peso; ¿Cuánto ha perdido de peso?

Skin
Piel

Example:

Have you / he / she ever had acne?
¿Alguna vez Ud. / él / ella ha tenido acné?

abrasion : una abrasión, una erosión química o física
abscess : un absceso
acne : acné , granitos, barros
alopecia : alopecia
anthrax : ántrax, una inflamación de la piel con úlceras purulentas y negras
aphtha : un afta
athlete's foot : pie de atleta
atopic problems : problemas atópicos
baldness : calvicie
bed sore : una llaga de cama, una úlcera de cama, una úlcera de decúbito
beriberi : beriberi
biopsy : una biopsia, la extirpación de un fragmento de tejido
bites : mordidas, mordeduras, picaduras
blackheads : espinillas
blemishes : lunares, manchas, tachas
blisters : ampollas
boil (skin) : un grano enterrado, un nacido, un tacotillo
bruise : un moretón
bump : un chichón
burn : una quemadura
callous : un callo
candidiasis : candidiasis, una infección por un hongo del género Cándida
carbuncle : un grano enterrado, un nacido, un tacotillo
cat bite : una mordida de gato
cauterization : una cauterización
cellulitis : una celulitis, una inflamación del tejido bajo la piel

88

cellulitis, orbital : una celulitis orbital, una inflamación del tejido bajo la piel alrededor de la órbita del ojo

chapped hands : manos agrietadas, manos rajadas

chapped lips : labios agrietados, labios rajados

chapped skin : piel rajada, piel agrietada, reseca

chloasma : un cloasma, manchas pigmentadas que aparecen generalmente en la cara

comedone : un comedón, una espinilla

corn (callous) : un callo, un engrosamiento de la piel

cut : una cortada

cyst : un quiste, un tumor de contenido líquido

cyst, sebaceous : quiste sebáceo, un lobanillo

dandruff : caspa

decubitus, ulcer : una formación de úlceras y necrosis en la piel por permanecer en cama largo tiempo

depigmentation : despigmentación, una escasez o una carencia de pigmentación de la piel

dermatitis : dermatitis, una inflamación de la piel

dermatomycosis : dermatomicosis, una enfermedad de la piel causada por hongos

dermatophytosis : dermatofitosis, una enfermedad de la piel causada por hongos

dermatosis : dermatosis, una enfermedad de la piel

desquamation : descamación, formación exagerada de escamas en la piel

dog bite : una mordida de perro

dry skin : piel seca, piel reseca

ecchymosis : una equimosis, un cardenal, un moretón

eczema : eczema

enanthema : enantema, manchas rojas en las mucosas orales

epidermophitosis : epidermofitosis

erosion : una erosión, un desgaste, una destrucción o ulceración de un tejido

eruption : una erupción, un brote en la piel

erythema : eritema, un enrojecimiento de la piel

89

erythrasma : eritrasma, una enfermedad de la piel en la que aparece una placa amarilla pardusca, sobre todo en las caras internas de los muslos, las ingles y las axilas

exanthema : exantema, erupción en la piel

excoriation : una excoriación, raspón

exfoliation : exfoliación, un desprendimiento de escamas de la capa superficial de la piel

exudate : un exudado, un líquido que aparece en una superficie inflamada

fibroid : un fibroide

fibroma : un fibroma

fibrosis : fibrosis, un aumento del tejido conjuntivo

fibrositis : fibrositis, una inflamación del tejido conjuntivo

fissure : una fisura, una hendidura, una cisura, un surco

folliculitis : foliculitis, una inflamación de uno o más folículos pilosos

frost bite : congelamiento parcial de los dedos o las orejas

furuncle : un furúnculo

ganglion : un ganglio, un engrosamiento localizado en un nervio, tendón, o aponeurosis

ganglionitis : ganglionitis

hands, chapped : manos agrietadas, manos rajadas

hard skin : piel áspera, piel dura

head lice : piojos de la cabeza

heat rash : salpullido, sarpullido de calor

herpes simplex : herpes simple, una enfermedad viral de la piel y de las mucosas

herpes zoster : herpes zóster, culebrilla, una erupción viral y dolorosa a lo largo de un nervio, caracterizada por el aparecimiento de vesículas en la piel y las mucosas

human bite : una mordedura humana

hyperhidrosis : hiperhidrosis, sudoración exagerada

hyperkeratosis : hiperqueratosis, un aumento del grosor de la capa córnea de la piel

hypertrichosis : hipertricosis, un aumento del espesor del vello corporal

ichthyosis : ictiosis, un trastorno de la piel que la hace seca y escamosa

icterus : ictericia

impetigo : impétigo, una infección purulenta de la piel con vesículas y costras

induration : induración, un endurecimiento, un punto o lugar anormalmente duros

ingrown nail : una uña enterrada, una uña encarnada

intertrigo : intertrigo, reacción inflamatoria de los pliegues cutáneos

itching : comezón, picazón

ivy, poison : hiedra venenosa

jaundice : ictericia

keloid : un queloide, una cicatriz engrosada y elevada

knot : un nudo

laceration : una laceración, una herida desgarrada

laser treatment : un tratamiento con láser

leukoplakia : leucoplasia, una formación de manchas blancas en las mucosas

lice, head : piojos de la cabeza

lichenification : liquenificación, un engrosamiento de ciertas capas de la piel

lines, full of skin : piel llena de líneas

lips, chapped : labios agrietados, labios rajados

lump : un nódulo, una bolita, un bulto

maculopapular rash : una erupción maculopapular, consistente en manchas y pápulas

marks, stretch : estrías

melanosis : melanosis, una coloración oscura superficial de la piel o las mucosas

microsurgery : una microcirugía

mole : un lunar

mole changes in color or texture : un lunar que cambia en color o textura

nail, ingrown : una uña enterrada, una uña encarnada

necrolysis : necrólisis, una separación y exfoliación al tejido a causa de la muerte de las células

nodule : un nódulo, una bolita, un bulto
oily face : la cara aceitosa, la cara grasosa
oily hair : el pelo aceitoso, el pelo grasoso
oily hair (head) : el cabello aceitoso, el cabello grasoso
oily skin : la piel aceitosa, la piel grasosa
operation, surgical : un procedimiento quirúrgico, una operación quirúrgica
panniculitis : paniculitis, una reacción inflamatoria de la grasa debajo de la piel
papillitis : papilitis, una inflamación de una papila
papule : una pápula, una pequeña elevación sólida y circunscrita en la piel
paronychia : paroniquia, una inflamación de la uña
pediculosis : pediculosis, una infestación humana por piojos
pemphigus : pénfigo, una enfermedad grave de la piel caracterizada por vesículas, ampollas y erosiones
phlegmon : flemón, una inflamación difusa de los tejidos subcutáneos
pimples : granitos, acné, barros
pityriasis : pitiriasis, una descamación de la piel en pequeñas laminillas
plastic surgery : una cirugía plástica
pocks : marcas de viruelas
prickly feelings : sensaciones como pinchazos o piquetazos leves en la piel
prickly heat : salpullido, sarpullido por calor
problems, skin : unos problemas de la piel
pruritis : prurito, una enfermedad de la piel caracterizada por picazón
psoriasis : psoriasis, soriasis, una enfermedad de la piel caracterizada por descamación
pubic lice : piojos púbicos, piojos pegadizos
pyoderma : piodermia, cualquier enfermedad purulenta de la piel
rash : roncha
rash, heat : salpullido, sarpullido de calor
rash, red : roncha rosada

rhagades : rágades, fisura, grieta, o escara lineal en la unión de la piel y la mucosa de los labios

rosacea : rosácea

scabies : escabiosis, sarna, sarcoptiosis

sebaceous cyst : quiste sebáceo, un lobanillo

seborrhea : seborrea, una secreciòn excesiva de sebo

skin color changes : cambios de coloración de la piel

skin problems : problemas de la piel

skin, chapped : piel agrietada

skin, dry : piel seca, piel reseca

skin, oily : la piel aceitosa, la piel grasosa

snakebite : una mordedura de serpiente

sore, bed : una llaga de cama, una úlcera de cama, una úlcera por decúbito

spider bite : una picadura de araña

stitches : puntadas, puntos de suturas

stretch marks : estrías

sunburn : una quemadura por el sol

surgery, plastic : una cirugía plástica

tatoo : un tatuaje, un dibujo permanente en la piel

telangiectasia : una telangiectasia, una dilatación de vasos terminales

tick bite : una mordedura de garrapata

tinea : tiña, infección de la piel, causada por una clase de hongos

tinea pedis : tiña del pie, una infección superficial de la piel del pie causada por hongos

ulcers : úlceras

wart : una verruga, un mezquino

wheals : ronchas, unas ronchas en la piel causadas por una alergia

whitlow : un panadizo, un panarizo

xanthoma : un xantoma, un granuloma lipoideo

HEENT / Neck
COONG / Cuello

Example:

Have you / he / she ever had a canker?
¿Alguna vez Ud. / él / ella ha tenido una úlcera?

ablepsy : ablepsia, ceguera
allergies to pollen, dust, or animals : una reacción alérgica a polen, polvo, o animales
allergies, animal : reacciones alérgicas a los animales
allergies, dust : reacciones alérgicas al polvo
allergies, pollen : reacciones alérgicas al polen
amblyopia : ambliopía, visión disminuida
animal allergies : reacciones alérgicas a los animales
anisocoria : anisocoria, desigualdad del diámetro de las pupilas
astigmatism : astigmatismo
bad breath : mal aliento
bleeding gums : encías sangrantes
blepharitis : blefaritis, una inflamación del borde libre de los párpados
blindness : ceguera, ablepsia
bloody nose : sangre por la nariz, epistaxis
blurred vision : la vista borrosa
breath, bad : mal aliento
bulging fontanelle : fontanela abombada, mollera abombada
buzzing (in the ears) : un tintineo, un zumbido
calculus , dental : cálculo dental, sarro dental
canal, root : una endodoncia, tratamiento de canales
canker : una úlcera
caries : caries, dientes podridos, un deterioro localizado en el diente
cataract : catarata, enturbiamiento de la lente transparente del ojo
catarrh : catarro

cavities, dental : caries, dientes podridos, un deterioro localizado en el diente

changes in your voice : cambios en su voz

choking : un episodio de atragantamiento; atragantarse

choroiditis : coroiditis

cleft palate : una fisura del paladar, paladar hendido

coated tongue : la lengua sucia

color-blindness : daltonismo, la incapacidad de percibir ciertos colores

congested, nasally : la nariz constipada, la nariz tapada

conjunctivitis : conjuntivitis, una inflamación de la mucosa que cubre los ojos

corneal ulcer : una úlcera en la córnea

cough : tos

crossed eyes : los ojos bizcos

croup : crup, garrotillo

cycloplegia : cicloplejía, una parálisis del músculo ciliar

deaf sensation : sensación de sordera

degeneration, macular : una degeneración de la mácula

dental calculus : cálculo dental, sarro dental

dental caries : caries, dientes podridos, un deterioro localizado en el diente

dental cavities : caries, dientes podridos, un deterioro localizado en el diente

dental pain : un dolor en los dientes

dental surgery : una cirugía dental

depressed fontanelle : fontanela deprimida, caída de la mollera

diabetic retinopathy : retinopatía diabética

difficulty, hearing : una dificultad para oír

dirty tongue : la lengua sucia

discharge from the ear : una supuración del oído

double vision : la visión doble

dry eyes : los ojos secos

dust allergies : reacciones alérgicas al polvo

ear discharge : una supuración del oído

earache : un dolor de oído

eardrum perforation : perforación del tímpano, tímpano roto

ectropion : ectropión

entropion : entropión
epiglottitis : epiglotitis
epipharyngitis : epifaringitis
episcleritis : episcleritis
epistaxis : epistaxis, sangre por la nariz
epitympanitis : epitimpanitis
extraction : una extracción, extirpación quirúrgica
eye irritation : irritación de los ojos
eye strain : los ojos cansados, los ojos fatigados
eyelids, inflamed : párpados inflamados
eyes, dry : los ojos secos
eyes, tired : los ojos cansados, los ojos fatigados
eyes, watery : los ojos llorosos
face, oily : la cara aceitosa, la cara grasosa
false teeth : dentadura postiza
farsightedness : presbicia
fontanelle, bulging : fontanela abombada
fontanelle, depressed : fontanela deprimida, caída de la mollera
gingivitis : gingivitis, una inflamación de las encías
glaucoma : glaucoma, una enfermedad de los ojos con aumento de la presión intraocular
glossitis : glositis, una inflamación de la lengua
glossodynia : glosodinia, un dolor en la lengua
grippe : gripe, influenza, enfermedad respiratoria de origen viral
gonioscopy : gonioscopía, examen del ángulo de la cámara anterior del ojo
gums, bleeding : encías sangrantes
gums, sore : encías dolorosas, adoloridas
hair (head), oily : el cabello aceitoso, el cabello grasoso
hair, oily : el pelo aceitoso, el pelo grasoso
halitosis : mal aliento, halitosis
halos around lights : círculos o halos alrededor de las luces
head trauma : un golpe en la cabeza
headache : dolor de cabeza, jaqueca
headaches : dolores de cabeza, jaquecas
hearing difficulty : una dificultad para oír
hoarseness : ronquera

hyperope : hiperópico, présbite
hyperopia : hiperopía, presbicia
hyperopic : hiperopía
hypoacusis : hipoacusia, una disminución de la audición
inflamed eyelids : párpados inflamados
iridectomy : iridectomía
iridocyclitis : iridociclitis, una inflamación del iris y del cuerpo ciliar
iritis : iritis, una inflamación del iris
irritation, eye : irritación de los ojos
keratitis : queratitis, una inflamación de la córnea del ojo
keratoconjunctivitis : queratoconjuntivitis, una inflamación de la córnea y de la conjuntiva del ojo
laryngitis : laringitis, una inflamación de la laringe
laser treatment : un tratamiento con láser
lisp : un ceceo
macular degeneration : una degeneración de la mácula
masses in the neck : unas masas en el cuello
mastoiditis : mastoiditis, una inflamación de la apófisis mastoides, en el oído
myopia : miopía, dificultad para la visión de lejos
nasally congested : la nariz constipada, la nariz tapada, la nariz tupida
nearsightedness : miopía
neck masses : unas masas del cuello
neck pain : un dolor de cuello
neck swelling : una hinchazón en el cuello
need for glasses : necesidad de anteojos, necesidad de usar lentes
nose, bloody : sangre por la nariz, epistaxis
nose, runny : la nariz mocosa , secreción nasal
nose, stuffed-up : la nariz constipada, la nariz tapada, la nariz tupida
nystagmus : nistagmo, un movimiento rápido e involuntario del globo ocular
operation, surgical : un procedimiento quirúrgico, una operación quirúrgica

ophthalmia : oftalmía, conjuntivitis
ophthalmoscopy : una oftalmoscopía
orbital cellulitis : una celulitis orbital, una inflamación del tejido bajo la piel alrededor de la órbita
otitis : otitis, una inflamación del oído
otorrhea : otorrea, salida de fluido por la oreja
otosclerosis : otosclerosis, una enfermedad del laberinto óseo del oído
pain, dental : un dolor de dientes
pain, neck : un dolor de cuello
palate, cleft : paladar hendido
papilledema : papiledema, una hinchazón de la papila óptica
parotiditis : parotiditis, una inflamación de la glándula salival
parotitis : parotiditis, una inflamación de la glándula salival
perforation, eardrum : una perforación del tímpano, un tímpano roto
pharyngitis : faringitis, una inflamación de la garganta
pinkeye : oftalmía contagiosa, oftalmía rosada, conjuntivitis
plaque, dental : placa dental, sarro
plastic surgery : una cirugía plástica
pollen allergies : reacciones alérgicas al polen
poor vision : mala visión
presbyopia : presbicia
proptosis : proptosis, protrusión anormal del globo ocular
pterygium : pterygion, una enfermedad del ojo con crecimiento anormal de la mucosa que cubre los ojos (conjuntiva)
ptosis : ptosis, una caída de un órgano, especialmente del párpado
pyorrhea : piorrea
quinsy : una inflamación supurativa de las amígdalas
retinal artery occlusion : oclusión de la arteria retiniana
retinal vein occlusion : oclusión de la vena retiniana
retinitis : retinitis, una enfermedad inflamatoria de la retina
retinopathy : retinopatía, una enfermedad no inflamatoria de la retina, a diferencia de la retinitis
retinopathy, diabetic : retinopatía diabética
rhinitis : rinitis, una inflamación de la mucosa nasal

rhinopharyngitis : rinofaringitis, una inflamación de la mucosa nasal y de la faringe, una inflamación de la mucosa nasal y de la garganta

rhinorrhea : rinorrea, secreción excesiva de moco por la nariz

ringing (in the ears) : un tintineo, un zumbido

root canal : una endodoncia, un tratamiento de canales

runny nose : la nariz mocosa, secreción nasal

scleritis : escleritis

scotoma : un escotoma, un punto ciego, la pérdida de la facultad para ver ciertas zonas del campo visual

seasickness : mareo, náuseas causadas por barco u otro vehículo

sinus congestion : congestión nasal

sinusitis : sinusitis, una inflamación de los senos de la cara

sore gums : encías dolorosas

sore throat : un dolor de garganta

stomatitis : estomatitis, una inflamación de la mucosa oral

strabismus : estrabismo

strain, eye : los ojos cansados, los ojos fatigados

stuffed-up nose : la nariz constipada, la nariz tapada, la nariz tupida

sty : un orzuelo

surgery, dental : una cirugía dental

swelling, neck : una hinchazón en el cuello

swollen tonsils : amígdalas hinchadas, anginas hinchadas

tartar of the teeth : sarro

teeth, false : dentadura postiza

thrush : afta, una infección por hongos de la mucosa oral con aparición de placas blancas en el cielo de la boca, la lengua, y la faringe

tinnitus : tinnitus, un tintineo, un zumbido de oído

tired eyes : los ojos cansados, los ojos fatigados

tongue, coated : la lengua sucia, capa blanquecina de la lengua

tongue, dirty : la lengua sucia

tonsillitis : tonsilitis, amigdalitis, una inflamación de una o ambas amígdalas

tonsils, swollen : amígdalas hinchadas, anginas hinchadas

tooth decay : caries

toothache : un dolor de muelas, odontalgia

tracheitis : traqueítis, una inflamación de la tráquea

trachoma : tracoma, una enfermedad infecciosa de la conjuntiva y de la córnea

trismus : trismo, la imposibilidad de abrir bien la boca causada por espasmo de los músculos de la mandíbula o por un defecto congénito

tympanitis : timpanitis

ulcer, corneal : una úlcera en la córnea

uveitis : uveítis, una inflamación de la túnica vascular del ojo

vertigo : vértigo, sensación de que el cuarto está dando vueltas

vision, blurred : la vista borrosa

vision, double : la visión doble

vision, poor : mala visión

voice changes : cambios en su voz

watery eyes : los ojos llorosos

whooping cough (pertussis) : tosferina

xanthopsia : xantopsia, la visión amarillenta

xerophthalmia : xeroftalmía, sequedad en el globo ocular

xerostomia : xerostomía, excesiva sequedad en la boca causada por la disminución de la secreción de saliva

Pulmonary
Pulmonar

Example:

Have you / he / she ever had asthma?
¿Alguna vez Ud. / él / ella ha tenido asma?

acrocyanosis : acrocianosis
allergies to pollen, dust, or animals : una reacción alérgica al polen, polvo, o animales
alveolitis : alveolitis, una inflamación de los alvéolos del pulmón
anoxia : anoxia, una insuficiencia de oxígeno en los tejidos
apnea : apnea, una suspensión de la respiración
artificial respiration : respiración artificial
aspiration : aspiración, acción de inhalar
asthma : asma
biopsy : una biopsia, la extirpación de un fragmento de tejido
bleb : una ampolla
bloody sputum : sangre en el esputo
bradypnea : bradipnea, la respiración lenta
breathing difficulty : dificultad para respirar
breathing difficulty at night : dificultad para respirar por la noche
bronchial asthma : asma bronquial
bronchiectasis : bronquiectasia, distorción y dilatación de los bronquios
bronchitis : bronquitis, catarro de pecho
bronchoconstriction : broncoconstricción, un estrechamiento de la luz de los bronquios
bronchodilatation : broncodilatación, una dilatación de los bronquios
bronchopneumonia : bronconeumonía, una inflamación pulmonar difusa, generalmente causada por un agente infeccioso
bronchospasm : broncoespasmo, un espasmo de los bronquios
bulla : una ampolla

bullous disease : una enfermedad bulosa, una enfermedad con bulas o ampollas

chest cold : catarro en el pecho, resfriado en el pecho

chest x-ray; Result? : una radiografía del pecho; ¿Cuál fue el resultado?

cold, chest : catarro en el pecho, resfriado en el pecho

colored phlegm : flema coloreada

consumption : marasmo, tuberculosis

cor pulmonale : corazón pulmonar, una enfermedad del corazón derecho causada por una enfermedad de los pulmones

cough with sputum : tos con esputo, tos con flema

cough, dry : tos seca

cyanosis : cianosis, una coloración azulada o violácea de la piel y de las mucosas

cystic fibrosis : fibrosis quística

difficulty breathing at night : dificultad para respirar por la noche

difficulty with expiration : dificultad para la espiración

difficulty with inspiration : dificultad para la inspiración

difficulty, breathing : dificultad para respirar

disease, lung : una enfermedad de los pulmones

double pneumonia : neumonía doble, pulmonía doble

dry cough : tos seca

dyspnea : disnea, dificultad para respirar

echography : una ecografía, técnica de diagnóstico que usa ondas de sonido para producir imágenes de los órganos y tejidos del cuerpo

edema, pulmonary : un edema pulmonar

emphysema : enfisema, la presencia excesiva de aire en los pulmones o tejidos corporales

gasping : jadeo

hemoptysis : hemoptisis, tos con expulsión de sangre de los pulmones

hypercapnia : hipercapnia, un aumento del bióxido de carbono disuelto en el plasma sanguíneo

hyperventilation : hiperventilación, la respiración anormalmente prolongada, rápida y profunda

hypoventilation : hipoventilación, una disminución del volumen de aire que entra en los pulmones

hypoxemia : hipoxemia, contenido bajo de oxígeno en la sangre

hypoxia : hipoxia, una disminución en el suministro de oxígeno a los tejidos

intubation : intubación, la introducción de un tubo en un órgano hueco

lung disease : una enfermedad de los pulmones

need for oxygen : una falta de oxígeno

operation, surgical : un procedimiento quirúrgico, una operación quirúrgica

panting (breathing) : jadeo

phlegm : flema

phlegm, colored : flema teñida

phlegm, thick : flema espesa

pleuritis : pleuritis, una inflamación de la pleura, que es la membrana que reviste los pulmones y la cavidad torácica

pneumonia : neumonía, pulmonía, enfermedad infecciosa de los pulmones con acumulación de material purulento en los alvéolos del pulmón (células pulmonares normalmente llenas de aire)

pneumonia, double : neumonía doble, pulmonía doble

pneumopathy : neumopatía, una enfermedad del pulmón

problems climbing stairs : problemas para subir escaleras

radiography : una radiografía

resection : una resección, la extirpación quirúrgica parcial o total de un órgano o tejido

shortness of breath : falta de aire, sofoco

silicosis : silicosis

sputum : esputo, secreción de los bronquios expulsada por la boca

sputum, bloody : sangre en el esputo

test for tuberculosis; Result? : una prueba para la tuberculosis; ¿Resultado?

thick phlegm : flema espesa

tuberculosis : tuberculosis, tisis, una enfermedad causada por el bacilo de la tuberculosis

wheezes : respiración con silbidos o silbancias

Cardiovascular

Cardiovascular

Example:

Have you / he / she ever had angina?
¿Alguna vez Ud. / él / ella ha tenido angina?

aneurysm : un aneurisma, una dilatación de una arteria del corazón
angiitis : angiítis, una inflamación de un vaso sanguíneo o linfático
angina : angina, una sensación opresiva de dolor
angina pectoris : angina de pecho
angioneurotic problem : un problema angioneurótico, un trastorno funcional de la regulación vascular
ankle swelling : una hinchazón en el tobillo
aortitis : aortitis
arrhythmia : una arritmia, falta de ritmo regular
arterial occlusion : una oclusión de una arteria
arteriography : una arteriografía, una radiografía de algunas arterias
arteriosclerosis : arteriosclerosis
arteritis : arteritis, una inflamación de una arteria
asystole : asistolia, un paro cardíaco
atheroma : una ateroma
atheromatosis : ateromatosis, un depósito de placas de grasa en las arterias
atrophy of the heart : una atrofia del corazón
blood pressure, high : la presión alta
blood pressure, low : la presión baja
blood pressure, normotensive : la presión normal o que está normotensa
bradycardia : bradicardia, una lentitud anormal del ritmo cardíaco
breath feelings, out of : sensación de sofoco
breath, shortness of : falta de aire, dificultad para respirar

breathing difficulty : dificultad para respirar

burning feelings : un ardor, sensaciones de ardor, sensaciones quemantes

cardialgia : cardialgia, dolor de corazón

cardiomegaly : cardiomegalia, un aumento del tamaño del corazón

cardiomyopathy : cardiomiopatía, un trastorno crónico que afecta al músculo cardíaco

cardiopathy : cardiopatía, dolencia cardíaca, afección cardíaca

carditis : carditis, una inflamación del corazón

catheterization : cateterismo, la introducción de una sonda en una cavidad hueca

chest pain : un dolor de pecho

chest pressure : una presión en el pecho

chest tightness : una opresión en el pecho

claudication : claudicación, cojera producida por insuficiencia vascular

cold hands : las manos frías, las manos húmedas

crushing pain : un dolor aplastante

defibrillation : desfibrilación, un restablecimiento del ritmo normal del corazón

dehydration : deshidratación, una carencia de agua en el cuerpo

diaphoresis : diaforesis, una sudoración abundante

difficulty, breathing : dificultad para respirar

discomfort : un malestar, una incomodidad

disease, heart : una enfermedad del corazón

echography : una ecografía, técnica de diagnóstico que usa sonido para producir imágenes de órganos y tejidos del cuerpo

edema : un edema, líquido excesivo en los tejidos

electrocardiogram : una electrocardiograma

electrocardiography : una electrocardiografía

embolus : una embolia

endocarditis : endocarditis, una inflamación de la membrana de revestimiento interior del corazón

extrasystole : una extrasístole, un latido prematuro del corazón

fibrillation : una fibrilación, contracciones desordenadas e ineficaces del corazón

105

flutter : flúter, aleteo del corazón

hands, cold : las manos frías, las manos húmedas

heart attack : un ataque cardíaco, un ataque del corazón, un infarto del corazón

heart disease : una enfermedad del corazón

heart disease, rheumatic : enfermedad reumática del corazón

heart failure : una insuficiencia cardíaca

heart murmur : un soplo en el corazón

heartbeat, irregular : latidos cardíacos irregulares

heartbeat, rapid : latidos cardíacos rápidos

heat-stroke : insolación

high blood pressure : la presión alta

hyperlipidemia : hiperlipidemia, un aumento de la cantidad de lípidos en la sangre

hypertension : hipertensión, un aumento de la presión

hypervolemia : hipervolemia, un aumento anormal de volumen de sangre o fluido circulante

hypotension : hipotensión, la presión sanguínea anormalmente baja

hypovolemia : hipovolemia, una disminución de la cantidad de sangre o fluido circulante

infarction, cardiac : un infarto del corazón

intubation : intubación, la introducción de un tubo en un órgano hueco

irregular heartbeat : latidos cardíacos irregulares

ischemia : isquemia, una zona que sufre una deficiencia de irrigación sanguínea y la reducción consecuente del aporte de oxígeno

low blood pressure : la presión baja

monitoring : monitorización, control o supervisión con ayuda de un monitor

myocardial infarction : un infarto del miocardio, un infarto del corazón, la muerte de un área del corazón

myocarditis : miocarditis, una inflamación del miocardio

normotensive blood pressure : la presión normal, que está normotensa

occlusion, arterial : oclusión de una arteria

occlusion, retinal artery : oclusión de la arteria retiniana

occlusion, retinal vein : oclusión de la vena retiniana

occlusion, venous : oclusión de una vena

operation, surgical : un procedimiento quirúrgico, una operación quirúrgica

orthopnea : ortopnea, una dificultad para respirar al dormir en posición plana

orthostatic blood pressure : la presión ortostática, relativa a la posición del cuerpo

pain with exertion : un dolor al realizar un esfuerzo

pain, chest : un dolor en el pecho

palpitations : palpitaciones, sensaciones de latidos cardiacos rápidos e irregulares

pericarditis : pericarditis, una inflamación de la envoltura del corazón

phlebography : flebografía, una radiografía de una o más venas

pressure, chest : presión en el pecho

problems sleeping flat : problemas para dormir en posición plana

pulmonary edema : un edema pulmonar

radiation of pain to your arm or shoulder : una irradiación del dolor a su brazo u hombro

radiation of pain to your back : una irradiación del dolor a su espalda

radiography : una radiografía

rapid heartbeat : latidos cardíacos rápidos

Raynaud's phenomenon : el fenómeno de Raynaud, caracterizado por el amoratamiento de las manos al sumergirlas en agua fría como resultado de una constricción anormal de los vasos sanguineos

resuscitation : una resucitación, un restablecimiento de la vida de un sujeto aparentemente muerto o con una enfermedad seria

rheumatic heart disease : reumatismo del corazón

shock : choque, un colapso, un fallo

shortness of breath : falta de aire, dificultad para respirar

sleeping flat, problems : problemas para dormir en posición plana

stabilization : estabilización, creación de un estado estable

sweats : sudores

swelling, ankle : una hinchazón en el tobillo

tachyarrhythmia : taquiarritmia, una forma rápida e irregular del ritmo cardíaco

tachycardia : taquicardia, una aceleración de la frecuencia cardíaca

thrombosis coronary : una trombosis coronaria

tightness, chest : una presión en el pecho

torsade de pointes : torsade de pointes (francés), una forma electrocardiográfica de taquicardia ventricular

varicose vein : una várice, una vena varicosa, una vena tortuosa y aumentada de tamaño

vasculitis : vasculitis, una inflamación de los vasos sanguíneos

venous occlusion : oclusión de una vena

Gastrointestinal
Gastrointestinal
Example:

Have you / he / she ever had amebas?
¿Alguna vez Ud. / él / ella ha tenido amibas (amebas)?

abdominal heaviness : una pesadez en el abdomen
abdominal surgery : una cirugía abdominal
ache, stomach : un dolor del estómago
adhesions : adherencias
aerophagy : aerofagia, acción de tragar aire
amebas : amibas, amebas
apepsia : apepsia
appendicitis : apendicitis
appetite, poor : falta de apetito, falta de ganas de comer
ascites : ascitis, una acumulación de cierto líquido en el vientre
biopsy : una biopsia, la extirpación de un fragmento de tejido
black stool : excremento negro
bloated feelings : sensación de estar embotado(a) sensación de estar inflado(a) o hinchado(a) en alguna parte del cuerpo
blood in the stool : sangre en el excremento, sangre en las heces
bloody stool : sangre en el excremento, sangre en las heces
bowel movement : un movimiento de los intestinos
bowel movement, irregular : un movimiento irregular de los intestinos
burp : eructo, acto de sacar gas por la boca
cholangiography : colangiografía, una radiografía de contraste de los conductos biliares
cholangitis : colangitis, una inflamación de las vías biliares
cholecystectomy : una colecistectomía, la extirpación de la vesícula biliar
cholecystitis : colecistitis, una inflamación de la vesícula biliar
cholelithiasis : colelitiasis, la presencia de una o más piedras en los conductos de la vesícula biliar
cholestasis : colestasis, retención de hiel (bilis) en los conductos biliares

cirrhosis : cirrosis, una enfermedad caracterizada por una degeneración del hígado

colic : cólico

colitis : colitis, una inflamación del intestino grueso

colonopathy : colonopatía

colonoscopy : una colonoscopía, una observación del interior del intestino grueso con un endoscopio

constipation : constipación, estreñimiento

cramps (abdominal) : retorcijones, torcijones, cólicos

dark stool : excremento oscuro, heces oscuras

diarrhea : diarrea

difficulty swallowing : una dificultad para tragar

distention : distensión, estiramiento excesivo de un tejido u órgano

diverticulitis : diverticulitis, una inflamación de un divertículo del intestino

duodenitis : duodenitis

dyspepsia : dispepsia, un trastorno de la digestión

dysphagia : disfagia, una dificultad o imposibilidad de ingerir o tragar

echography : una ecografía, técnica de diagnóstico que usa sonido para producir imágenes de órganos y tejidos del cuerpo

emesis : emesis, vómito

endogastritis : endogastritis

endoscopy : una endoscopía, una inspección de una cavidad del cuerpo

enlargement, liver : un agrandamiento del hígado

enteralgia : enteralgia, dolor de los intestinos

enteritis : enteritis, una inflamación del intestino delgado

enterocolitis : enterocolitis, una inflamación de los intestinos delgados y gruesos

enterogastritis : enterogastritis

enteropathy : enteropatía, una enfermedad o anomalía del intestino

enteroplegia : enteroplejía, parálisis del intestino

epigastralgia : epigastralgia, un dolor alrededor del estómago

eructations : eructos, acto de sacar gas por la boca

esophagitis : esofagitis, una inflamación del esófago, la parte del tubo digestivo que va de la boca al estómago

farts : pedos

fecal incontinence : incontinencia de heces

flatulence : flatulencia, la presencia de abundante gas en el estómago o el intestino

flatus : flato

fluoroscopy : una fluoroscopía, una radiografía en movimiento para examinar estructuras internas del cuerpo

food problems : problemas con comidas

food problems that cause pain : problemas con comidas que le causan dolor

food problems with sticking in the throat : problemas con comidas que se atoran en la garganta

gallstones : cálculos biliares, piedras biliares

gas expulsion : expulsión de gas

gas, stomach : gas en el estómago

gastralgia : gastralgia, un dolor de estómago

gastritis : gastritis, una inflamación del estómago

gastroduodenitis : gastroduodenitis

gastroenteritis : gastroenteritis, una inflamación del estómago y del intestino delgado

gastronephritis : gastronefritis, una inflamación del estómago y del riñón

gastrorrhagia : gastrorragia, hemorrhagia del estómago

heartburn : agruras, cardialgia, pirosis

heaviness, abdominal : una pesadez en el abdomen

hematemesis : hematemesis, vómitos de sangre

hemorrhoids : hemorroides, almorranas

hepatitis : hepatitis, una inflamación del hígado

hepatitis A : hepatitis tipo A

hepatitis B : hepatitis tipo B

hepatitis C : hepatitis tipo C

hepatomegaly : hepatomegalia, un aumento del tamaño del hígado

hepatotoxic illness : una enfermedad hepatotóxica, una enfermedad nociva para las células del hígado

hiccups : singulto, hipo
hunger : hambre
hyperemia : hiperemia, un exceso de sangre en los vasos de un órgano
ileitis : ileítis, una inflamación del íleon, la última parte del intestino delgado
ileus : íleo, una obstrucción o parálisis intestinal
impaction : impactación, generalmente por heces
incontinence, fecal : incontinencia de heces
indigestion : una indigestión
intestinal polyp : un pólipo del intestino
intestinal worm : una lombriz intestinal
irregular bowel movement : un movimiento irregular de los intestinos
jaundice : ictericia
liver enlargement : un agrandamiento del hígado
malabsorption : malabsorción, un trastorno de la absorción intestinal de nutrientes
megacolon : megacolon, el colon anormalmente grande o dilatado
melena : melena, el excremento oscuro conteniendo sangre
movement, bowel : un movimiento de los intestinos
nauseous feelings : sensación de náuseas, el estómago revuelto
obstipation : constipación, estreñimiento
obstruction : una obstrucción, una acción y efecto de bloquear o taponar
operation, surgical : un procedimiento quirúrgico, una operación quirúrgica
pain, stomach : un dolor del estómago
pancreatitis : pancreatitis, una inflamación del páncreas
paracentesis : una paracentesis
peptic ulcer : una úlcera péptica, una úlcera causada, en parte, por la acción del jugo gástrico
peritonitis : peritonitis, una inflamación de la envoltura de los órganos abdominales
piles : hemorroides, almorranas
polyp, intestinal : un pólipo del intestino

problems defecating : problemas para defecar, problemas para pasar excremento

problems with food sticking in the throat : problemas con comidas que se atoran en la garganta

problems with foods : problemas con comidas

problems with foods that cause pain : problemas con comidas que le causan dolor

prolapse, rectal : un prolapso del recto, una caída del recto

pyrosis : pirosis, un ardor del estómago

qualm (sensation, fit) : acceso de náusea

radiography : una radiografía

rectal prolapse : un prolapso del recto, una caída del recto

reflux : reflujo, flujo en dirección retrógrada

regurgitation : regurgitación, reflujo del contenido de un órgano hueco

resection : una resección, la extirpación quirúrgica parcial o total de un órgano o tejido

singultus : singulto, hipo

splenomegaly : esplenomegalia, un agrandamiento del bazo

steatorrhoea : esteatorrea, cantidad excesiva de grasas en las heces

stomach ache : un dolor del estómago

stomach gas : gas en el estómago

stomach pain : un dolor de estómago

stomach, upset : el estómago revuelto, malestar estomacal

stool, black : excremento negro, heces negras

stool, bloody : sangre en el excremento, sangre en las heces

stool, change in color of : un cambio de color del excremento o de las heces

stool, dark : excremento oscuro, heces oscuras

surgery, abdominal : una cirugía abdominal

swallowing difficulty : una dificultad al tragar

tapeworm : una lombriz intestinal

tenesmus : un tenesmo, un deseo doloroso e ineficaz de orinar o defecar

typhoid fever : fiebre tifoidea

ulcer : una úlcera

113

upset stomach : el estómago revuelto
varices : várices
worm (tapeworm) : una lombriz intestinal plana
worm, intestinal : una lombriz intestinal

Genitourinary
Genitourinario

Example:

Have you / he / she ever had flushing?
¿Alguna vez Ud. / él / ella ha tenido bochornos?

abortion : un aborto, una interrupción del embarazo
adnexitis : anexitis, una inflamación de los anexos femeninos
amenorrhea : amenorrea, una ausencia de la menstruación
anovulatory cycles : ciclos anovulatorios
anuria : anuria, una ausencia de la eliminación de orina
atrophy of the testicle : una atrofia del testículo
azoospermia : azoospermia, una falta de espermatozoos en el semen
azotemia : azotemia, azoemia, un exceso de cuerpos nitrogenados en la sangre
balanitis : balanitis, una inflamación del miembro viril (pene)
biopsy : una biopsia, la extirpación de un fragmento de tejido
bladder stones : cálculos en la vejiga
bloody urine : sangre en la orina
blushes : bochornos, incendios
breast discharge : una secreción de los senos
breast masses : unas masas de los senos
breast tenderness : senos adoloridos, pechos adoloridos
burning, urinary : un ardor al orinar, una sensación quemante al orinar
calciuria : calciuria
calculus : un cálculo, una piedra
castration : castración, la extirpación de los órganos sexuales
cesarean operation : una operación cesárea
chancre : un chancro
change of life : menopausia, la cesación de la menstruación en la mujer
childbirth : un parto
circumcision : una circuncisión

cold in the womb : un frío en la matriz

condyloma : un condiloma, una excrecencia parecida a una verruga

crabs (disease) : ladillas

cramps (menstrual) : cólicos menstruales

creatinemia : creatinemia, la presencia de mucha creatina en la sangre

curettage : un curetaje, un raspado

cyst, ovarian : un quiste en los ovarios

cyst, penile : un quiste en el pene

cystitis : cistitis, una inflamación de la vejiga urinaria

cystoscopy : una cistoscopía, una observación del interior de la vejiga

dialysis : diálisis

difficulty starting the stream : una dificultad para empezar el chorro o flujo urinario

difficulty stopping the stream : una dificultad para parar el chorro o flujo urinario

difficulty urinating : una dificultad para orinar

dilatation : una dilatación, un ensanchamiento

discharge, breast : una secreción de los senos

discharge, penile : una secreción del pene

discharge, vaginal : un flujo o secreción de la vagina

diuresis : diuresis, la formación y excreción de la orina

dribbling after urination : un goteo después de orinar

dysmenorrhea : dismenorrea, un trastorno de la menstruación que se presenta con mucho dolor

dyspareunia : dispareunia, un dolor durante la relación sexual

dysuria : disuria, una emisión dolorosa de la orina

echography : una ecografía, técnica de diagnóstico que usa sonido para producir imágenes de órganos y tejidos del cuerpo

eclampsia : eclampsia, convulsiones y una elevación de la presión arterial en mujeres embarazadas

ectopic pregnancy : un embarazo ectópico, un embarazo fuera del lugar habitual

endometriosis : endometriosis

enlargement, kidney : un agrandamiento del riñón

enlargement, renal : un agrandamiento del riñón

enuresis : enuresis, una emisión involuntaria de orina en la noche

epididymitis : epididimitis

epinephritis : epinefritis

episiotomy : una episiotomía, un corte vaginal

experience of rape : una experiencia de violación

flushing : bochorno, incendio

frigidity : frigidez, insensibilidad sexual

genital warts : verrugas genitales

glands swollen in the groin : ganglio inguinal inflamado, encordio, incordio

glomerulonephritis : glomerulonefritis, una enfermedad renal con inflamación de los glomérulos

gonorrhea : gonorrea, una infección de la mucosa urinaria y genital

groin, swollen glands in the : ganglio inguinal inflamado, encordio, incordio

hematuria : hematuria, orina sanguinolenta

hemodialysis : hemodiálisis, una técnica para la eliminación de sustancias nocivas de la sangre

hot flushes : bochornos, incendios

hot sensations : calores, bochornos

hydrocele : un hidrocele, una acumulación del líquido, en particular en la túnica vaginal del testículo

hyperemesis : hiperemesis, vómitos excesivos y persistentes

hypertrophy, prostatic : hipertrofia de la próstata

hyperuricemia : hiperuricemia, un exceso de ácido úrico en la sangre

hypogonadism : hipogonadismo, un desarrollo sexual insuficiente

hysterectomy : una histerectomía, la extirpación quirúrgica del útero

implantation : implantación, anidación del óvulo fecundado

impotence : impotencia, una falta del poder de erección o eyaculación en el hombre

impregnation : impregnación, fecundación del óvulo

incontinence, urinary : incontinencia urinaria

induction : una inducción, la provocación de un proceso

infection, kidney : una infección de los riñones

itching, penile : picazón en el pene, comezón en el pene

itching, vaginal : picazón en la vagina, comezón en la vagina

kidney enlargement : un agrandamiento del riñón

kidney infection : una infección de los riñones

leukorrhea : leucorrea, una secreción anormal de flujo blanquecino por la vagina

libido, poor : poco(a) libido, poco deseo sexual

lice, pubic : piojos púbicos, piojos pegadizos

mastalgia : mastalgia, mastodinia, dolor en los pechos, dolor en las mamas

mastitis : mastitis, una inflamación de la glándula mamaria

mastodynia : mastodinia, un dolor de la mama, un dolor de los senos

menorrhagia : menorragia, menstruación anormalmente prolongada y con flujo abundante

menstrual pain : dolor menstrual, dolor durante la regla

metrorrhagia : metrorragia, una pérdida sanguínea uterina que no es menstrual

microsurgery : una microcirugía

miscarriage : un malparto, un aborto natural, un aborto involuntario, un aborto espontáneo

morning sickness : asco, basca

nephritis : nefritis, una inflamación del riñón

nephrolith : un nefrolito, una piedra del riñón

nephropathy : nefropatía, una enfermedad del riñón

nephrotic syndrome : un síndrome nefrótico, síndrome relativo a una enfermedad del riñón

nephrotoxic : nefrotóxico, que es tóxico para el riñón

nocturia : nicturia, una emisión más frecuente de orina durante la noche

oligomenorrhoea : oligomenorrea, menstruación poco frecuente

oliguria : oliguria, emisión escasa de orina

oophorectomy : una ooforectomía, la extirpación de uno o ambos ovarios

operation, surgical : un procedimiento quirúrgico, una operación quirúrgica

orchitis : orquitis, una inflamación de un testículo

ovarian cyst : un quiste en los ovarios

ovarian pain : dolor en los ovarios

pain with sexual intercourse : dispareunia, dolor durante la relación sexual

pain, menstrual : dolor menstrual, dolor durante la regla

pain, ovarian : un dolor de ovarios

pain, urinary : un dolor cuando orina

pain, uterine : un dolor de matriz, un dolor de útero

penile cyst : un quiste en el pene

penile discharge : una secreción por el pene

penile itching : picazón en el pene, comezón en el pene

penile sores : llagas en el pene, úlceras en el pene

polyp, uterine : un pólipo del útero

poor urinary control with coughing or laughing : poco control de la orina cuando tose o se ríe

poor urinary flow : un chorro escaso al orinar, pobre flujo urinario pobre

preeclampsia : preeclampsia, síntomas que preceden a las convulsiones eclámpticas

pregnancy : un embarazo

pregnancy, ectopic : un embarazo ectópico, un embarazo fuera del lugar habitual

priapism : priapismo, una erección anormal y persistente

problems, genital : problemas con las partes genitales

proctitis : proctitis, una inflamación del recto

prolapse, uterine : un prolapso del útero, una caída del útero, una caída de la matriz

prostatic hypertrophy : hipertrofia de la próstata

prostatism : prostatismo, una compresión y obstrucción de la uretra por la próstata

prostatitis : prostatitis, una inflamación de la próstata

pyelitis : pielitis, una inflamación de la pelvis renal

pyelonephritis : pielonefritis, una inflamación conjunta del riñón y de la pelvis renal

radiography : una radiografía

rape, the experience of : una experiencia de violación

renal enlargement : un agrandamiento del riñón

resection : una resección, la extirpación quirúrgica parcial o total de un órgano o tejido

salpingitis : salpingitis, una inflamación de la trompa uterina de Falopia

sexual intercourse, pain with : dispareunia, un dolor experimentado durante la relación sexual

sickness, morning : asco, basca por la mañana (matutina)

spotting : manchado de sangre por la vagina

STDs : ETS, enfermedades venéreas, enfermedades transmitidas por contacto sexual, enfermedades que resultan del acto sexual

sterilization : una esterilización, un procedimiento que hace a un individuo incapaz para concebir

tenderness, breast : senos adoloridos, pechos adoloridos

tension, premenstrual : tensión premenstrual

testicular torsion : una torsión del testículo

to get up at night to urinate more than once : levantarse por la noche más de una vez para orinar

tomography : una tomografía, una radiografía de una sección del cuerpo o de un órgano

torsion, testicular : una torsión del testículo

toxemia : toxemia, una intoxicación de la sangre

tubal ligation : una ligadura de trompas

urethritis : uretritis, una inflamación de la uretra

urgency : una urgencia para ir al baño

urinary burning : un ardor al orinar, una sensación quemante al orinar

urinary pain : un dolor cuando orina

urinary tract infection : una infección de la orina, una infección del tracto urinario

urination, change in frequency of : un cambio en la frecuencia para orinar

urine, bloody : sangre en la orina

urine, change in color of the : un cambio en el color de la orina

urography : una urografía, una radiografía del aparato urinario

uterine pain : un dolor de matriz, un dolor de útero
uterine polyp : un pólipo del útero
uterine prolapse : un prolapso del útero, una caída del útero, una caída de la matriz
vaginal discharge : un flujo o secreción de la vagina
vaginal itching : picazón en la vagina, comezón en la vagina
vaginal sores : llagas en la vagina, úlceras en la vagina
vaginitis : vaginitis
varicocele : una varicocele
vasectomy : una vasectomía
venereal disease : una enfermedad venérea
virilization : una virilización, una masculinización
vulvovaginitis : vulvovaginitis, una inflamación de los genitales externos femeninos y de la vagina, generalmente causada por una infección bacteriana o por hongos
warts, genital : verrugas genitales
womb, cold in the : frío en la matriz

Musculoskeletal
Musculoequelético

Example:

Have you / he / she ever had aches?
¿Alguna vez Ud. / él / ella ha tenido dolores?

ache : un dolor
acromegaly : acromegalia
amputation : una amputación
ankle sprain : una torcedura del tobillo
ankylosis : anquilosis
apophysitis : apofisitis
arthralgia : una artralgia, un dolor de las articulaciones
arthritis : artritis, una inflamación de una o más articulaciones
arthropathy : una artropatía, una enfermedad de las articulaciones
arthrosis : artrosis, una anomalía en una articulación por desgaste
back pain : dolor de espalda
back problems : unos problemas de la espalda
back sprain : una torcedura de la espalda
biopsy : una biopsia, la extirpación de un fragmento de tejido
bowed legs : piernas corvas, piernas zambas
broken bone : un hueso fracturado, un hueso quebrado, un hueso roto
bruised bone : un hueso golpeado, un hueso magullado
bruised muscle : un músculo golpeado, un músculo magullado
bunion : un juanete
bursitis : bursitis, una inflamación de una bolsa articular
callus : una callosidad
contracture : una contractura, una contracción persistente e involuntaria de los músculos, flexión permanente por consecuencia de daño a un músculo o un tendón
contusion : una contusión, una lesión por golpe, una compresión
coxalgia : coxalgia, un dolor en la articulación de la cadera

cramps (muscular) : calambres musculares
cramps, leg : calambres en las piernas
crippled extremity : una extremidad tullida o lisiada
deformed extremity : una deformación de una extremidad, una extremidad chueca o patizamba
densitometry : una densitometría
deossification : deosificación
dislocation : una dislocación, un desplazamiento de un hueso
effusion : una efusión, un derrame
enlargement, joint : un agrandamiento de una articulación
epicondylitis : epicondilitis, una inflamación del epicóndilo
fixation : una fijación
flat foot : un pie plano
fluoroscopy : una fluoroscopía
foot sprain : una torcedura del pie
fracture : una fractura, una quebradura, una ruptura de una parte, especialmente de un hueso
gout : gota, podagra
hernia : una hernia, una protrusión de un órgano o tejido fuera de su cavidad normal
hyperostosis : hiperostosis, un engrosamiento de un hueso
immobilization : inmovilización, colocar en reposo el cuerpo o alguna de sus partes
joint enlargement : un agrandamiento de una articulación
joint pain : un dolor de articulaciones (coyunturas)
joint swelling : una hinchazón en las articulaciones (coyunturas)
lame extremity : una extremidad lisiada
leg cramps : calambres en las piernas
ligament, torn : un desgarro
limp : una extremidad lisiada
lumbago : lumbago, un dolor en la parte inferior de la columna vertebral
luxation : lujación, desplazamiento de los huesos de una articulación
microsurgery : una microcirugía
muscle pain : un dolor de músculos
muscle weakness : una debilidad de los músculos

myalgia : mialgia, un dolor en un músculo o varios músculos

myelitis : mielitis

myopathy : miopatía, una enfermedad muscular

myositis : miositis, una inflamación de un músculo voluntario

operation, surgical : un procedimiento quirúrgico, una operación quirúrgica

opisthotonos : opistótonos, espasmo violento de la columna vertebral que se contrae en un arco, quedando el cuerpo apoyado sobre la cabeza y los talones.

orthopedic surgery : una cirugía ortopédica

osteitis : osteítis, una inflamación del tejido óseo

osteoarthritis : osteoartritis, una inflamación degenerativa de las articulaciones

osteodystrophy : osteodistrofia, una distrofia de los huesos

osteolysis : osteólisis, una destrucción o muerte del hueso

osteomalacia : osteomalacia, un ablandamiento de los huesos

osteomyelitis : osteomielitis, una inflamación de la médula ósea

osteoporosis : osteoporosis, desmineralización esquelética

osteotomy : osteotomía, una sección o corte quirúrgico de parte de un hueso

pain, back : un dolor de espalda

pain, joint : un dolor de articulaciones

pain, muscle : un dolor de músculos

periarthritis : periartritis, una inflamación de los tejidos que rodean una articulación

periostitis : periostitis, inflamación de la membrana fibrosa y gruesa que cubre los huesos

plastic surgery : una cirugía plástica

polyarthritis : poliartritis, una inflamación de varias articulaciones simultáneamente

problems climbing stairs : problemas para subir escaleras

problems, back : problemas de la espalda

problems, spinal column : problemas de la columna vertebral

radiography : una radiografía

resection : una resección, la extirpación quirúrgica parcial o total de un órgano o tejido

restless legs : las piernas inquietas, una sensación de incomodidad en las piernas

rheumatism : un reumatismo, una enfermedad caracterizada por dolor y inflamación de los articulaciones

rheumatoid arthritis : artritis reumatoidea, que se asemeja al reumatismo

sciatica : ciática, un dolor que abarca de la espalda a la parte posterior de las piernas y llega hasta el pie

spasm : un espasmo

spondylitis : espondilitis, una inflamación de las vértebras

sprain : una torcedura

sprain, ankle : una torcedura del tobillo

sprain, back : una torcedura de la espalda

sprain, foot : una torcedura del pie

strain : esguince, daño que sufre una extremidad a consecuencia de un esfuerzo excesivo

surgery, orthopedic : una cirugía ortopédica

swelling, joint : una hinchazón en las articulaciones

synovitis : sinovitis, una inflamación de la membrana sinovial

tendinitis : tendinitis, una inflamación de un tendón

tenosynovitis : tenosinovitis, una inflamación del tendón y de su vaina

tetany : tetania, un estado caracterizado por contracciones fuertes e intermitentes de los músculos

thoracic pain : un dolor torácico

torn ligament : un desgarro

torticollis : tortícolis, cuello torcido, cuello rígido

weakness, muscle : una debilidad de los músculos

Immuno / Heme / Lymph

Inmunológico / Hematológico / Linfático

Example:

Have you / he / she ever had allergies?
¿Alguna vez Ud. / él / ella ha tenido alergias?

adenitis : adenitis, una inflamación de las glándulas
agammaglobulinemia : agammaglobulinemia, déficit de gammaglobulina en la sangre
agranulocytosis : agranulocitosis
AIDS : SIDA, síndrome de inmunodeficiencia adquirida
allergies : alergias, coriza
anaphylactic reaction : una reacción anafiláctica, una reacción alérgica general violenta
anemia : anemia, una deficiencia de glóbulos rojos en la sangre
anemia, aplastic : anemia aplástica, una formación insuficiente de células de la sangre
anergy : anergia, una falta de reacción a un estimulo inmunológico, como una vacuna
angioedema : un edema angioneurótico
aplasia : aplasia, un desarrollo incompleto
aplastic anemia : anemia aplástica, una formación insuficiente de células de la sangre
autoimmune illness : una enfermedad autoinmune, se caracteriza por problemas inflamatorios que afectan varios órganos debida a trastornos en el sistema inmunológico que reacciona contra elementos del propio cuerpo.
bee sting : una picadura de abeja
biopsy : una biopsia, la extirpación de un fragmento de tejido
blood loss : una pérdida de sangre
blood problems : problemas de la sangre
clot : un coágulo
crossallergy : una alergia cruzada, una alergia a sustancias emparentadas
dermographia : una dermografía, un dibujo en la piel

dyscrasia : una discrasia, enfermedad de la sangre

embolism : una embolia

enlargement, spleen : un agrandamiento del bazo

eosinophilia : eosinofilia, un aumento de células eosinófilas en la sangre

fever, hay : fiebre de heno

granulocytopenia : granulocitopenia, una disminución de los granulocitos en la sangre

hay fever : fiebre del heno

hematoma : un hematoma, una acumulación de sangre extravasada

hemolysis : hemólisis, una destrucción de los glóbulos rojos

hemopathy : una hemopatía, una enfermedad de la sangre

hemophilia : hemofilia

hives : ronchas

hornet sting : una picadura de avispón

hypersensitivity : hipersensibilidad, una reacción exagerada ante ciertos estímulos

inflamed spleen : un bazo inflamado

insect sting : una picadura de insecto

itching : comezón, picazón

leukemia : leucemia

leukocytosis : una leucocitosis, un incremento del número de glóbulos blancos en la sangre

leukopenia : leucopenia, una reducción del número de glóbulos blancos en la sangre

lupus : lupus

lymphadenopathy : linfadenopatía, una tumefacción de uno o más ganglios linfáticos

lymphangitis : linfangitis, una inflamación de los vasos linfáticos

methemoglobinemia : metahemoglobinemia, la presencia de metahemoglobina en la sangre

myelosuppression : mielosupresión, una supresión de la actividad de la médula ósea

neutropenia : neutropenia, una disminución del número de leucocitos neutrófilos en la sangre

oak, poison : roble venenoso, zumaque venenoso

operation, surgical : un procedimiento quirúrgico, una operación quirúrgica

paleness : palidez

pancytopenia : pancitopenia, una deficiencia de todos los tipos de células sanguíneas

petechiae : petequia, puntitos purpúreos de la piel, manchas hemorrágicas pequeñas de la piel

phlebitis : flebitis, una inflamación de las paredes de una vena

photosensitization : fotosensibilización, una reacción anormal de la piel a la luz

poison ivy : hiedra venenosa

poison oak : roble venenoso, zumaque venenoso

poison sumac : zumaque venenoso

problems, blood : problemas de la sangre

purpura : púrpura, hemorragia capilar

rash (hives) : urticaria, ronchas, erupciones

spleen enlargement : un agrandamiento del bazo

spleen, inflamed : un bazo inflamado

spleen, swollen : un bazo hinchado

sting, bee : una picadura de abeja

sting, hornet : una picadura de avispón

sting, insect : una picadura de insecto

sting, wasp : una picadura de avispa

sumac, poison : zumaque venenoso

swollen spleen : un bazo hinchado

thrombocytopenia : trombocitopenia, una disminución del número de plaquetas sanguíneas

thrombocytosis : trombocitosis, un aumento exagerado de las plaquetas sanguíneas

thromboembolism : tromboembolismo, una obstrucción de un vaso sanguíneo con material trombótico

thrombophlebitis : tromboflebitis, una inflamación de una vena acompañada por la formación de un trombo

thrombosis : una trombosis, la formación, el desarrollo, o la presencia de un trombo

thrombus : un trombo, un tapón de sangre en el sistema circulatorio

urticaria : urticaria

wasp sting : una picadura de avispa

wheals : ronchas, unas ronchas en la piel causadas por una alergia

129

Metabolic / Endocrine
Metabólico / Endócrino

Example:

Have you / he / she ever had diabetes?
¿Alguna vez Ud. / él / ella ha tenido diabetes?

acidosis : acidosis, un exceso de acidez en el cuerpo
Addisson's disease : la enfermedad de Addisson
agalorrhea : agalorrea, falta de leche en las mamas
alkalosis : alcalosis, una disminución de la acidez de la sangre y los tejidos
biopsy : una biopsia, la extirpación de un fragmento de tejido
breast tenderness : senos adoloridos, pechos adoloridos
Caisson's disease : la enfermedad de Caisson, una enfermedad que consiste de dolor de nervios, parálisis, y dificultad para respirar, causada por la liberación de burbujas de grasa entre los tejidos
calcemia : calcemia, el nivel o índice de calcio en la sangre
colder than others, feeling : una sensación de tener más frío que otras personas
diabetes : diabetes, una enfermedad caracterizada por la presencia de cantidades anormales de azúcar en la sangre y la orina
echography : una ecografía, técnica de diagnóstico que usa sonido para producir imágenes de órganos y tejidos del cuerpo
exophthalmos : exoftalmía, la propulsión del globo del ojo
feeling colder than others : una sensación de tener más frío que otras personas
feeling warmer than others : una sensación de tener más calor que otras personas
flush : rubor, enrojecimiento
galactorrhea : galactorrea, la eliminación espontánea de leche por el pezón
glycosuria : glucosuria, la presencia de la glucosa en la orina
goiter : bocio

gynecomastia : ginecomastia, un desarrollo anormal de la glándula mamaria masculina

hemoperfusion : hemoperfusión

hormone problems : problemas con las hormonas

hyperaldosteronism : hiperaldosteronismo, una producción excesiva de aldosterona por la glándula suprarrenal

hypercalcemia : hipercalcemia, un exceso de calcio en la sangre

hyperchloremia : hipercloremia, un exceso de cloruros en la sangre

hyperglycemia : hiperglicemia, un nivel exagerado de glucosa en la sangre

hyperkalemia : hipercalemia, un exceso de potasio en la sangre

hyperlipidemia : hiperlipidemia, un exceso de lípidos (grasa) en la sangre

hypernatremia : hipernatremia, un exceso de sodio en la sangre

hyperthermia : hipertermia, temperatura corporal alta

hyperthyroidism : hipertiroidismo, la actividad exagerada de la glándula tiroides

hyperuricemia : hiperuricemia, un exceso de ácido úrico en la sangre

hypervitaminosis : hipervitaminosis, un exceso de una o más vitaminas esenciales

hypoaldosteronism : hipoaldosteronismo, un descenso de la producción de aldosterona por la glándula suprarrenal

hypocalcemia : hipocalcemia, un nivel bajo de calcio en la sangre

hypochloremia : hipocloremia, un nivel bajo de cloro en la sangre

hypoglycemia : hipoglicemia, un nivel bajo de glucosa en la sangre

hypokalemia : hipocalemia, un nivel bajo de potasio en la sangre

hypolipidemia : hipolipidemia, un nivel bajo de lípidos (grasa) en la sangre

hyponatremia : hiponatremia, un nivel bajo del sodio en la sangre

hypothermia : hipotermia, temperatura corporal baja

hypothyroidism : hipotiroidismo, la actividad insuficiente de la glándula tiroides

hypouricemia : hipouricemia, una deficiencia de ácido úrico en la sangre

hypovitaminosis : hipovitaminosis, una carencia de una o más vitaminas esenciales

inflammation of the thyroid gland : una inflamación de la glándula tiroidea

ketoacidosis : cetoacidosis, un exceso de ácidos y cuerpos cetónicos en la sangre

lipodystrophy : lipodistrofia, una alteración en el metabolismo de las grasas

menopause : menopausia, la cesación de la menstruación en la mujer

natriuresis : natruresis, una excreción de cantidades anormales de sodio en la orina

obesity : obesidad, un exceso de peso corporal por acumulación de grasa

operation, surgical : un procedimiento quirúrgico, una operación quirúrgica

over-weight condition : obesidad

PMS : SPM, síndrome premenstrual, una tensión premenstrual

podagra : podagra, gota

polydipsia : polidipsia, sed excesiva y persistente

polyphagia : polifagia, hambre excesiva y persistente

polyuria : poliuria, orina excesiva y persistente

porphyria : porfiria, un trastorno del metabolismo de las porfirinas

problems, hormone : problemas con las hormonas

problems, thyroid gland : problemas de la glándula tiroides

Rickets : raquitismo

stroke, heat- : insolación

stroke, sun- : insolación

sunstroke : insolación

thirst : sed

thyroid gland problems : unos problemas de la glándula tiroidea

thyroid gland, inflammation of the : una inflamación de la glándula tiroidea

thyroiditis : tiroiditis

thyrotoxicosis : tirotoxicosis, un conjunto de síntomas debido a un exceso de hormonas tiroideas

uremia : uremia, una acumulación de urea en la sangre

warmer than others, feeling : una sensación de tener más calor que otras personas

Neurologic
Neurológico

Example:

Have you / he / she ever had delirium?
¿ Alguna vez Ud. / él / ella ha tenido delirio?

absence : ausencia, una pérdida momentánea del conocimiento
akathisia : acatisia, dificultad para mantenerse quieto, necesidad de moverse constantemente aún al estar sentado.
akinesia : acinesia
alexia : alexia
ambiopia : ambiopía
amnesia : amnesia, una pérdida total o parcial de la memoria
anosmia : anosmia, una pérdida o disminución del sentido del olfato
aphasia : afasia, una imposibilidad o dificultad para hablar
aphonia : afonía
apoplexy : apoplejía
arms, flaccid : brazos flácidos
asphyxia : asfixia
asthenia : astenia, un cansancio físico intenso
ataxia : ataxia, una falta de coordinación de los movimientos voluntarios
athetosis : atetosis, un movimiento involuntario y no coordinado de los miembros
atony : atonía, una ausencia o una deficiencia del tono o tensión de un tejido o de los miembros
aura : aura, una sensación que precede a un ataque como el epiléptico
automatism : automatismo
biopsy : una biopsia, la extirpación de un fragmento de tejido
blurred vision : la vista borrosa
bradykinesia : bradiquinesia, una lentitud anormal de los movimientos
catatonia : catatonia

cephalalgia : cefalalgia, jaqueca, un dolor de cabeza

cerebral hemorrhage : un derrame cerebral, una hemorragia cerebral

cerebral infarction : un infarto cerebral, una embolia cerebral

cerebral palsy : la diplejía espástica, la parálisis cerebral

cerebral paralysis : la parálisis cerebral, la diplejía espástica

changes, visual : cambios visuales

chorea : corea, un exceso de movimientos involuntarios

collapse : un colapso, una caída abrupta

coma : coma, una pérdida completa de la conciencia

confusion : confusión

convulsion : una convulsión, una contracción repentina, violenta, involuntaria y dolorosa de los músculos

delirium : delirio, un estado caracterizado por confusión mental, alucinaciones, y sentimientos distorsionados

delirium tremens : delirium tremens, una enfermedad peligrosa con delirio y alucinaciones producida por el síndrome de abstinencia de alcohol

dementia : demencia, un deterioro progresivo de las funciones intelectuales

dementia praecox : demencia precoz

difficulty, speaking : una dificultad para hablar

diplopia : diplopía, visión doble

disorientation : una desorientación, una pérdida de la noción del espacio y del tiempo

dizziness : mareos

dumb (speech) : mudez

dysarthria : disartria, tartamudez

dyskinesia : discinesia, una dificultad de los movimientos

dystonia : distonía, una falta de la tensión o tono normal de los músculos

electroencephalography : una electroencefalografía

embolic stroke : un infarto cerebral, una embolia cerebral

encephalopathy : encefalopatía, una enfermedad que afecta el funcionamiento del cerebro

epilepsy : epilepsia, undesorden neurológico que se manifiesta con ataques o convulsiones

135

ergotism : ergotismo, una intoxicación producida por el cornezuelo
facial paralysis : una parálisis facial
fainting spells : desmayos, desfallecimientos
falls : caídas
fasciculations : fasciculaciones, contracciones espontáneas y desordenadas de varias fibras musculares
flaccid arms : brazos flácidos
flaccid legs : piernas flácidas
grand mal seizures : ataques de gran mal, epilepsia generalizada
hallucination : una alucinación, una percepción visual no fundada en una realidad objetiva
head trauma : un golpe en la cabeza
headache : dolor de cabeza, jaqueca
headaches : dolores de cabeza, jaquecas
headaches, persistent : dolores de cabeza persistentes, cefalalgia
hemeralopia : hemeralopía, ceguera diurna
hemialgia : hemialgia
hemicrania : hemicránea
hemiopia : hemiopía
hemiplegia : hemiplejía, una parálisis total o parcial de un lado del cuerpo
hemorrhage, cerebral : un derrame cerebral
hemorrhagic stroke : un derrame cerebral
hydrocephalus : hidrocefalia, un aumento o una acumulación de líquido en el cerebro
hyperalgesia : hiperalgia, una sensibilidad exagerada al dolor
hyperesthesia : hiperestesia, una sensibilidad exagerada
hyperkinesia : hiperquinesia, la actividad motora exagerada
hyperreflexia : hiperreflexia, una exageración de los reflejos
hypertonia : hipertonía, una tensión aumentada
hypotonia : hipotonía, tono muscular disminuido
infantile paralysis : la parálisis infantil
infarction, cerebral : un infarto cerebral, una embolia cerebral

intention tremor : un temblor intencional, un temblor que aparece al intentar efectuar un movimiento

legs, flaccid : piernas flácidas

migraine : migraña

mood change, sudden : un cambio de humor repentino

mood swing, sudden : un cambio de humor repentino

multiple sclerosis : esclerosis múltiple, un endurecimiento progresivo de los nervios

muscle weakness : una debilidad de los músculos

mute : mudez

myasthenia : miastenia, una debilidad o fatiga musculares anormales

nervous disorder : un desorden nervioso

nervous strain : una tensión nerviosa

neuralgias : neuralgias, dolores en el trayecto de los nervios

neuritis : neuritis, una inflamación de un nervio

neurodermatitis : neurodermatitis, una enfermedad de la piel con liquenificación

neuropathy : una neuropatía, una enfermedad nerviosa

neurosis : neurosis

neurotic feelings : unas sensaciones neuróticas, relativo a la neurosis

numb feeling : sensación de entumecimiento, entumida, sensaciones de adormecimiento

numbness : un adormecimiento

operation, surgical : un procedimiento quirúrgico, una operación quirúrgica

palsy : una parálisis, una perlesía

palsy, cerebral : la diplejia espástica, la parálisis cerebral

paralysis : una parálisis

paralysis, cerebral : la parálisis cerebral, la diplejia espástica

paralysis, facial : una parálisis facial

paralysis, infantile : la parálisis infantil

paraplegia : paraplejía, una parálisis de las piernas y parte inferior del cuerpo

paresis : paresia, una forma leve de parálisis parcial

paresthesia : una parestesia, una sensación de hormigueo, una sensación de pinchazos en la piel

Parkinsonism : Parkinsonismo

Parkinson's disease : la enfermedad de Parkinson, caracterizada por degeneración de las neuronas en la parte del cerebro donde se controla el movimiento; se manifiesta con debilidad muscular progresiva, temblores, e inhabilidad para formar expresiones faciales y dificultad para el habla

persistent headaches : dolores de cabeza persistentes, cefalalgia

petit mal : epilepsia minor, epilepsia con ataques poco intensos caracterizados por crisis de ausencia

polyneuritis : polineuritis, una inflamación de muchos nervios simultáneamente

problems climbing stairs : problemas para subir escaleras

problems moving your arms or legs : problemas para mover sus brazos o piernas

problems remembering : problemas para recordar

problems talking : problemas para hablar

problems thinking : problemas para pensar

problems walking : problemas para andar

radiography : una radiografía

sclerosis, multiple : esclerosis múltiple, un endurecimiento progresivo de los nervios

seizures : convulsiones, ataques

senility : senilidad, ancianidad, vejez

sleepy feelings : sensaciones adormecidas

spasticity : espasticidad, un aumento de la resistencia muscular

speech difficulties : una dificultad al hablar

spinal column problems : problemas de la columna vertebral

stammering : tartamudeo, tartamudez

stroke (embolic) : un infarto cerebral, una embolia cerebral

stroke (hemorrhagic) : un derrame cerebral

stupor : estupor, una pérdida parcial o casi completa de la conciencia

stuttering : tartamudeo, tartamudez

swoons : desmayos

syncope : síncope, desmayos, desvanecimientos

138

tic : un tic, un movimiento involuntario que se produce repetidamente

tingling : un hormigueo

tremors : tremores, temblores

unconsciousness : inconsciencia, insensibilidad, una pérdida del conocimiento

vertigo : vértigo, un trastorno del equilibrio

visual changes : cambios visuales

weakness : una debilidad

weakness in one area of the body : una debilidad en un área del cuerpo

weakness, muscle : una debilidad de los músculos

Cancer
Cáncer

Example:

Have you / he / she ever had cancer?
¿Alguna vez Ud. / él / ella ha tenido cáncer?

adenoma : un adenoma, un tumor benigno de estructura glandular
biopsy : una biopsia, la extirpación de un fragmento de tejido
cancer : cáncer
cancer pain : dolor de cáncer
carcinoma : un carcinoma, un tumor nocivo
dysplasia : displasia, una anomalía en el desarrollo de un órgano o tejido
epithelioma : un epitelioma, un tumor de la piel o de la mucosa
leukemia : leucemia
lymphoma : un linfoma, un tumor maligno originado en el tejido linfoide
malignant tumor : un tumor maligno, pernicioso o de evolución fatal
melanoma : un melanoma, un tumor, generalmente maligno, de la piel o las mucosas
metaplasia : metaplasia, un proceso de transformación de las células o tejidos
metastasis : metástasis del cáncer, una aparición de un cáncer o un foco patológico a distancia
myeloma : un mieloma, un tumor maligno de la médula ósea
myelomatosis : mielomatosis, un cáncer de la médula ósea
neoplasia : una neoplasia, un neoplasma, un tumor
neoplasm : un neoplasma, una neoplasia, un tumor
neoplastic tumor : un tumor neoplásico, relativo a un cáncer, cualquier crecimiento nuevo y anormal
operation, surgical : un procedimiento quirúrgico, una operación quirúrgica
pain, cancer : dolor de cáncer

pseudotumor : un seudotumor, un tumor que se parece a un neoplasma pero no es un verdadero tumor

radiography : una radiografía

radiotherapy : radioterapia, un tratamiento mediante radiaciones

sarcoma : un sarcoma, un tipo de tumor maligno

tumor : un tumor, una neoplasia, un neoplasma

wen : quiste sebáceo, un lobanillo

Infectious
Infecciosas

Example:

Have you / he / she ever had fever?
¿Alguna vez Ud. / él / ella ha tenido fiebre?

abscess : un absceso
acne : acné, granitos, barros
athlete's foot : pie de atleta
bacteremia : bacteriemia, la presencia de bacterias en la sangre
blood poisoning : un envenenamiento de la sangre
boil (skin) : un grano enterrado, un nacido, un tacotillo
brucellosis : brucelosis
bubonic fever : fiebre bubónica
candidiasis : candidiasis, una infección por un hongo del género Cándida
carbuncle : un grano enterrado, un nacido, un tacotillo
cellulitis : una celulitis, una inflamación del tejido bajo la piel
cellulitis, orbital : una celulitis orbital, una inflamación del tejido bajo la piel y cerca de la órbita ocular
chickenpox : varicela
chills : escalofríos
chlamydia : clamidia
cholera : cólera
cold (disease) : catarro, resfriado
crossinfection : una infección cruzada, contagio mutuo entre dos personas afectadas
crossresistance : resistencia cruzada, una resistencia a antibióticos emparentados
dengue : dengue
diphtheria : difteria
dysentery : disentería, una enfermedad intestinal que causa diarrea grave con sangre
empyema : empiema, una colección de pus en una cavidad natural

encephalitis : encefalitis, una inflamación del cerebro
encephalomyelitis : encefalomielitis
endemic illness : una enfermedad endémica, una enfermedad que se presenta como propia de una población
endotoxic : una enfermedad endotóxica, una enfermedad relativa a las endotoxinas
endotoxin : endotoxina
epidemic illness : una enfermedad epidémica
erysipelas : erisipela, un tipo de infección cutánea aguda
fever : fiebre, calentura
fever, glandular : fiebre glandular
fever, ratbite : fiebre de la mordedura de rata
fever, recurrent : fiebre recurrente
fever, rheumatic : fiebre reumática
fever, scarlet : fiebre de escarlatina
fever, typhoid : fiebre tifoidea
fever, undulant : fiebre ondulante
folliculitis : foliculitis, una inflamación de uno o más folículos pilosos
fungal infection : una infección por hongos
furuncle : un furúnculo
gangrene : gangrena, muerte local de los tejidos por falta de irrigación sanguínea adecuada
glandular fever : fiebre glandular
head lice : piojos de la cabeza
herpes : herpes, infección vírica
herpes simplex : herpes simple, una enfermedad viral de la piel y de las mucosas
herpes zoster : herpes zóster, culebrilla, una erupción viral y dolorosa a lo largo de un nervio, caracterizada por el aparecimiento de vesículas en la piel y las mucosas
HIV : VIH, virus que causa el SIDA
impetigo : impétigo, una infección purulenta de la piel con vesículas y costras
infection, fungal : una infección por hongos
infection, kidney : una infección de los riñones
infection, skin : una infección de la piel

143

influenza : influenza, gripe
intermittent fever : fiebre intermitente
leprosy : lepra
lice, head : piojos de la cabeza
lice, pubic : piojos púbicos, piojos pegadizos
malaria : malaria, paludismo
malta fever : fiebre de Malta
mastitis : mastitis, una inflamación de la glándula mamaria
mastodynia : mastodinia, un dolor de la mama, un dolor de los senos
measles : sarampión
mediterranean fever : fiebre del mediterráneo
meningitis : meningitis, una inflamación de las meninges
mononucleosis : mononucleosis, una leucocitosis mononuclear o un incremento del número de leucocitos mononucleares en la sangre
mumps : paperas
mycobacterium : micobacteria
mycosis : micosis, una enfermedad causada por hongos
mycotic infection : una infección micótica, una infección producida por hongos, una infección relativa a las enfermedades de hongos
nosocomial illness : una enfermedad nosocomial, una enfermedad relacionada con la hospitalización o con un hospital
operation, surgical : un procedimiento quirúrgico, una operación quirúrgica
opportunistic infection : una infección oportunista, una infección relativa a microorganismos que producen enfermedad en determinadas circunstancias solamente
orbital cellulitis : una celulitis orbital, una inflamación del tejido bajo la piel y cerca de la órbita ocular
otitis : otitis, una inflamación del oído
parasite : un parásito, organismo que vive a expensa de otro organismo
paratyphoid fever : fiebre paratifoidea
pediculosis : pediculosis, una infestación humana por piojos

144

pemphigus : pénfigo, una enfermedad grave de la piel caracterizada por vesículas, ampollas y úlceras

pertussis : pertussis, tosferina

pharyngitis : faringitis, una inflamación de la garganta

pityriasis : pitiriasis, una descamación de la piel en pequeñas laminillas de color grisáceo

plague : la plaga

pneumonia : neumonía, pulmonía, enfermedad infecciosa de los pulmones con acumulación de material purulento en los alvéolos del pulmón (células pulmonares normalmente llenas de aire)

poliomyelitis : poliomielitis, una enfermedad contagiosa e inflamatoria que ataca la sustancia gris de la médula espinal del sistema nervioso y que causa parálisis

protozoon : protozoos, organismos unicelulares

psittacosis : psittacosis

pubic lice : piojos púbicos, piojos pegadizos

pyoderma : piodermia, cualquier enfermedad purulenta de la piel

rabies : rabia

ratbite fever : fiebre de la mordedura de rata

recurrent fever : fiebre recurrente

rheumatic fever : fiebre reumática

rickettsia : rickettsia, un tipo de microorganismos

Rocky Mountain spotted fever : fiebre manchada de las montañas Rocosas

roseola : roséola

rubella : rubéola, sarampión alemán

scabies : escabiosis, sarna, sarcoptiosis

scarlatina : escarlatina, una enfermedad contagiosa aguda caracterizada por fiebre y erupción de la piel y lengua

scarlet fever : fiebre escarlatina

scurvy : escorbuto, una enfermedad causada por la carencia de vitamina C que resulta en encías sangrantes, anemia y debilidad

septicemia : septicemia, un estado de contaminación por microorganismos que invaden la sangre y todo el cuerpo

skin infection : una infección de la piel

sleeping sickness : la enfermedad del sueño

smallpox : viruela

stiff neck : cuello rígido, tortícolis

swollen glands : ganglios inflamados

swollen groin glands : ganglios inguinales inflamados, encordio, incordio

syphilis : sífilis

tetanus : tétano, tétanos

tinea : tiña, infección de la piel, causada por una clase de hongos

tinea pedis : tiña del pie, una infección superficial de la piel de los pies, crónica, producida por un tipo de hongo

tonsillitis : tonsilitis, amigdalitis, una inflamación de una o ambas amígdalas

toxoplasmosis : toxoplasmosis, una enfermedad infecciosa causada por Toxoplasma gondii

trench fever : fiebre de las trincheras

tuberculosis : tuberculosis, tisis, enfermedad causada por el bacilo de la tuberculosis

typhoid fever : fiebre tifoidea

typhus : tifus

undulant fever : fiebre ondulante

vaccinia : viruela

varicella : varicela

variola : variola, infección viral de las vacas

wart : una verruga, un mezquino

yeast infection : una infección por hongos

yellow fever : fiebre amarilla, enfermedad viral causada por la picadura de un mosquito y que produce ictericia, albuminuria y fiebre

Psychiatric
Psiquiátrico

Example:

Have you / he / she ever had anxiety?
¿Alguna vez Ud. / él / ella ha tenido ansiedad?

acrophobia : acrofobia, miedo a las alturas
addiction : una adicción, una dependencia de drogas
aggressiveness : agresividad
agitation : agitación, inquietud y actividad aumentada
agoraphobia : agorafobia, terror a los espacios abiertos
alcoholism : alcoholismo, dipsomanía
altered perception : una percepción alterada
anger : enojo, ira
anguish : angustia
anorexia : anorexia, una falta de apetito o ansia de adelgazar
anxiety : una ansiedad
apathy : apatía, una falta de sentimiento o emoción
bad thoughts : pensamientos malos
claustrophobia : claustrofobia, terror irracional a los espacios pequeños o encerrados
concerns : preocupaciones
content feelings : sensaciones de alegría,
conversion reaction : una reacción de conversión, una transformación de las emociones en manifestaciones corporales
depersonalization : despersonalización, una sensación de extrañeza
depressed feelings : sentimientos depresivos, achicopalados, tristeza
depression : depresión, estar triste, un derrumbamiento, una disminución
detoxification : detoxificación, desintoxicación, una reducción de las propiedades nocivas de un veneno
dipsomania : dipsomanía, alcoholismo
dissociation : disociación, una separación de una cosa de otra

distortion : distorsión, una tergiversación de las ideas o pensamientos

drug addiction : una adicción a las drogas, una dependencia de las drogas

dysgeusia : disgeusia, una perversión del gusto

dysphoria : disforia, un malestar general, vago e inespecifico

euphoria : euforia, una sensación de bienestar

fear : miedo

feelings of pleasure : sentimientos de placer

feelings, content : sentimientos de alegría

feelings, depressed : sentimientos depresivos, achicopalados, tristeza

feelings, happy : sentimientos de alegría

feelings, hydrophobic : sentimientos hidrofóbicas, sentimientos de terror ante cualquier líquido

feelings, hyperactive : sensaciones hiperactivas

feelings, indifferent : sentimientos indiferentes

feelings, jumpy : sensaciones de estar nervioso(a), muy excitable

feelings, overwhelmed : sentimientos acongojados

feelings, poor-spirited : sentimientos de estar abatido(a), sentimientos de poco ánimo

feelings, restless : sentimientos de inquietud

feelings, sad : sentimientos de tristeza

feelings, scared : sentimientos de miedo

feelings, uneasy : sentimientos de inquietud, sentimientos de desasosiego

feelings, upset : sentimientos de turbación, sentimientos de malestar

fright : susto, terror

happy feelings : sentimientos de alegría

homesickness : nostalgia por el hogar

homicidal thoughts : pensamientos homicidas, pensamientos de matar a alguien

hydrophobia : hidrofobia, el horror al agua

hydrophobic feelings : sentimientos hidrofóbicas, sentimientos de terror ante cualquier líquido

hyperactive feelings : sensaciones hiperactivas
hypochondria : hipocondria, preocupación exagerada con respecto a la salud personal
hypochondriasis : hipocondria, una preocupación exagerada por la salud
hypomania : hipomanía, una forma de la manía
hysteria : histeria
indifferent feelings : sentimientos indiferentes
insanity : locura, demencia
insomnia : insomnio, una incapacidad para dormir
jumpy feelings : sensaciones de estar nervioso(a), sensaciones muy excitable
kleptomania : cleptomanía, una tendencia irresistible al robo
loss of sexual desire : una pérdida de deseo sexual
mania : manía
masochism : masoquismo
megalomania : megalomanía
mental disease : una enfermedad mental
mental illness : un trastorno mental
monomania : monomanía
mood change : un cambio de humor
mood swing : un cambio de humor
nervousness : nerviosismo, excitabilidad e irritabilidad excesivas
nymphomania : ninfomanía
obsession : una obsesión, una idea fija
ophidiophobia : ofidiofobia, terror a las culebras
overwhelmed feelings : sentimientos acongojadas
paranoia : paranoia
perception, altered : una percepción alterada
phobia : fobia, miedo persistente e irracional
poor-spirited feelings : sentimientos de estar abatido(a), sentimientos de poco ánimo
premenstrual tension : tensión premenstrual
problems taking care of yourself : problemas para cuidarse a sí mismo(a)
psychoanalysis : psicoanálisis

psychological testing : exámenes psicológicas

psychopath diagnosis : un diagnóstico de psicopatología

psychosis : psicosis, sicosis, un trastorno mental grave

psychosomatic illness : una enfermedad psicosomática, una enfermedad que tiene síntomas corporales de origen psíquico

pyromania : piromanía

pyrophobia : pirofobia, terror irracional al fuego

qualm (mental feeling) : remordimiento de la conciencia

reaction, conversion : una reacción de conversión, una transformación de las emociones en manifestaciones corporales

restless feelings : sentimientos de inquietud

sad feelings : sentimientos de tristeza

scared feelings : sentimientos de miedo

schizophrenia : esquizofrenia, locura con desdoblamiento de la personalidad

sexual desires : deseos sexuales

sexual desire, loss of : una pérdida de deseo sexual

somnambulism : sonambulismo, camina dormido, andar en sueños, realiza actos complejos mientras duerme

strain, nervous : una tensión nerviosa

stress : estrés, el estado de tener muchas preocupaciones y tensión emocional en la vida

suicidal method : un método para matarse (suicidarse)

suicidal plan : un plan para matarse (suicidarse)

suicidal thoughts : pensamientos de matarse (suicidarse)

thoughts : pensamientos

thoughts of harming others : pensamientos de hacer daño a otros

thoughts, bad : pensamientos malos

thoughts, suicidal : pensamientos de matarse

treatment for depression : un tratamiento para la depresión

treatment for mental illness : un tratamiento para una enfermedad mental

uneasy feelings : sentimientos de inquietud, sentimientos de desasosiego

upset feelings : sentimientos de turbación, sentimientos de malestar

worries : preocupaciones

xenophobia : xenofobia, miedo irracional a conocer a personas o cosas foráneas, terror a los extranjeros

Physical Examination
Examen Físico

Intake
Entrevista

Hello
Hola.

Good morning.
Buenos días.

Good afternoon.
Buenas tardes.

Good evening.
Buenas noches.

Come in.
Pase adelante
  or
Pase usted.

My name is . . .
Me llamo . . .

What is your name?
¿Cómo se llama Ud.?

How are you?
¿Cómo está?

Who is the patient?
¿Quién es él (la) paciente?

It is nice to meet you.
Mucho gusto en conocerlo(a).

Can you please sign this form?
¿Podría firmar este formulario por favor?

Do you give your authorization to receive medical treatment and consulting services?
¿Da su autorización para recibir tratamiento y consultas médicas?

I give my authorization to receive medical treatment and consulting services.
Doy mi autorización para recibir tratamiento y consultas médicas.

Yes.
Sí.

No.
No.

Maybe.
Quizás
  or
Tal vez

Always.
Siempre.

Never.
Nunca.

Patient Signature
Firma del (de la) paciente

Witness Signature
Firma del (de la) testigo

Stand on the scale, please.
Súbase a la báscula, por favor.
  or
Súbase a la pesa, por favor.

You weigh 60 kilograms.
Pesa sesenta kilos.

You weigh 135 pounds.
Pesa ciento treinta y cinco libras.

Permit me to take your arm.
Permítame el brazo.

I must check your blood pressure.
Debo chequear su presión arterial.

Your blood pressure is 120/80.
Su presión arterial es de ciento veinte sobre ochenta.

I must check your pulse.
Debo chequear su pulso.

Your pulse is 85 beats per minute.
Su pulso es ochenta y cinco latidos por minuto.

Open your mouth, please.
Abra la boca, por favor.

I need to take your temperature.
Necesito tomarle la temperatura.

Keep the thermometer under your tongue.
Mantenga el termómetro debajo de la lengua.

Your temperature is 98.6 degrees.
Su temperatura es noventa y ocho punto seis (98.6) grados.

Breath slowly, please.
Respire despacio, por favor.

I need to count your respirations.
Debo contar sus respiraciones.

Your respiratory rate is 16 breaths per minute.
Su frecuencia respiratoria es dieciséis por minuto.

General Instructions
Instrucciones Generales

Again, please.
Otra vez, por favor.

Close, please.
Cierre, por favor.

Open, please.
Abra, por favor.

Please do like I do.
Por favor, haga lo mismo que yo.

Relax.
Relájese.

Rest.
Descanse.

Don't be afraid.
No tenga miedo.

Do this.
Haga esto.

Imitate me.
Imíteme.
 or
Haga lo mismo que yo.

Please remove your clothes.
Quítese la ropa por favor.

Remove your clothes, except your underwear please.
Quítese la ropa, menos la ropa interior por favor.

Remove your clothes, including your underwear please.
Quítese la ropa, incluyendo la ropa interior por favor.

Remove your underwear also please.
Quítese la ropa interior también por favor.

Remove your bra also please.
Quítese el sostén por favor.

You may leave on your underwear.
Puede dejarse la ropa interior.

Remove your clothes and put on this gown, please.
Quítese la ropa y póngase esta bata, por favor.

Put on this gown, please.
Póngase esta bata, por favor.

Raise your sleeve, please.
Súbase la manga, por favor.

Remove your shirt, please.
Quítese la camisa, por favor.

Remove your skirt, please.
Quítese la falda, por favor.

Remove your dress, please.
Quítese el vestido, por favor.

Remove your pants, please.
Quítese los pantalones, por favor.

Remove your jacket, please.
Quítese la chaqueta, por favor.

Remove your shoes, please.
Quítese los zapatos, por favor.

Remove your socks, please.
Quítese los calcetines, por favor.

Position
Posición

Do this.
Haga esto.

Imitate me.
Imíteme.
  or
Haga lo mismo que yo.

Sit down, please.
Siéntese, por favor.

Sit down on the exam table, please.
Siéntese en la camilla, por favor.

Sit down facing this way, please.
Siéntese de frente, viendo hacia este lado, por favor.

Sit down, and dangle your legs, please.
Siéntese con las piernas colgando, por favor.

Sit up (from a supine position).
Enderécese.

Stand up.
Párese.

Get up.
Levántese.

Turn your back to me.
Dése vuelta.

Turn your face to me.
Vuélvase de frente hacia mí.
  or
Voltéese y míreme.

Turn to the side.
Vuélvase hacia un lado.

Lie down.
Acuéstese.

Lie down on your back.
Acuéstese boca arriba.

Lie down on your stomach.
Acuéstese boca abajo.

Lie down on your left side.
Acuéstese del lado izquierdo.

Lie down on your right side.
Acuéstese del lado derecho.

Left side . . .
A la izquierda . . .

Right side . . .
A la derecha . . .

Straight ahead (on). . .
Hacia enfrente. . .

Bend forward.
Agáchase hacia adelante.

Bend backward.
Inclínese hacia atrás.

Roll over.
Dése vuelta.

Move here.
Muévase para aquí.

Don't move.
No se mueva.

Come here.
Venga aquí.

Pain
Dolor

Where does it hurt?
¿Dónde tiene dolor?
 or
¿Dónde le duele?

Indicate where it hurts you please.
Dígame dónde le duele por favor.

Can you show me?
¿Puede enseñarme ?

Can you show me with one finger?
¿Puede indicarme con un dedo?

Indicate when it hurts you, please.
Dígame cuándo le duele, por favor.

Do you have pain when I do this?
¿Duele cuándo yo hago esto?

HEENT / Neck
COONG / Cuello

Head
Cabeza

I will feel your head.
Voy a palpar (tocar) su cabeza.

Watch my finger, please.
Mire mi dedo, por favor

Open your eyes widely.
Abra bien los ojos .

Close your eyes tightly.
Cierre bien los ojos .

Stare at this area of the wall.
Fije la vista en este lugar de la pared.

Raise your eyebrows.
Levante las cejas.

Frown, please.
Frunza el ceño, por favor.

I will look in your nose.
Voy a mirar adentro de la nariz.

I will look in your ears.
Voy a mirar adentro de los oídos.

Open your mouth.
Abra la boca.

Close your mouth tightly.
Cierre la boca con fuerza.

Bite hard.
Muerda con fuerza.

Stick out your tongue.
Saque la lengua.

Move your tongue to each side.
Mueva la lengua de lado a lado.

Move your tongue up and down.
Mueva la lengua para arriba y para abajo.

Say "ah," please.
Diga "aaa," por favor.

Spit, please.
Escupa, por favor.

Swallow, please.
Trague, por favor.

Smile, please.
Sonría, por favor.

Eyes
Ojos

Do your eyes itch?
¿Tiene comezón en los ojos?
  or
¿Le pican los ojos?

Only one eye or both?
¿Sólo un ojo o ambos?

Look at my finger.
Mire mi dedo.

Open your eyes widely.
Abra bien los ojos.

Close your eyes tightly.
Cierre los ojos con fuerza.

Stare at this area of the wall.
Fije la vista en este lugar de la pared.

Stare at this area of the wall and do not move your eyes please.
Fije la vista en este punto de la pared y no mueva los ojos por favor.

Look in each direction.
Mire en cada dirección.

Look up.
Mire para arriba.

Look down.
Mire para abajo.

Look at my left eye.
Mire mi ojo izquierdo.

Look at my right eye.
Mire mi ojo derecho.

Look at the light.
Mire la luz.

Look at my nose.
Mire mi nariz.

Don't move your eyes.
No mueva los ojos.

I am going to move my finger from side to side.
Voy a mover mi dedo de lado a lado.

Look straight ahead.
Mire hacia adelante .

Tell me when you see my finger.
Dígame cuando vea mi dedo.

Do you prefer the first lens or the second?
¿Prefiere el primer lente o el segundo?

Which is better – "a" or " b"?
¿Cuál es mejor – "a" o "b"?

Is it the same?
¿Es igual?

Blink, please.
Parpadee, por favor.

Read the next line, please.
Lea la siguiente línea, por favor.

And the next line.
Y la próxima línea.

Let's perform a routine exam of your eyes.
Vamos a hacer un examen rutinario de sus ojos.

Do you have irritation or problems?
¿Tiene molestias o problemas?

Look straight ahead.
Mire hacia adelante .

Cover your left eye.
Tápese el ojo izquierdo.

Cover your right eye.
Tápese el ojo derecho.

Read the line with the smallest letters possible.
Lea hasta la línea que pueda con letras más pequeñas.

Read the pictures.
Lea los gráficos.

Your vision is 20/20.
Su vista es veinte/veinte.

I will put some drops in your eyes.
Voy a poner unas gotas en sus ojos.

Put your chin here, please.
Ponga el mentón aquí, por favor.

You must press your forehead against the upper part of the machine.
Presione su frente contra la parte de arriba del aparato.

Let's look at your eyes with this machine.
Vamos a mirar sus ojos con este aparato.

You need glasses.
Necesita lentes.

You don't need glasses yet.
No necesita lentes todavía.

Please return in one year for a recheck; sooner if you have problems.
Regrese dentro de un año para otro chequeo; venga antes si tiene problemas.

Ears
Oídos

I will look in your ears.
Voy a mirar adentro de sus oídos.

I will perform a routine exam of your ears.
Voy a hacer un examen rutinario de sus oídos.

Do you have irritation or problems?
¿Tiene molestias o problemas?

Close your eyes.
Cierre los ojos.

Cover one ear.
Tápese un oído.

Now, the other ear. . .
Ahora, el otro oído . . .

Cover your left ear.
Tápese el oído izquierdo.

Cover your right ear.
Tápese el oído derecho.

Can you hear me?
¿Puede oírme?

What did I say?
¿Qué dije yo?

What did I whisper?
¿Qué dije en voz baja?
  or
¿Oyó lo que susurré ?

Is the sound stronger when I put the tuning fork here or there?
¿Es más fuerte el sonido cuando pongo el diapasón por aquí o por allí?

Please return in one year for a recheck; sooner if you have problems.
Regrese dentro de un año para otro chequeo; antes si tiene problemas.

Nose
Nariz

I will look in your nose.
Voy a mirar adentro de su nariz.

Do you have irritation or problems?
¿Tiene molestias o problemas?

Cover your left nostril.
Tápese el hueco de la nariz izquierda.

Cover your right nostril.
Tápese el hueco de la nariz derecha.

Throat
Garganta

Open your mouth widely.
Abra bien la boca.

Stick out your tongue.
Saque la lengua

Say "ah," please.
Diga "aaa," por favor.

Spit, please.
Escupa, por favor.

Which tooth hurts you?
¿Qué diente le duele?

Where in your mouth is the problem?
¿Dónde está el problema en la boca?

Dental
Dental

Sit down, please.
Siéntese, por favor.

Are you nervous?
¿Está nervioso(a)?

Don't worry.
No se preocupe.

Which tooth hurts you?
¿Qué diente le duele?

Where in your mouth is the problem?
¿Dónde está el problema en la boca?

Is your tooth bleeding?
¿Está sangrando el diente?

Open your mouth widely.
Abra bien la boca.

Stick out your tongue.
Saque la lengua.

I must obtain an x-ray of your tooth.
Debo obtener (sacar) una radiografía del diente.

Your gums are high.
Sus encías están altas.

Your gums are low.
Sus encías están bajas.

Your gums are receded.
Sus encías están retraídas.

I am going to anesthetize your tooth.
Voy a adormecer el diente.

Is your lip asleep?
¿Está dormido el labio?

Is your tooth asleep?
¿Está dormido el diente?

Is your tongue asleep?
¿Está dormida la lengua?

I can save your tooth.
Puedo salvar su diente.

I cannot save your tooth.
No puedo salvar su diente.

I must pull your tooth.
Debo sacar el diente.

I must pull your tooth because it is loose.
Debo sacar el diente porque está flojo.

You will feel much pressure.
Va a sentir mucha presión.

You should not feel pain.
No sentirá dolor.

I must extract the nerve of your tooth.
Debo extraer el nervio del diente.

Does the filling feel well, or is it too high?
¿Siente bien el relleno o está un poco alto?

I must rinse your tooth with water.
Debo rociar el diente con agua.

I have a special toothbrush that makes a lot of noise.
Tengo un cepillo de dientes especial que hace mucho ruido.

If you hurt, raise your hand, and I will stop.
Si le duele, levante la mano, y voy a parar.

Please refrain from using the gas for one-half hour.
Por favor, absténgase de usar el gas pcr media hora.

Please, close your mouth gently.
Por favor, cierre la boca suavemente.

Don't cry. You won't feel anything.
No llore. No va a sentir nada.

This ring will be tight.
Este anillo estará apretado.

Look at me.
Míreme.

Almost finished.
Ya casi termino.

I'm finished.
Ya terminé.

I am going to prescribe medicine for the pain.
Voy a recetarle una medicina para el dolor.

I am going to prescribe medicine for the infection.
Voy a recetarle una medicina para la infección.

You must return for another appointment in two weeks.
Debe volver para otra cita en dos semanas.

Can you return for another appointment in two weeks?
¿Puede volver para otra cita en dos semanas?

Neck
Cuello

I will feel you neck.
Voy a palpar su cuello.

I must examine your thyroid gland.
Debo examinar la glándula tiroides.

Swallow, please.
Trague, por favor.

Turn your head to the left.
Voltee la cabeza a la izquierda.

Turn your head to the right.
Voltee la cabeza a la derecha.

Look at the ceiling.
Mire al techo.

Look at the floor.
Mire al piso.

Pulmonary
Pulmonar

Remove your shirt, please.
Quítese la camisa, por favor.

Lift up your shirt.
Levántese la camisa.

I will examine your lungs.
Voy a examinar sus pulmones.

I will listen to your lungs.
Voy a eschuchar sus pulmones.

Don't breathe.
No respire.

Breathe deeply.
Respire profundo.

Breathe normally.
Respire normalmente.

Breathe like I do.
Respire como yo.

Breathe with your mouth open.
Respire con la boca abierta.

Hold your breath.
Aguante la respiración.

Cross your arms.
Cruce los brazos.

Exhale.
Saque el aire.

Inhale.
Inspire.

Cough.
Tosa.

Say "ay," please.
Diga "ee," por favor.

Say "eee," please.
Diga "i i i," por favor.

Cardiovascular

Cardiovascular

Remove your shirt.
Quítese la camisa.

Lift up your shirt.
Levántese la camisa.

I will listen to your heart.
Voy a escuchar su corazón.

I must put my hand on your chest.
Debo poner mi mano sobre el pecho.

I must put my hand on your pulses.
Debo poner mi mano sobre los pulsos.

Don't move, please.
No se mueva, por favor.

Squat on the floor.
Póngase de cuclillas.

Lean forward, please.
Agáchase hacia delante, por favor.

Stand up again.
Póngase de pie otra vez.

Gastrointestinal
Gastrointestinal

Abdomen
Abdomen

Lie on your back, please.
Acuéstese boca arriba, por favor.

I will listen to your stomach.
Voy a oír su estómago.

Please be quiet and do not move.
Por favor no hable y no se mueva.

I am going to tap on your stomach.
Voy a darle unos golpecitos en el estómago.

I must put my hand on your stomach.
Debo poner mi mano sobre el estómago.

Relax your stomach.
Relaje el abdomen .

Tell me where it hurts you.
Dígame dónde le duele.

Tell me when it hurts you.
Dígame cuándo le duele.

Breathe deeply.
Respire profundo.

Rectal
Rectal

I must examine your rectum.
Debo examinar el recto.

I must insert my finger in your rectum.
Debo introducir mi dedo adentro del recto.

You will feel some discomfort, but you should not feel pain.
Va a sentir algún malestar, pero no sentirá dolor.

Lie down on your left side.
Acuéstese sobre su lado izquierdo.

Relax and bend your legs toward your chest please.
Relájese y doble las piernas hacia el pecho por favor.

Stand up.
Párese.

Lean forward, please.
Agáchase hacia adelante, por favor.

Separate your buttocks with your hands.
Separe los glúteos con las manos.

Are you ready?
¿Está listo(a)?

Push as if you were defecating.
Puje como si estuviera obrando (defecando).

Here it comes.
Ahora viene.

Squeeze my finger, please.
Apriete mi dedo, por favor.

I must put pressure on your prostate gland.
Debo hacer presión sobre la próstata.

Indicate if it hurts you.
Dígame si le duele.

I am removing my finger.
Estoy sacando mi dedo.

I'm finished.
Ya terminé.

Not so bad, huh?
¿No fue tan malo, verdad?

I will test your stool for blood.
Voy a hacer una prueba de heces para saber si hay presencia de sangre.

Genitourinary
Genitourinario

Male
Hombre

I must examine your penis.
Debo examinar el pene.

I must examine your testicles.
Debo examinar los testículos.

I must examine you for a hernia.
Debo examinar para ver si tiene una hernia.

I must insert my finger into your groin.
Debo introducir mi dedo hacia el interior de la ingle.

Cough.
Tosa.

Female
Mujer

Remove your clothes, including your underwear, please.
Quítese la ropa, incluyendo la ropa interior, por favor.

Remove your bra, please.
Quítese el sostén, por favor.

Tell me, please, if you feel uncomfortable.
Dígame, por favor, si se siente incómoda.

Don't be afraid, please.
No tenga miedo, por favor.

I must to touch your breasts to examine them.
Debo tocar sus pechos para examinarlos.

Lift your hands above your head.
Levante las manos arriba de la cabeza.

Do like I do, please.
Haga como yo, por favor.

Lie down on your back, please.
Acuéstese boca arriba, por favor.

I must examine your genitalia.
Debo examinar los genitales.

I must do an internal exam.
Debo hacer un examen interno.

Lie down on your back, please.
Acuéstese boca arriba, por favor.

Relax, bend your legs, and separate your knees, please.
Relájese, doble las piernas y separe las rodillas, por favor.

I will put your feet in the stirrups.
Voy a poner sus pies en los estribos.

Move your buttocks towards me.
Mueva los glúteos hacia adelante.

I am going to touch you with my hands.
Voy a tocarla con mis manos.

I am going to introduce two gloved fingers into your vagina to examine it.
Voy a introducir dos dedos adentro de su vagina, usando un guante, para examinarla.

I am going to introduce the speculum into your vagina.
Voy a introducir el espéculo adentro de la vagina.

You are going to feel some pressure.
Va a sentir alguna presión.

I will obtain cultures.
Voy a tomar cultivos.

I will obtain the specimen for the Pap Smear.
Voy a tomar una muestra para el examen de Papanicolau.

I must examine your rectum.
Debo examinar el recto.

I must insert my finger in your rectum.
Debo introducir mi dedo adentro del recto.

Just a few more minutes…
Sólo unos minutos más…

Please call in 10 days to receive the results.
Por favor, llame en diez días para darle los resultados.

Move back, and sit up, please.
Hágase hacia atrás y siéntese, por favor

You may get dressed.
Puede vestirse.

Musculoskeletal
Musculoequelético

Upper Extremities
Miembros Superiores

I will move your arms.
Voy a mover los brazos.

I will move your wrists and hands.
Voy a mover las muñecas y las manos.

Extend your arm.
Estire el brazo.

Bend your arm.
Doble el brazo.

Close your hand.
Cierre la mano.

Make a fist tightly.
Empuñe la mano con fuerza.

Open your hand.
Abra la mano.

Wash your hands.
Lávese las manos.

Lower Extremities
Miembros Inferiores

I will move your legs.
Voy a mover las piernas.

I will move your knees and ankles.
Voy a mover las rodillas y los tobillos.

Extend your leg.
Estire la pierna.

Bend your hip.
Doble la cadera.

Extend your hip.
Estire la cadera.

Bend your knee.
Doble la rodilla.

Extend your knee.
Estire la rodilla.

Move your ankle up and down please.
Mueva el tobillo para arriba y para abajo por favor.

Move your toes.
Mueva los dedos del pie.

Back
Espalda

Bend over.
Dóblese hacia adelante.

Bend over backwards.
Dóblese hacia atrás.

Twist from side to side.
Gire la cintura hacia ambos lados.

I must put my hand on your back.
Debo poner mi mano sobre su espalda.

I will raise your leg.
Voy a levantar la pierna.

I will straighten your leg.
Voy a enderezar la pierna.

Tell me where it hurts you.
Dígame dónde le duele.

Tell me when it hurts you.
Dígame cuándo le duele.

Neurologic
Neurológico

Motor
Motor

Open your eyes widely, please.
Abra bien los ojos, por favor.

Close your eyes tightly.
Cierre los ojos con fuerza.

Look in both directions.
Mire hacia los dos lados.

Don't move your head.
No mueva la cabeza.

Lift your eyebrows.
Levante las cejas.

Puff up your cheeks.
Infle las mejillas.

Open your mouth widely.
Abra bien la boca.

Stick out your tongue.
Saque la lengua.

Move your tongue to each side.
Mueva la lengua de lado a lado.

Move your tongue up and down.
Mueva la lengua para arriba y para abajo.

Say "ah," please.
Diga "aaa," por favor.

Swallow, please.
Trague, por favor.

Smile, please.
Sonría, por favor.

Bite hard.
Muerda con fuerza.

Move your head in each direction against my hand.
Empuje la cabeza hacia cada empujando mi mano.

Make a fist tightly.
Empuñe con fuerza.

Stronger . . .
Más fuerte . . .

Squeeze my fingers strongly.
Apriete mis dedos fuerte.

Separate your fingers strongly.
Separe los dedos de la mano con fuerza.

Push your hands against my hands.
Empuje las manos contra las mías.

Pull my hands.
Jale mis manos.

Extend your arm with force.
Estire el brazo con fuerza.

Bend your arm with force.
Doble el brazo con fuerza.

Extend your leg with force, please.
Estire la pierna con fuerza, por favor.

Bend your leg with force.
Doble la pierna con fuerza.

Raise your leg with force.
Suba la pierna con fuerza.

Raise your shoulders.
Suba los hombros.

Move your foot up with force.
Mueva el pie para arriba con fuerza.

Move your foot down with force.
Mueva el pie para abajo con fuerza.

Curl your toes with force.
Enrolle los dedos del pie con fuerza.

Sensory
Sensorio

Vision
Visión

Look at my finger and follow it, please.
Mire mi dedo y sígalo, por favor.

Do your eyes itch?
¿Le pican los ojos?

One eye or both?
¿Un ojo o ambos ?

Watch my finger.
Mire mi dedo.

Open your eyes widely.
Abra bien los ojos.

Close your eyes tightly.
Cierre los ojos con fuerza.

Stare at this area of the wall.
Fije la vista en este punto de la pared.

Stare at this area of the wall, and do not move your eyes, please.
Fije la vista en este punto de la pared y no mueva los ojos, por favor.

Look both ways.
Mire para cada lado.

Look up.
Mire para arriba.

Look down.
Mire para abajo.

Look at my left eye.
Mire mi ojo izquierdo.

Look at my right ear.
Mire mi oído derecho.

Look at the light.
Mire la luz.

Look at my nose.
Mire mi nariz.

Don't move your eyes.
No mueva los ojos.

I am going to move my finger to each side.
Voy a mover mi dedo de lado a lado.

Look straight ahead.
Mire hacia enfrente.

Tell me when you see my finger.
Dígame cuando vea mi dedo.

Blink, please.
Parpadee, por favor.

Read the next line.
Lea la siguiente línea.

And the next line.
Y la próxima línea.

Cover your right eye.
Tápese el ojo derecho.

Cover your left eye.
Tápese el ojo izquierdo.

Read the line with the smallest letters possible.
Lea hasta donde pueda la línea con las letras más pequeñas.

Read the pictures.
Lea los gráficos.

189

Smell
Olfato

Can you smell?
¿Puede oler esto?

What do you smell?
¿Qué huele?

Hearing
Oído

Close your eyes.
Cierre los ojos.

Cover one ear.
Tápese un oído.

Now, the other ear. . .
Ahora, el otro oído . . .

What did I whisper?
¿Qué susurré ?

Can you hear the sound of my fingers rubbing together?
¿Puede oír el sonido de mis dedos cuando los froto?

Is the sound stronger when I put the tuning fork here or there?
¿Es el sonido más fuerte cuando pongo el diapasón por aquí o por allí?

Is the sound stronger on the left or the right?
¿Es el sonido más fuerte a la izquierda o a la derecha?

Is the sound equal on the left and the right?
¿Es el sonido igual a la izquierda que a la derecha?

Touch
Tacto

Can you feel my finger here?
¿Puede sentir mi dedo aquí?

Can you feel the sharp object here?
¿Siente el objeto afilado aquí?

Can you feel the dull object here?
¿Siente el objeto romo aquí?

Do you feel the sharp or dull object here?
¿Siente el objeto afilado o romo aquí?

Can you feel one point or two points?
¿Puede sentir un punto o dos puntos?

Can you feel the cotton?
¿Siente el algodón?

Can you feel the vibration of the tuning fork?
¿Siente la vibración del diapasón?

Can you feel anything?
¿Siente algo?

Coordination
Coordinación

Walk straight to this wall.
Camine en línea recta hacia esta pared.

Turn around.
Dése vuelta.

Walk straight to me.
Camine en línea recta hacia mí.

Walk with one foot directly in front of the other.
Camine poniendo un pie directamente en frente del otro.

Walk on your heels.
Camine apoyado en los talones.

Walk on your toes.
Camine de puntillas.

Jump on one foot.
Brinque en un pie.

Jump on the other.
Brinque con el otro pie.

Squat on the floor.
Póngase de cuclillas.

Stand up without the help of your arms.
Levántese sin la ayuda de los brazos.

Stand still with your eyes closed.
Párese inmóvil con los ojos cerrados.

Open your eyes.
Abra los ojos.

Straighten your arms towards me with your eyes closed.
Estire los brazos hacia mí con sus ojos cerrados.

Touch my finger with your finger.
Toque mi dedo con su dedo.

Touch my finger with your finger, then touch your nose.
Toque mi dedo con su dedo, luego tóquese la nariz.

Again, please.
Otra vez, por favor.

Rapidly, please.
Rápido, por favor.

Reflexes
Reflejos

I am going to check your reflexes.
Voy a chequear sus reflejos.

Relax your ankles, please.
Relaje los tobillos, por favor.

Relax your arms and legs.
Relaje los brazos y las piernas.

I must tap your arms, legs, and knees with my hammer.
Debo dar golpecitos a sus brazos, piernas y rodillas con mi martillo.

Psychiatric
Psiquiátrico

Orientation
Orientación

What is your name?
¿Cómo se llama?

What is the date today?
¿Cuál es la fecha de hoy?

What is the month?
¿Cuál es el mes?

What is the year?
¿Cuál es el año?

Do you hear voices in your head?
¿Escucha voces en la cabeza?

What do they say?
¿Qué dicen?

Where are you?
¿Dónde está?

What is the name of this place?
¿Cómo se llama este lugar?

Who am I?
¿Quién soy?

What is my job?
¿Cuál es mi trabajo?

Memory
Memoria

What is your wife's (husband's) name?
¿Cómo se llama su esposa (esposo)?

How did you get here today?
¿Cómo llegó aquí hoy?
  or
¿Qué transporte usó para llegar aquí hoy?

What is your telephone number?
¿Cuál es su número de teléfono?

There are three objects here: a pencil, a ball, and a paper clip.
Hay tres objetos aquí: un lápiz, una pelota, y una abrazadera para papeles.

Can you remember these three objects?
¿Puede acordarse de estos tres objetos?

Can you tell me the names of the three objects.
¿Puede decirme los nombres de los tres objetos?

Proverbs
Proverbios

What does this proverb mean?
¿Qué significado tiene este proverbio?

Don't put all your eggs in one basket.
No ponga todos los huevos en una canasta.

Don't put all your meat on the spit.
No ponga toda la carne en el asador.

All that glitters is not gold.
No todo lo que brilla es oro.

Don't throw the baby out with the bathwater.
No tire al bebé con el agua del baño.

Don't throw out the fresh fruit with the discolored.
No tire las frutas frescas con las descoloridas.

Procedures
Procedimientos

Authorization
Autorización

Do you give your authorization to perform . . .
¿Da su autorización para que le hagan . . .?

> **Example:**
>
> **Do you give your authorization to perform an abdominal ultrasound?**
> ¿Da su autorización para que le hagan un ultrasonido abdominal?

I give my authorization to perform . . .
Doy mi autorización para que me hagan . . .

> **Example:**
>
> **I give my authorization to perform an abdominal ultrasound.**
> Doy mi autorización para que me hagan un ultrasonido abdominal.

I give my authorization to receive medical treatment and consulting services.
Doy mi autorización para recibir tratamiento y consultas médicas.

Patient Signature
Firma del paciente

Witness Signature
Firma del testigo

Notary
Notario (m)
Notaria (f)

Notarize
Autenticar mediante acta notarial

Common Procedures / Instructions

Blood Sample
Muestra de sangre

I need a blood sample.
Necesito sacar un poco de sangre.

Permit me to have your right arm.
Permítame el brazo derecho.

Extend your arm.
Estire el brazo.

Keep it straight and please don't bend it.
Manténgalo derecho y por favor no lo doble.

I must put the tourniquet on your arm.
Debo poner el torniquete en el brazo.

Close your hand.
Cierre la mano.

The needle will hurt a little bit.
La aguja va a dolerle un poco.

Don't be afraid, the procedure is quick.
No tenga miedo, el procedimiento es rápido.

Are you ready?
¿Está listo(a)?

Here it comes.
Ahora viene.

Open your hand please.
Abra la mano por favor.

Please put pressure on the cotton for a short time.
Haga un poco de presión con el algodón por un ratito, por favor.

Intravenous Line
Línea intravenosa

I must start an intravenous line.
Debo ponerle una línea intravenosa.

Permit me to have your right arm.
Permítame el brazo derecho.

Extend your arm.
Extienda el brazo.

Keep it straight, and please don't bend it.
Manténgalo derecho y no lo doble por favor.

I must put the tourniquet on your arm.
Debo poner el torniquete en el brazo.

Close your hand.
Cierre la mano.

The needle of the catheter will hurt a little bit.
El pinchazo de la aguja va a dolerle un poco.

Don't be afraid, the procedure is quick.
No tenga miedo, el procedimiento es rápido.

Are you ready?
¿Está listo(a)?

Here it comes.
Ahora viene.

Open your hand, please.
Abra la mano, por favor.

I must fasten the catheter.
Debo fijar la aguja.

You are connected to the intravenous line. Don't forget, please.
Está conectado a este suero. No se olvide por favor.

If you wish to go for a walk, please call me.
Si quiere ir a caminar, llámeme por favor.

Urine Sample
Muestra de Orina

Female
Mujer

We need a urine sample.
Necesitamos una muestra de orina.

Take the disposable towels to the bathroom.
Lleve las toallas desechables al baño.

Wash your hands in the sink.
Lávese las manos en el lavabo (lavamanos).

Take a disposable towel and separate your vaginal lips.
Tome una toalla desechable y separe los labios vaginales.

Then, you need to wash each vaginal lip from front to back and inside of them also.
Luego debe lavar cada labio vaginal de adelante hacia atrás y adentro de los labios también.

You must urinate a small quantity in the toilet
Comience a orinar una cantidad pequeña en el inodoro.

Next, you need to urinate in the container.
Después orine en el frasco.

Finally, finish urinating in the toilet.
Al final puede terminar de orinar en el inodoro.

Put the top on the container.
Póngale la tapadera al frasco.

Leave the container on the counter.
Deje el frasco en la ventanilla.

Wash your hands again afterwards.
Vuélvase a lavar las manos.

Male
Hombre

We need a urine sample.
Necesitamos una muestra de orina.

Take the disposable towels to the bathroom.
Lleve las toallas desechables al baño.

Wash your hands in the sink.
Lávese las manos en el lavabo (lavamanos).

Take a disposable towel.
Tome una toalla desechable.

Then, you need to wash the tip of your penis.
Luego, límpiese la punta de su pene.

You must urinate a small quantity in the toilet
Comience a orinar una cantidad pequeña en el inodoro.

Next, you need to urinate in the container.
Después, orine en el frasco.

Finally, finish urinating in the toilet.
Al final puede terminar de orinar en el inodoro.

Put the top on the container.
Póngale la tapadera al frasco.

Leave the container on the counter.
Deje el frasco en la ventanilla.

Wash your hands again afterwards.
Vuélvase a lavar las manos.

Procedural Definitions
Definiciones de Procedimiento

A

abdominal surgery : cirugía abdominal, que es una cirugía de los órganos abdominales
abdominal ultrasound : ultrasonido abdominal, que es una imagen de los órganos abdominales producida por el rebote de ondas de sonido de alta frecuencia
abortion : un aborto, que es la interrupción del embarazo
amputation : una amputación, que es una desmembración de una parte del cuerpo
analysis : un análisis, que es un método de examen
arterial doppler : ultrasonido arterial, que es una imagen de las arterias producida por el rebote de ondas de sonido de alta frecuencia.
arteriography : arteriografía, que es una radiografía de algunas arterias
artificial respiration : respiración artificial, que es respiración mantenida por alguien o una máquina
assay : un procedimiento de detección, una prueba
autopsy : una autopsia, que es un examen del cuerpo muerto

B

biopsy : una biopsia, que es la extirpación de un fragmento de tejido

C

castration : castración, que es la extirpación de los órganos sexuales
catheterization : cateterismo, que es la introducción de una sonda en una cavidad hueca o un vaso sanguíneo

cauterization : cauterización, que es quemar un tejido con un aparato llamado cauterio

cesarean operation : una operación cesárea

childbirth : parto

cholangiography : colangiografía, que es una radiografía de contraste de los conductos biliares

cholecystectomy : colecistectomía , que es la extirpación de la vesícula biliar

circumcision : circuncisión, que es la extirpación del prepucio del pene

colonoscopy : colonoscopía, que es una observación del interior del intestino grueso con un aparato especial

computerized axial tomography : tomografía axial computarizada, que es un examen de secciones del cuerpo o de un órgano usando una computadora

cosmetic surgery : cirugía cosmética, que es una cirugía para mejorar la apariencia

curettage : curetaje, legrado, que es un raspado del tejido, en particular del tejido interno del útero

cystoscopy : cistoscopía, que es una observación del interior de la vejiga con un aparato especial

D

defibrillation : desfibrilación, que es el restablecimiento del ritmo normal del corazón

densitometry : densitometría, que es una prueba de la densidad de los huesos para determinar su solidez

dental surgery : cirugía dental

detoxification : desintoxicación, que es la reducción de los efectos nocivos de un veneno o tóxico en el cuerpo

dialysis : diálisis, un procedimiento usado para limpiar el cuerpo de substancias nocivas que no pueden eliminar los riñones

dilatation : dilatación, que es un ensanchamiento

doppler : forma de ultrasonido, que es una imagen producida por el rebote de ondas de sonido de alta frecuencia cuando chocan contra los órganos y los fluidos presentes en el cuerpo

doppler, arterial : ultrasonido arterial, que es una imagen de las arterias producida por el rebote de ondas de sonido de alta frecuencia.

doppler, venous : ultrasonido venoso, que es una imagen de las venas producida por el rebote de ondas de sonido de alta frecuencia.

douching : la aplicación de duchas

E

echography : ecografía, que es una imagen del sonido

elective surgery : cirugía electiva, cirugía planeada, cirugía que no es de urgencia

electrocardiography : electrocardiografía, que es un registro de la actividad eléctrica del corazón

electroencephalography : electroencefalografía, que es un registro de la actividad eléctrica del cerebro

endoscopy : endoscopía, que es una inspección de una cavidad del cuerpo con un aparato especial

episiotomy : episiotomía, que es un corte vaginal para facilitar el parto

evacuation of an abscess : una evacuación de un absceso, que es vaciar o drenar un absceso

exam : un examen, una prueba, un análisis

exam, physical : un examen físico

examination : un examen, una prueba, un análisis

extraction, surgical : extracción, que es una extirpación quirúrgica

F

first aid : primeros auxilios

fixation : fijación, que es una inmovilización

fluoroscopy : fluoroscopía, que es un tipo de radiografía

G

gonioscopy : gonioscopía, que es un examen del ángulo de la cámara anterior del ojo
gram stain : tinción de Gram, que es una tinción para ver bacterias con un microscopio

H

hemodialysis : hemodiálisis, que es una técnica para eliminar sustancias nocivas de la sangre que no puede eliminar el riñón por estar enfermo o por otra razón
hemoperfusion : hemoperfusión, que es una técnica para eliminar sustancias nocivas de la sangre
hemostasis : hemostasia, que es la detención de una hemorragia
hospitalization : hospitalización, que es un ingreso en un centro médico
hysterectomy : histerectomía, que es la extirpación quirúrgica del útero

I

immobilization : inmovilización, que es colocar en reposo el cuerpo o alguna de sus partes
implantation : implantación, que es 1) la nidación del óvulo fecundado, o 2) la inserción de un tejido o cualquier material en un área del cuerpo
impregnation : impregnación, que es una fecundación del óvulo
induction : inducción, que es una provocación de un proceso, en particular del parto
instillation : instilación, que es la administración de un líquido
insufflation : insuflación, que es llenar con aire, inflar
intervention : intervención, que es una operación, o un procedimiento, o la administración de una medicina
intubation of the trachea : intubación, que es la introducción de un tubo en la tráquea

iridectomy : iridectomía, que es la extirpación del iris

J

(none)
(ninguna)

K

(none)
(ninguna)

L

laser treatment : tratamiento con láser, que es un tratamiento con una luz especial
localization : localización, que es una determinación del sitio o lugar
lumbar puncture : punción lumbar, que es una punción o perforación en la región de la espalda baja para analizar el liquido que rodea la médula espinal y el cerebro

M

micrography : micrografía, que es una fotografía tomada a través del microscopio
microsurgery : microcirugía, que es una cirugía delicada realizada a través de un microscopio
mobilization : movilización, que es un proceso de volver móvil una parte fija o una sustancia
monitoring : monitorización (monitoreo), que es un control o supervisión con ayuda de un monitor

N

normalization : normalización, que es un proceso de volver o de restablecer el estándar normal

O

oophorectomy : ooforectomía, que es la extirpación de uno o ambos ovarios
operation : una operación, un procedimiento
operation, surgical : una operación quirúrgica, un procedimiento quirúrgico
ophthalmoscopy : oftalmoscopía, que es un examen de los ojos con un aparato llamado oftalmoscopio
orthopedic surgery : cirugía ortopédica, que es una cirugía de los huesos y las articulaciones
osteotomy : osteotomía, que es un corte quirúrgico de una parte de un hueso

P

palpation : palpación, que es un examen con la mano de un área del cuerpo
paracentesis : paracentesis, que una punción en el abdomen para extraer (retirar) líquido o sangre
pelvic surgery : cirugía pélvica, que es una cirugía de los órganos pélvicos
pelvic ultrasound : ultrasonido pélvico, que es una imagen de los organos pélvicos producida por el rebote de ondas de sonido de alta frecuencia
phlebography : flebografía, que es una radiografía de una o más venas
plastic surgery : cirugía plástica, que es una cirugía muy fina con el objetivo de mejorar la apariencia
procedure : un procedimiento

procedure, surgical : un procedimiento quirúrgico, una operación quirúrgica

psychoanalysis : psicoanálisis, que es una técnica de análisis realizada por un psiquiatra

psychological testing : psicotecnia (pruebas psicológicas), que es un examen realizado por un psiquiatra o un psicólogo

puncture, lumbar : punción lumbar, que es una punción o perforación en la región de la espalda baja para analizar el liquido que rodea la médula espinal y el cerebro

Q

(none)
(ninguna)

R

radiography : radiografía, que es una imagen de rayos "X"

radiotherapy : radioterapia, que es un tratamiento mediante radiaciones

resection : resección, que es la extirpación quirúrgica parcial o total de un órgano o tejido

resuscitation : resucitación, que es el restablecimiento de la vida de un sujeto aparentemente muerto o quien no tiene signos de vida

retrograde urography : urografía retrógrada, que es una radiografía del aparato urinario usando medio de contraste realizada en sentido retrógrado, de las vejiga hacia los riñones

root canal : tratamiento de canales, endodoncia, que es un tratamiento de la raíz del diente

S

spinal tap : punción lumbar, que es una punción o perforación en la región de la espalda baja para analizar el líquido que rodea la médula espinal y el cerebro

stabilization : estabilización, que es la creación de un estado estable

sterilization : esterilización, que es un procedimiento que hace incapaz a un individuo para concebir familia

stitches : puntadas

surgery : cirugía

surgery, abdominal : cirugía abdominal, que es una cirugía de los órganos abdominales

surgery, cosmetic : cirugía cosmética, que es una cirugía para mejorar la apariencia

surgery, dental : cirugía dental

surgery, elective : cirugía electiva, cirugía planeada, cirugía que no es de urgencia

surgery, micro- : microcirugía, que es una cirugía delicada, realizada a través de un microscopio

surgery, orthopedic : cirugía ortopédica, que es una cirugía de los huesos y las articulaciones

surgery, pelvic : cirugía pélvica, que es una cirugía de los órganos pélvicos

surgery, plastic : cirugía plástica, que es una cirugía muy fina con el objetivo de mejorar la apariencia

surgical procedure : un procedimiento quirúrgico, una operación quirúrgica

T

tap, spinal : punción lumbar, que es una punción o perforación en la región de la espalda baja para analizar el liquido que rodea la médula espinal y el cerebro

test : una prueba, que es un método de examen o de análisis

tomography : tomografía, que es un examen de secciones del cuerpo o de un órgano, en particular usando una computadora

tomography, computerized axial : tomografía axial computarizada, que es un examen de secciones del cuerpo o de un órgano usando una computadora

transplantation : un trasplante, que es la implantación de un órgano en buen estado, proveniente de otro individuo, para reemplazar un órgano que no está funcionando

treatment, laser : tratamiento con láser, que es un tratamiento con una luz especial

tubal ligation : ligadura de trompas, que es una ligadura de las trompas de Falopio de una mujer para que ya no pueda tener familia

U

ultrasound : ultrasonido, que es una imagen producida por el rebote de ondas de sonido de alta frecuencia al chocar contra órganos y fluidos presentes en el cuerpo

ultrasound, abdominal : ultrasonido abdominal, que es una imagen de los órganos abdominales producida por el rebote de ondas de sonido de alta frecuencia

ultrasound, pelvic : ultrasonido pélvico, que es una imagen de los organos pélvicos producida por el rebote de ondas de sonido de alta frecuencia

urography : urografía, que es una radiografía del aparato urinario usando medio de contraste

urography, retrograde : urografía retrógrada, que es una radiografía del aparato urinario usando medio de contraste realizada en sentido retrógrado, de las vejiga hacia los riñones

V

vasectomy : vasectomía, que es una ligadura de los tubos del hombre para que ya no pueda tener familia

venous doppler : ultrasonido, que es una imagen de las venas producida por el rebote de ondas de sonido de alta frecuencia

214

W

(none)
(ninguna)

X

(none)
(ninguna)

Y

(none)
(ninguna)

Z

(none)
(ninguna)

Procedural Phrases
Frases relacionadas con procedimiento

Explanation:

You need / He needs / She needs . . .
Ud. / Él / Ella necesita . . .

Example:

abdominal ultrasound

You need / He needs / She needs abdominal ultrasound, which is an image of the abdominal organs produced by the rebound of high-frequency sound waves.
Ud. / Él / Ella necesita un ultrasonido abdominal, que es una imagen de los órganos abdominales producida por el rebote de ondas de sonido de alta frecuencia.

A

abdominal surgery
Necesita cirugía abdominal, que es una cirugía de los órganos abdominales.

abdominal ultrasound
Necesita ultrasonido abdominal, que es una imagen de los órganos abdominales producida por el rebote de ondas de sonido de alta frecuencia.

abortion
Necesita un aborto, que es la interrupción del embarazo.

amputation
Necesita una amputación, que es una desmembración de una parte del cuerpo.

analysis
Necesita un análisis, que es un método de examen.

arterial doppler
Necesita un ultrasonido arterial, que es una imagen de las arterias producida por el rebote de ondas de sonido de alta frecuencia.

arteriography
Necesita una arteriografía, que es una radiografía de algunas arterias.

artificial respiration
Necesita respiración artificial, que es respiración mantenido por alguien o una máquina.

assay
Necesita un procedimiento de detección o una prueba.

autopsy
Necesita una autopsia, que es un examen del cuerpo muerto.

B

biopsy
Necesita una biopsia, que es la extirpación de un fragmento de tejido.

C

castration
Necesita una castración, que es la extirpación de los órganos sexuales.

catheterization
Necesita un cateterismo, que es la introducción de una sonda en una cavidad hueca o un vaso sanguíneo.

cauterization
Necesita una cauterización, que es quemar un tejido con un aparato llamado cauterio.

cesarean operation
Necesita una operación cesárea.

childbirth
Va a tener un parto.

cholangiography
Necesita una colangiografía, que es una radiografía de contraste de los conductos biliares.

cholecystectomy
Necesita una colecistectomía , que es la extirpación de la vesícula biliar.

circumcision
Necesita una circuncisión, que es la extirpación del prepucio del pene.

colonoscopy
Necesita una colonoscopía, que es una observación del interior del intestino grueso con un aparato especial.

computerized axial tomography
Necesita tomografía axial computarizada, que es un examen de secciones del cuerpo o de un órgano usando una computadora

cosmetic surgery
Necesita cirugía cosmética, que es una cirugía para mejorar la apariencia.

curettage
Necesita un curetaje o legrado, que es un raspado del tejido, en particular del tejido interno del útero.

cystoscopy
Necesita una cistoscopía, que es una observación del interior de la vejiga con un aparato especial.

D

defibrillation
Necesita desfibrilación, que es el restablecimiento del ritmo normal del corazón.

densitometry
Necesita una densitometría, que es una prueba de los huesos para determinar su solidez.

dental surgery
Necesita cirugía dental.

detoxification
Necesita una desintoxicación, que es la reducción de los efectos nocivos de un veneno en el cuerpo.

dialysis
Necesita diálisis, un procedimiento usado para limpiar el cuerpo de substancias nocivas que no pueden eliminar los riñones.

dilatation
Necesita una dilatación, que es un ensanchamiento.

doppler
Necesita una forma de ultrasonido, que es una imagen producida por el rebote de ondas de sonido de alta frecuencia cuando chocan contra los órganos y los fluidos presentes en el cuerpo.

doppler, arterial
Necesita un ultrasonido arterial, que es una imagen de las arterias producida por el rebote de ondas de sonido de alta frecuencia.

doppler, venous
Necesita un ultrasonido venoso, que es una imagen de las venas producida por el rebote de ondas de sonido de alta frecuencia.

douching
Necesita la aplicación de duchas.

E

echography
Necesita una ecografía, que es una imagen del sonido.

elective surgery
Necesita una cirugía electiva o cirugía que no es de urgencia.

electrocardiography
Necesita una electrocardiograma, que es un registro de la actividad eléctrica del corazón.

electroencephalography
Necesita un electroencefalografía, que es un registro de la actividad eléctrica del cerebro.

endoscopy
Necesita una endoscopía, que es una inspección de una cavidad del cuerpo con un aparato especial.

episiotomy
Necesita una episiotomía, que es un corte vaginal para facilitar el parto.

evacuation of an abscess
Necesita la evacuación de un absceso, que es vaciar o drenar un absceso.

exam
Necesita un examen, que es una prueba o un análisis.

exam, physical
Necesita un examen físico.

examination
Necesita un examen, que es una prueba o un análisis.

extraction
Necesita una extracción, que es una extirpación quirúrgica.

F

first aid
Necesita primeros auxilios.

fixation
Necesita una fijación, que es una inmovilización.

fluoroscopy
Necesita fluoroscopía, que es un tipo de radiografía.

G

gonioscopy
Necesita una gonioscopía, que es un examen del ángulo de la cámara anterior del ojo.

gram stain
Se requiere una tinción de Gram, que es una tinción para ver bacterias con un microscopio.

H

hemodialysis
Necesita una hemodiálisis, que es una técnica para eliminar sustancias nocivas de la sangre que no puede eliminar el riñón por estar enfermo o por otra razón.

hemoperfusion
Necesita hemoperfusión, que es una técnica para eliminar sustancias nocivas de la sangre.

hemostasis
Se requiere hemostasia, que es la detención de una hemorragia.

hospitalization
Necesita hospitalización, que es un ingreso a un centro médico.

hysterectomy
Necesita una histerectomía, que es la extirpación quirúrgica del útero.

I

immobilization
Necesita inmovilización, que es colocar en reposo alguna parte del cuerpo, ej. un brazo golpeado, un hueso fracturado.

implantation
Necesita la implantación, que es la nidación del óvulo fecundado.
Or
Necesita una implantación, que es la inserción de un tejido o cualquier material en un área del cuerpo.

impregnation
Necesita impregnación, que es la fecundación del óvulo.

induction
Necesita inducción, que es una provocación de un proceso, en particular del parto.

instillation
Necesita la administración de un líquido.

insufflation
Necesita insuflación, que es llenar con aire.

intervention
Necesita una intervención, que es una operación, o un procedimiento, o la administración de una medicina.

intubation of the trachea
Necesita intubación, que es la introducción de un tubo en la tráquea.

iridectomy
Necesita una iridectomía, que es la extirpación del iris.

J

(none)
(ninguna)

K

(none)
(ninguna)

L

laser treatment
Necesita tratamiento con láser, que es un tratamiento con una luz especial.

localization
Necesitamos localizar o determinar el sitio o lugar.

lumbar puncture
Necesita una punción lumbar, que es una punción o perforación en la región de la espalda baja para analizar el liquido que rodea la médula espinal y el cerebro.

M

micrography
Necesita una micrografía, que es una fotografía hecha a través del microscopio.

microsurgery
Necesita microcirugía, que es una cirugía delicada realizada a través de un microscopio.

mobilization
Necesita movilización, que es un proceso de volver móvil (mover) una parte del cuerpo.

monitoring
Necesita monitorización (monitoreo) que es un control o supervisión con ayuda de un monitor.

N

normalization
Necesita normalización, que es un proceso de volver o de restablecer el estándar normal.

O

oophorectomy
Necesita una ooforectomía, que es la extirpación de uno o ambos ovarios.

operation
Necesita una operación.

operation, surgical
Necesita un procedimiento quirúrgico.

ophthalmoscopy
Necesita una oftalmoscopía, que es un examen de los ojos con un aparato llamado oftalmoscopio.

orthopedic surgery
Necesita cirugía ortopédica, que es una cirugía de los huesos y las articulaciones.

osteotomy
Necesita una osteotomía, que es un corte quirúrgico en una parte de un hueso.

P

palpation
Necesita una palpación, que es un examen con la mano de un área del cuerpo.

paracentesis
Necesita una paracentesis, que es una punción en el abdomen para extraer (retirar) líquido o sangre.

pelvic surgery
Necesita una cirugía pélvica, que es una cirugía de los órganos pélvicos.

pelvic ultrasound
Necesita un ultrasonido pélvico, que es una imagen de los organos pélvicos producida por el rebote de ondas de sonido de alta frecuencia.

phlebography
Necesita una flebografía, que es una radiografía de una o más venas.

plastic surgery
Necesita cirugía plástica, que es una cirugía muy fina con el objetivo de mejorar la apariencia.

procedure
Necesita un procedimiento.

procedure, surgical
Necesita un procedimiento quirúrgico.

psychoanalysis
Necesita psicoanálisis, que es un tipo de análisis hecho por un psiquiatra.

psychological testing
Necesita pruebas psicológicas, que son examenes realizados por un psiquiatra o un psicólogo.

puncture, lumbar
Necesita una punción lumbar, que es una punción o perforación en la región de la espalda baja para analizar el liquido que rodea la médula espinal y el cerebro.

Q

(none)
(ninguna)

R

radiography
Necesita una radiografía, que es una imagen de rayos "X".

radiotherapy
Necesita radioterapia, que es un tratamiento mediante radiaciones.

resection
Necesita una resección, que es la extirpación quirúrgica parcial o total de un órgano o tejido.

resuscitation
Necesita resucitación, que es el restablecimiento de la vida de un sujeto aparentemente muerto o quien no tiene signos de vida.

retrograde urography
Necesita una urografía retrógrada, que es una radiografía del aparato urinario usando medio de contraste realizada en sentido retrógrado, de las vejiga hacia los riñones.

root canal
Necesita tratamiento de canales o endodoncia, que es un tratamiento de la raíz del diente.

S

spinal tap
Necesita una punción lumbar, que es una punción o perforación en la región de la espalda baja para analizar el liquido que rodea la médula espinal y el cerebro

stabilization
Necesita estabilización, que es la creación de un estado estable.

sterilization
Necesita una esterilización, que es un procedimiento que hace incapaz a un individuo para concebir familia.

stitches
Necesita puntadas.

surgery
Necesita una cirugía.

surgery, abdominal
Necesita una cirugía abdominal, que es una cirugía de los órganos abdominales.

surgery, dental
Necesita una cirugía dental.

surgery, elective
Necesita una cirugía electiva o cirugía que no es de urgencia.

surgery, micro-
Necesita microcirugía, que es una cirugía delicada, realizada a través de un microscopio.

surgery, orthopedic
Necesita cirugía ortopédica, que es una cirugía de los huesos y las articulaciones.

surgery, pelvic
Necesita una cirugía pélvica, que es una cirugía de los órganos pélvicos.

surgery, plastic
Necesita una cirugía plástica, que es una cirugía muy fina con el objetivo de mejorar la apariencia.

surgical procedure
Necesita un procedimiento quirúrgico.

T

tap, spinal
Necesita una punción lumbar, que es una punción o perforación en la región de la espalda baja para analizar el líquido que rodea la médula espinal y el cerebro

test
Necesita una prueba, que es un método de examen o de análisis.

tomography
Necesita una tomografía, que es un examen de secciones del cuerpo o de un órgano, en particular usando una computadora.

tomography, computerized axial
Necesita una tomografía axial computarizada, que es un examen de secciones del cuerpo o de un órgano usando una computadora

transplantation
Necesita un trasplante, que es la implantación de un órgano en buen estado, proveniente de otro individuo, para reemplazar un órgano que no está funcionando.

treatment, laser
Necesita un tratamiento con láser, que es un tratamiento con una luz especial.

tubal ligation
Necesita una ligadura de trompas, que es una ligadura de las trompas de Falopio de una mujer para que ya no pueda tener familia.

U

ultrasound
Necesita un ultrasonido, que es una imagen producida por el rebote de ondas de sonido de alta frecuencia al chocar contra órganos y fluidos presentes en el cuerpo.

ultrasound, abdominal
Necesita un ultrasonido abdominal, que es una imagen de los órganos abdominales producida por el rebote de ondas de sonido de alta frecuencia.

ultrasound, pelvic
Necesita un ultrasonido pélvico, que es una imagen de los organos pélvicos producida por el rebote de ondas de sonido de alta frecuencia.

urography
Necesita una urografía, que es una radiografía del aparato urinario usando medio de contraste.

urography, retrograde
Necesita una urografía retrógrada, que es una radiografía del aparato urinario usando medio de contraste realizada en sentido retrógrado, de las vejiga hacia los riñones.

V

vasectomy
Necesita una vasectomía, que es una ligadura de los tubos del hombre para que ya no pueda tener familia.

venous doppler
Necesita ultrasonido, que es una imagen de las venas producida por el rebote de ondas de sonido de alta frecuencia.

W

(none)
(ninguna)

X

(none)
(ninguna)

Y

(none)
(ninguna)

Z

(none)
(ninguna)

General Diagnostic Phrases

Frases relacionadas con diagnósticos

You have / He has / She has / It has . . .
Ud. tiene/ Él tiene / Ella tiene / Tiene . . .

> **Example:**
> **You have adhesions.**
> Ud. tiene adherencias.

You are / He is / She is / He is / It is . . . (temporarily)
Ud. Está / Él está / Ella está / Está . . ..(temporalmente)

> **Example:**
> **You are contagious.**
> Ud. está contagioso(a).

You are / He is / She is / He is / It is . . . (permanently)
Ud. Es / Él es / Ella es / Es . . ..(permanentemente)

> **Example:**
> **You are lame.**
> Ud. es lisiado(a).

The doctor has made the diagnosis of . . .
El doctor le ha hecho el diagnóstico de . . .

> **Example:**
> **The doctor has made the diagnosis of cancer.**
> El doctor le ha hecho el diagnóstico de cáncer.

Your / His / Her . . . does not function properly.
Su . . . no funciona debidamente.

Example:
Your thyroid gland does not function properly.
Su glándula tiroidea no funciona debidamente.

Your . . . does not function at all.
Su . . . no funciona en absoluto (para nada).

Example:
Your thyroid gland does not function at all.
Su glándula tiroidea no funciona en absoluto (para nada).

Your . . . does not function well.
Su . . . no funciona bien.

Example:
Your thyroid gland does not function well.
Su glándula tiroidea no funciona bien.

Your . . . works with difficulty.
Su . . . trabaja con dificultad.

Example:
Your heart works with difficulty.
Su corazón trabaja con dificultad.

Your . . . does not produce enough . . .
Su . . . no produce suficiente . . .

Example:
Your thyroid gland does not produce enough hormone.
Su glándula tiroidea no produce suficientes hormonas.

Your . . . produces too much . . .
Su . . . produce demasiado(a) . . .

> **Example:**
> **Your thyroid gland produces too much hormone.**
> Su glándula tiroidea produce demasiadas hormonas.

Your . . . does not receive enough blood
Su . . . no recibe suficiente sangre.

> **Example:**
> **Your kidney does not receive enough blood.**
> Su riñón no recibe suficiente sangre.

Your . . . does not receive enough oxygen
Su . . . no recibe suficiente oxígeno.

> **Example:**
> **Your blood does not receive enough oxygen.**
> Su sangre no recibe suficiente oxígeno.

Please take this written information about your problem.
Por favor llevese esta información escrita acerca de su problema.

The cause of your disease is known.
La causa de su enfermedad es conocida.

The cause of your disease is not known.
No se sabe la causa de su enfermedad.

Diagnostic Definitions
Definiciones relacionadas con diagnósticos

A

ablepsy : ablepsia, ceguera, incapacidad para ver
abortion, threatened : amenaza de aborto
abrasion : abrasión, erosión química, erosión física
abscess : absceso, cavidad que contiene pus
acidosis : acidosis, estado de acidez en el cuerpo
acne : acné, granitos, barros
acrocyanosis : acrocianosis, enfermedad donde hay mala circulación de las manos y los pies, los cuales se ponen amoratados, sudorosos y fríos.
acromegaly : acromegalia, desorden que resulta de la secreción excesiva de la hormona del crecimiento y que se manifiesta con un aumento del tamaño de las manos, la cabeza, la cara, los pies, y el tórax
act of vomiting : acto de vomitar
acute illness : enfermedad aguda
addiction : adicción, dependencia de drogas
Addisson's disease : enfermedad de Addisson, enfermedad que resulta de la pérdida de función de la glándula suprarrenal y que se manifiesta con fatiga, presión baja, pérdida de peso, coloración oscura de la piel y las mucosas, anorexia, y nausea
adenitis : adenitis, inflamación de las glándulas
adenoma : adenoma, tumor benigno de una glándula
adhesion : adherencias, bandas cicatrizales que se forman entre dos o más órganos del cuerpo
adnexitis : anexitis, inflamación de los anexos femeninos
aerophagy : aerofagia, acción de tragar aire
affliction : aflicción, sufrimiento
agalactia : agalactia, ausencia de leche en los senos después del parto
agammaglobulinemia : agammaglobulinemia, déficit de gammaglobulina en la sangre

235

agoraphobia : agorafobia, terror a los espacios abiertos

agranulocytosis : agranulocitosis, reducción marcada del número de leucocitos o glóbulos blancos de la sangre

AIDS : SIDA, síndrome de inmunodeficiencia adquirida

ailment : dolencia

akathisia : acatisia, inhabilidad de quedarse quieto o sentado debido a una inquietud motora

acinesia : acinesia, pérdida de la habilidad de moverse voluntariamente

alcoholism : alcoholismo, dipsomanía

alexia : alexia, inhabilidad de entender el significado de las palabras escritas o impresas

alkalosis : alcalosis, disminución de la acidez en la sangre y los tejidos

allergic : alérgico(a)

allergies : alergias, coriza, reacciones alérgicas

allergy : alergia

alopecia : alopecia, calvicie, carencia de pelo

alveolitis : alveolitis, inflamación de los alvéolos del pulmón

amblyopia : ambliopía, visión disminuida

amebas : amibas, amebas

amenorrhea : amenorrea, ausencia de la menstruación

amnesia : amnesia, pérdida total o parcial de la memoria

anaphylactic : anafiláctico(a), relativo a una reacción alérgica generalizada y severa

anemia : anemia, deficiencia en la sangre de glóbulos rojos

anemia, aplastic : anemia aplástica, formación insuficiente de células de la sangre

anergy : anergia, falta de reacción a un estimulo inmunológico

aneurysm : aneurisma, dilatación de una arteria por una debilidad en su pared

angiitis : angiítis, inflamación de un vaso sanguíneo o linfático

angina : angina, dolor severo y opresivo

angina pectoris : angina de pecho, dolor severo y opresivo de pecho

anginal : anginoso(a), relativo a la angina

236

angioedema : angioedema, hinchazón o edema debido a trastornos de la regulación vascular generalmente producidos por una reacción alérgica severa

angioneurotic : angioneurótico(a), trastorno funcional de la regulación vascular

anisocoria : anisocoria, desigualdad del diámetro de las pupilas

ankle sprain : torcedura del tobillo, esguince del tobillo, rotura de un ligamento del tobillo

ankylosis : anquilosis, endurecimiento o la fijación de una coyuntura (articulación)

anomaly : anomalía, desviación de la norma

anorexia : anorexia, estado crónico de falta de apetito debido a una obsesión por adelgazar

anosmia : anosmia, pérdida o disminución del sentido del olfato

anovulatory : anovulatorio, sin ovulación, sin desprendimiento natural del óvulo

anoxia : anoxia, insuficiencia de oxígeno en los tejidos

anthrax : ántrax, infección purulenta y negra de la piel

anuria : anuria, ausencia de la eliminación de orina

aortitis : aortitis, inflamación de la aorta, que es una arteria principal que nace en el corazón y baja por el abdomen hasta dividirse

apepsia : apepsia, cesación de la digestión

aphtha : afta, úlcera en una membrana mucosa

aplasia : aplasia, desarrollo incompleto

aplastic anemia : anemia aplástica, formación insuficiente de células de la sangre

apophysitis : apofisitis, inflamación de una apófisis en particular de un hueso

apoplexy : apoplejía, infarto cerebral, embolia cerebral, derrame cerebral

appendicitis : apendicitis, inflamación del apéndice

arrhythmia : arritmia, falta del ritmo regular del latido cardíaco

arterial occlusion : oclusión de una arteria, obstrucción de una arteria, cierre de una arteria

arteriosclerosis : arteriosclerosis, endurecimiento de las arterias

arteritis : arteritis, inflamación de una arteria

arthritis : artritis, inflamación de una o más articulaciones

arthropathy : artropatía, enfermedad de las articulaciones

arthrosis : artrosis, anomalía en una articulación por desgaste

ascites : ascitis, acumulación de cierto líquido en el vientre

asphyxia : asfixia, insuficiencia de oxígeno

aspiration : aspiración, acción de inhalar hacia lugares anormales (i.e., bronquios)

asthenia : astenia, cansancio físico intenso

asthma : asma, enfermedad crónica que se manifiesta con constricción de los bronquios, generalmente causado o provocado por alergias

astigmatism : astigmatismo, condición donde hay irregularidades en la córnea del ojo

asystole : asistolia, paro cardíaco

ataxia : ataxia, falta de coordinación de los movimientos voluntarios

atheroma : ateroma, depósito de una placa de grasa en las arterias

atheromatosis : ateromatosis, depósito de placas de grasa en las arterias

athetosis : atetosis, movimiento involuntario y no coordinado en las extremidades

athlete's foot : pie de atleta, infección de los pies por hongos

atony : atonía, ausencia o deficiencia del tono o tensión de un tejido o en los músculos de los miembros

atopic : atópico(a), problema de alergia

atrophy : atrofia, disminución del tamaño de una célula, tejido, órgano, o miembro

atrophy of the heart : atrofia del corazón

atrophy of the testicle : atrofia del testículo

attack : ataque

aura : aura, sensación que precede a un ataque como ocurre en la epilepsia o la migraña

autoimmune : autoinmune, relacionado con fenómenos o reacciones inmunológicas frente a elementos del propio cuerpo

autoimmune disease : enfermedad autoinmune o sea una enfermedad relacionada con reacciones inmunológicas hacia elementos del propio cuerpo

automatism : automatismo, movimiento que no está bajo el control voluntario

azoospermia : azoospermia, falta de espermatozoos en el semen

azotemia : azoemia, exceso de cuerpos nitrogenados en la sangre

B

bacillus : bacilo, bacteria en forma de bastoncillo

back problems : problemas de la espalda

back sprain : torcedura de la espalda, esguince de la espalda, rotura de un ligamento de la espalda

bacteremia : bacteremia, presencia de bacteria en la sangre

bacteria : bacteria (singular), bacterias (plural)

bacterial infection : infección por una bacteria

bacteroid : bacteroide, organismo que se asemeja a una bacteria

balanitis : balanitis, inflamación del pene

bald : calvo, sin pelo

baldness : calvicie, alopecia, carencia de pelo

bed sore : llaga de cama, úlcera de cama, úlcera de decúbito

bee sting : picadura de abeja

benign : benigno(a), de poca gravedad

beriberi : beriberi, inflamación de los nervios causada por una deficiencia de la vitamina B1 o tiamina

bite : mordedura, picadura, mordida

bite, cat : mordedura de gato

bite, dog : mordedura de perro

bite, frost : congelamiento parcial de los dedos o las orejas

bite, human : mordedura humana

bite, rat : mordedura de rata

bite, snake- : mordedura de serpiente

bite, spider : picadura de araña

bite, tick : una mordida de garrapata

blackheads : espinillas

bladder stones : cálculos o piedras en la vejiga
bleb : ampolla
bleeding, excessive : sangrado excesivo, hemorragia severa
blemish : lunar, mancha, tacha
blepharitis : blefaritis, inflamación del borde libre de los párpados
blind : ciego(a)
blindness : ceguera, ablepsia, incapacidad de ver
blister : ampolla
blood clot : coágulo de sangre, sangre coagulada
blood poisoning : envenenamiento de la sangre
blood pressure, high : presión alta
blood pressure, low : presión baja
blood problems : problemas de la sangre
boil (skin) : grano enterrado, nacido, tacotillo
bow-legged : corvo (a), zambo(a)
bradycardia : bradicardia, lentitud anormal del ritmo cardíaco
bradykinesia : bradiquinesia, lentitud anormal de los movimientos
bradypnea : bradipnea, respiración lenta
bronchial asthma : asma bronquial, enfermedad crónica que se manifiesta con constricción de los bronquios, generalmente causado o provocado por alergias
bronchiectasis : bronquiectasia, distorción y dilatación de los bronquios
bronchitis : bronquitis, inflamación de los bronquios, catarro de pecho
bronchoconstriction : broncoconstricción, contracción o cierre de los bronquios
bronchodilatation : broncodilatación, dilatación de los bronquios
bronchopneumonia : bronconeumonía, inflamación pulmonar difusa, generalmente causada por un agente infeccioso
bronchospasm : broncoespasmo, espasmo de los bronquios
brucellosis : brucelosis, fiebre de Malta, fiebre del mediterráneo, o fiebre ondulante, que es una infección por una bacteria que se contrae por contacto con vacas

240

bruise : moretón

bubonic fever : fiebre bubónica, fiebre producida por la infección con por una bacteria muy peligrosa

bulla : ampolla, bula

bullous : buloso, con bulas o ampollas

bullous lesion : lesión bulosa, lesión con bulas o ampollas

bump : chichón, chinchón

bunion : bunio, juanete, inflamacíon de la primera bursa del dedo pulgar del pie

burn : quemadura

bursitis : bursitis, inflamación de una bolsa articular

C

cachexia : caquexia, adelgazamiento extremo, debilitación general

Caisson's disease : enfermedad de Caisson, enfermedad que consiste en dolor de los nervios, parálisis, y dificultad para la respiración, causada por la liberación de burbujas de nitrógeno en los tejidos

calcemia : calcemia, nivel de calcio en la sangre

calciuria : calciuria, mucho calcio en la orina

calculus : cálculo, piedra

calculus, dental : cálculo dental, sarro dental

callous : callo, engrosamiento de la piel

callus : callosidad, engrosamiento de la piel

cancer : cáncer

cancerous : canceroso(a)

cancerous problem : problema canceroso

candidiasis : candidiasis, infección por un hongo del género Cándida

canker : úlcera

carbuncle : grano enterrado, nacido, tacotillo

carcinogenic : carcinogénico, carcinogénico(a), que provoca cáncer

carcinoma : carcinoma, tumor nocivo

cardiac infarction : infarto del corazón, la muerte de un área del corazón

cardialgia : cardialgia

cardiogenic : cardiogénico, que es un problema del corazón

cardiomegaly : cardiomegalia, aumento del tamaño del corazón

cardiomyopathy : cardiomiopatía, trastorno crónico que afecta al músculo cardíaco

cardiopathy : cardiopatía, dolencia o aflicción cardíaca

carditis : carditis, inflamación del corazón

caries : caries, dientes podridos, deterioro localizado en los dientes

caries, dental : caries, dientes podridos, deterioro localizado en los dientes

cat bite : mordedura de gato

cataract : catarata, enturbiamiento de la transparencia del cristalino o lente del ojo

catarrhal : catarro

catatonia : catatonia, estado caracterizado por mutismo y mantenimiento de una postura rígida por tiempo prolongado

catatonic : catatónico(a)

cavities, dental : caries, dientes podridos, deterioros localizados en los dientes

cellulitis : celulitis, inflamación del tejido bajo la piel

cellulitis, orbital : celulitis orbital, inflamación del tejido bajo la piel de la órbita del ojo

cephalalgia : cefalalgia, jaqueca, dolor de cabeza

cerebral hemorrhage : derrame cerebral, hemorragia cerebral

cerebral infarction : infarto cerebral, embolia cerebral, muerte de un área del cerebro

cerebral palsy : diplejía espástica, parálisis cerebral

cerebral paralysis : parálisis cerebral, diplejía espástica

chancre : chancro, tipo de llaga que resulta por transmisión sexual

change of life : menopausia, cesación de la menstruación en la mujer

chest cold : catarro en el pecho, resfriado en el pecho

chicken-pox : varicela, infección viral que causa una enfermedad eruptiva de la piel con vesículas que a veces se convierten en vesículas con pus

chlamydia : clamidia, infección de los genitales transmitida por actividad sexual

chloasma : cloasma, manchas pigmentadas que aparecen generalmente en la cara, frecuentes en el embarazo

cholangitis : colangitis, inflamación de las vías biliares

cholecystitis : colecistitis, inflamación de la vesícula biliar

cholelithiasis : colelitiasis, presencia de una o más piedras en los conductos de la vesícula biliar

cholera : cólera, infección de los intestinos que provoca diarrea severa, causada por una bacteria

cholestasis : colestasis, la retención de hiel o bilis en los conductos de la vesícula biliar

chorea : corea, exceso de movimientos involuntarios

choroiditis : coroiditis, inflamación de la coroides del ojo

chronic : crónico(a), de desarrollo lento, de larga duración

chronic illness : enfermedad crónica, enfermedad de larga duración

chronic problem : problema crónico o de desarrollo lento, problema de larga duración

cicatrization : cicatrización, proceso de formación de una cicatriz

cirrhosis : cirrosis, enfermedad caracterizada por una degeneración del hígado

classic : clásico(a), típico(a), característico(a)

classic symptoms : síntomas clásicos

claudication : claudicación, cojera, isquemia causada por esclerosis y estrechamiento de las arterias de las piernas

claustrophobia : claustrofobia, terror irracional a los espacios pequeños o encerrados

cleft palate : fisura del paladar, paladar hendido

clinical : clínico(a), relativo a la clínica

clonic : clónico(a), relativo al movimiento del cuerpo durante una convulsión

clot : coágulo

243

clot, blood : coágulo de sangre, sangre coagulada
coagulated blood : sangre coagulada
cold (disease) : catarro, resfriado
cold, chest : catarro en el pecho, resfriado en el pecho
colic : cólico, espasmos del intestino manifestados por dolor abdominal
colitis : colitis, inflamación del intestino grueso
colonopathy : colonopatía, enfermedad del intestino grueso
color-blindness : daltonismo, incapacidad de percibir ciertos colores
coma : coma, pérdida completa de la conciencia
comatose : comatoso(a), en coma, que es una pérdida completa de la conciencia
comedone : comedón, espinilla
complication : complicación
condition : condición, estado físico de una persona
condyloma : condiloma, excrescencia parecida a la verruga
congenital : congénito(a), innato(a)
congenital defect : defecto congénito
congenital problem : problema congénito, problema innato
conjunctivitis : conjuntivitis, inflamación de la mucosa que cubre el interior de los ojos
consumption (disease) : marasmo, tuberculosis
contact : contacto, individuo que ha estado relacionado con un enfermo
contagion : contagio, sustancia causante de una enfermedad infecciosa
contagious : contagioso(a)
contaminated : contaminado(a)
contamination : contaminación
contracture : contractura, contracción persistente e involuntaria de músculos, flexión permanente por consecuencia de daño a un músculo o un tendón
contusion : contusión, lesión por golpe, compresión, choque
conversion reaction : reacción de conversión, transformación de las emociones en manifestaciones físicas, corporals

convulsion : convulsión, un ataque, que es una contracción repentina, violenta, involuntaria y dolorosa de los músculos
convulsions : convulsiones, ataques
cor pulmonale : corazón pulmonar, enfermedad del corazón derecho causada por enfermedad de los pulmones
corn (callous) : callo, engrosamiento de la piel
corneal ulcer : úlcera en la córnea
coxalgia : coxalgia, dolor de la articulación de la cadera
crabs (disease) : ladillas
creatinemia : creatinemia, presencia de mucha creatina en la sangre
crippled : tullido(a), lisiado(a) , impedido(a)
crisis : crisis, empeoramiento repentino, ataque
crossallergy : alergia cruzada, alergia a sustancias emparentadas (medicamentos)
cross-eyed : bizco(a), estrábico
crossinfection : infección cruzada, contagio mutuo entre dos personas
crossresistance : resistencia cruzada, resistencia a antibióticos emparentados
croup : crup, garrotillo
crown (dental) : corona
crystalluria : cristaluria, presencia de cristales en la orina
cyanosis : cianosis, coloración azulada o violácea de la piel y de las mucosas
cycloplegia : cicloplejía, parálisis del músculo ciliar
cyst : quiste, tumor que contiene líquido
cyst, ovarian : quiste en los ovarios
cyst, penile : quiste en el pene
cyst, sebaceous : quiste sebáceo, lobanillo
cystic : quístico(a)
cystic fibrosis : fibrosis quística, enfermedad caracterizada por la producción excesiva de moco espeso que causa obstrucción de los conductos en los pulmones, los intestinos, y el sistema biliar
cystitis : cistitis, inflamación de la vejiga urinaria

245

D

dandruff : caspa, escamas del cuero cabelludo
danger : peligro
dead : muerto(a)
deaf : sordo(a)
deaf-mute : sordomudo
deafness : sordera, incapacidad para oír
death : muerte
debilitation : debilitamiento, enflaquecimiento
decompensated : descompensado(a)
decompensation : descompensación
decubitus : decúbito, posición acostada
decubitus ulcer : úlcera de decúbito; úlcera de cama, que es la formación de una úlcera y necrosis en la piel
defect, congenital : defecto congénito
deficiencia : deficiencia, falta
deficit : déficit, falta
deformed : deformado(a), desfigurado(a)
deformed extremity : deformación de una extremidad, una extremidad patizamba o chueca
degeneration, macular : degeneración de la mácula, degeneración de la parte del ojo donde radica la visión
degenerative : degenerativo(a), que produce degeneración
degenerative problem : problema degenerativo, problema que produce degeneración
dehydration : deshidratación, carencia de agua en el cuerpo
delirium : delirio, inhabilidad para pensar claramente
delirium tremens : delirium tremens, enfermedad peligrosa con delirio y alucinaciones producida por el síndrome de abstinencia de alcohol
dementia : demencia, amencia, deterioro progresivo de las funciones intelectuales
dementia praecox : demencia precoz, esquizofrenia
demineralization : desmineralización, pérdida de sales minerales del cuerpo o de los tejidos (i.e., los huesos)

dengue : dengue, infección viral endémica que es transmitida por un mosquito

dental : dental

dental calculus : cálculo dental, sarro dental

dental caries : caries, dientes podridos, deterioro localizado en el diente

dental cavities : caries, dientes podridos, deterioro localizado en el diente

deossification : deosificación, pérdida de sales minerales del hueso

dependent : dependiente

depersonalization : despersonalización, sensación de extrañeza

depigmentation : despigmentación, escasez o carencia total de pigmentación de la piel

depletion : depleción, consumo anormal de sustancias del propio cuerpo

depression : depresión, estar (v) triste, derrumbamiento, disminución, tener (v) tristeza

deprivation : deprivación, falta, carencia

dermatitis : dermatitis, inflamación de la piel

dermatomycosis : dermatomicosis, enfermedad de la piel causada por hongos

dermatophytosis : dermatofitosis, enfermedad de la piel causada por hongos

dermatosis : dermatosis, enfermedad de la piel

dermographia : dermografía, dibujo en la piel

desquamation : descamación, formación exagerada de escamas en la piel

destruction : destrucción

diabetes : diabetes, enfermedad caracterizada por la presencia de azúcar en cantidad anormal en la sangre y la orina

diabetic : diabético, diabética, diabético(a)

diabetic retinopathy : retinopatía diabética, enfermedad donde se produce daño a la retina del ojo a causa de la diabetes

diagnosis : diagnóstico, determinación de la naturaleza de una enfermedad

diathesis : diátesis, predisposición a contraer ciertas enfermedades

diphtheria : difteria, infección por una bacteria muy peligrosa que afecta la garganta

diplopia : diplopía, visión doble

dipsomania : dipsomanía, alcoholismo

discoid : discoide, en forma de un disco

disease : enfermedad

disease presentation : presentación de una enfermedad, la forma en que una enfermedad se manifiesta

disease, autoimmune : enfermedad autoinmune o sea una enfermedad relacionada con reacciones inmunológicas hacia elementos del propio cuerpo.

disease, heart : enfermedad del corazón

disease, kidney : enfermedad del riñón

disease, lung : enfermedad de los pulmones

disease, mental : enfermedad mental

diseased : enfermo(a)

dislocation : dislocación, desplazamiento de un hueso de una articulación

disorder : desorden, trastorno

disorder, mental : trastorno mental

displacement : desplazamiento

disseminate : diseminación, siembra, propagación de una infección

dissociation : disociación, separación de una cosa de otra, descomposición de una molécula, ruptura de la unidad psíquica (personalidad)

distention : distensión, estiramiento excesivo de una tejido u órgano

distortion : distorsión, tergiversación(f)

diuresis : diuresis, formación y excreción de la orina

diverticulitis : diverticulitis, inflamación de un divertículo del intestino

dog bite : mordedura de perro

donor : donante, persona que otorga o da algo a una persona receptora

doping : doping, dopaje

double pneumonia : neumonía doble, pulmonía doble

Down Syndrome : Síndrome de Down

drainage : drenaje, derivación de líquidos mediante un drenaje

dropsy : hidropesía

drug addict : adicto a las drogas, adicta a las drogas

duodenal ulcer : úlcera duodenal, úlcera en la primera parte del intestino delgado

duodenitis : duodenitis, inflamación de la primera parte del intestino delgado

dust : polvo

dwarf : enano(a)

dysarthria : disartria, tartamudez, dificultad para hablar y pasar la saliva

dyscrasia : discrasia, composición alterada de la sangre

dysentery : disentería, enfermedad intestinal que causa diarrea grave con sangre

dysfunction : disfunción, perturbación del funcionamiento de un órgano

dysgenesis : disgenesia, desarrollo defectuoso

dysgeusia : disgeusia, perversión del gusto

dyskinesia : discinesia, dificultad de los movimientos

dysmenorrhea : dismenorrea, trastorno de la menstruación

dyspareunia : dispareunia, dolor durante la relación sexual

dyspepsia : dispepsia, trastorno de la digestión

dysphagia : disfagia, dificultad o imposibilidad para ingerir o tragar

dysphoria : disforia, malestar general vago e indeterminado

dysplasia : displasia, anomalía en el desarrollo de un órgano o tejido

dyspnea : disnea, dificultad en la respiración

dystonia : distonía, falta del tono o tensión normal de los músculos

dystrophy : distrofia, falta de crecimiento de un organismo o tejido

dysuria : disuria, emisión dolorosa de la orina

E

eardrum perforation : perforación del tímpano, tímpano roto

eclampsia : eclampsia, convulsiones y elevación de la presión arterial en mujeres embarazadas

ectopic : ectópico(a), que se encuentra o se produce fuera del lugar habitual

ectopic pregnancy : embarazo ectópico, embarazo fuera de la matriz

ectropion : ectropión, eversión en la comisura del párpado

eczema : eczema, enfermedad cutánea e inflamatoria que no es contagiosa

edema : edema, líquido excesivo en los tejidos

edema, pulmonary : edema pulmonar, líquido excesivo en los pulmones

effusion : efusión, derrame

emaciation : emaciación, enflaquecimiento, pérdida extrema de la grasa corporal y el tejido muscular

embolic stroke : infarto cerebral, embolia cerebral

embolism : embolia, oclusión de un vaso por un coágulo, una placa, o el aire

embolus : embolia, coágulo u otra cosa que se aloja en un vaso sanguineo y obstruye el flujo a través del mismo

emergency : emergencia

emesis : emesis, vómito

emphysema (pulmonary) : enfisema, enfermedad pulmonar caracterizada por la destrucción de los alvéolos o células del pulmón con la formación de cavidades de aire

emphysema (tissue) : presencia de aire en tejidos corporales

empyema : empiema, acumulación de pus en una cavidad natural

enanthema : enantema, manchas rojas en las mucosas orales

encephalitis : encefalitis, inflamación del cerebro

encephalomyelitis : encefalomielitis, inflamación del cerebro y de la médula espinal

encephalopathy : encefalopatía, enfermedad que afecta el funcionamiento del cerebro

endemic : endémico, que se presenta como propio de una población

endocarditis : endocarditis, inflamación de la membrana que reviste (cubre) la parte interna del corazón

endogastritis : endogastritis, inflamación de la membrana que reviste (cubre) la parte interna del estómago

endometriosis : endometriosis, trastorno en el cual tejido similar al endometrio se forma fuera del útero

endotoxic : endotóxico(a), relativo a las endotoxinas

endotoxin : endotoxina, toxina bacteriana liberada cuando la pared de la bacteria se rompe

enlargement : agrandamiento

enlargement, heart : agrandamiento del corazón

enlargement, joint : agrandamiento de la articulación

enlargement, kidney : agrandamiento del riñón

enlargement, liver : agrandamiento del hígado

enlargement, renal : agrandamiento del riñón

enlargement, spleen : agrandamiento del bazo

enteralgia : enteralgia, dolor de los intestinos

enteritis : enteritis, inflamación del intestino delgado

enterocolitis : enterocolitis, inflamación del intestino delgado y grueso

enterogastritis : enterogastritis, inflamación del intestino delgado y grueso y del estómago

enteroplegia : enteroplejía, parálisis del intestino delgado

entropion : entropión, inversión del párpado

enuresis : enuresis, emisión involuntaria de orina en la noche

eosinophilia : eosinofilia, aumento de células eosinófilas en la sangre

epicondylitis : epicondilitis, inflamación del epicóndilo

epidemic : epidémico(a)

epidemic disease : enfermedad epidémica

epidermophitosis : epidermofitosis, infección por hongos de la piel

epididimitis : epididimitis, inflamación del epidídimo, un órgano arriba del testículo

epigastralgia : epigastralgia, dolor alrededor de estómago

epiglottiditis : epiglotitis, inflamación de la epiglotis

epilepsy : epilepsia, desorden neurológico que se manifiesta con ataques o convulsiones

epinephritis : epinefritis, inflamación del revestimiento del riñón

epipharyngitis : epifaringitis, inflamación de la parte superior de la faringe

episcleritis : episcleritis, inflamación del tejido entre la esclerótica y la conjuntiva

epistaxis : epistaxis, sangrar (v) por la nariz

epithelioma : epitelioma, tumor de la piel o de las mucosas

epitympanitis : epitimpanitis, inflamación de la porción superior del tímpano

ergotism : ergotismo, intoxicación producida por el cornezuelo

erosion : erosión, desgaste, destrucción o ulceración de un tejido

eructation : eructo, eructación

eruption (dental) : brote de un diente

eruption (skin) : erupción de la piel

erysipelas : erisipela, tipo de infección cutánea aguda

erythema : eritema, enrojecimiento de la piel

erythrasma : eritrasma, enfermedad de la piel en la que aparece una placa amarilla pardusca sobre todo en las caras internas de los muslos, las ingles y las axilas.

esophagitis : esofagitis, inflamación del esófago, una parte del tubo digestivo

etiology : etiología, causa de una enfermedad

euphoria : euforia, sensación de bienestar

evolution : evolución, cambio de un estado a un otro

exacerbation : exacerbación, empeoramiento, aumento súbito en la severidad de los síntomas

exanthema : exantema, erupción en la piel

excessive : excesivo(a), desmesurado(a)

excessive bleeding: sangrado excesivo, hemorragia desmesurada

excessive thirst: sed excesiva, sed desmesurada

excoriation : excoriación, abrasión de la parte externa de la piel

excrescence : excrecencia, protrusión de un tumor que sale de la superficie de una parte u órgano

exfoliation : exfoliación, desprendimiento en escamas o capas
exogenous : exógeno(a), por causas externas
exophthalmos : exoftalmía, propulsión del globo del ojo
exteriorization : exteriorización
extrasystole : extrasístole, latido prematuro del corazón
extravasation : extravasación, escape de sangre u otro líquido de los vasos sanguineos
extreme : extremo(a), que está alejado
exudate : exudado, líquido que aparece en una superficie inflamada
eye strain : ojos cansados, ojos fatigados

F

farsighted : présbite, persona con la habilidad para ver lejos, persona con vision a distancia
farsightedness : presbicia, habilidad para ver lejos, vision a distancia
fasciculated : fasciculado(a)
fasciculation : fasciculación, contracción espontánea y desordenada de varias fibras de los músculos
fatal : fatal, que produce muerte
febrile : febril, relativo a la fiebre
felon : panadizo, panarizo, absceso de la falange distal de un dedo
ferriprive : ferroprivo, que carece de hierro
fester : llaga
fetal alcohol syndrome : síndrome alcohol fetal
fetal presentation : presentación fetal, la presentación del feto respecto al cuello uterino
fever, hay : fiebre de heno, una enfermedad causada por alergias
fever, rheumatic : fiebre reumática, fiebre acompañada de dolores de las articulaciones que puede dejar complicaciones cardiácas y renales

fever, scarlet : fiebre escarlatina, enfermedad contagiosa aguda caracterizada por fiebre y erupción de la piel y la lengua, causada por la bacteria estreptococo; posteriormente hay descamación de la piel y la lengua

fibrillation : fibrilación, contracciones desordenadas e ineficaces del corazón

fibroid : fibroma, tumor benigno compuesto de tejido fibroso

fibroma : fibroma, tumor benigno compuesto de tejido fibroso

fibrosis : fibrosis, aumento de tejido fibroso

fibrositis : fibrositis, inflamación del tejido conjuntivo, en particular en el área de las articulaciones

fissure : fisura, hendidura, cisura, surco

fistula : fístula, comunicación anormal entre dos órganos

flat foot : pie plano

flu : influenza, enfermedad respiratoria de origen viral

fluor albus : leucorrea, flujo blancuzco

flush : rubor, enrojecimiento

flutter : flúter, aleteo del corazón

folliculitis : foliculitis, inflamación de uno o más folículos pilosos

foot sprain : torcedura del pie, esguince del pie, rotura de un ligamento del pie

fracture : fractura, quebradura, ruptura de una parte, especialmente de un hueso

fractured : fracturado(a)

frost bite : congelamiento parcial de los dedos o las orejas

fungal infection : infección por hongos

fungus : fungus, hongo, hongos (plural)

furuncle : furúnculo, grano profundo, grano enterrado

furunculosis : furunculosis, aparición de furúnculos

G

galactorrhoea : galactorrea, eliminación espontánea de leche por el pezón

gallstones : cálculos biliares, piedras biliares

ganglion : ganglio, engrosamiento localizado en un nervio, tendon, o aponeurosis

ganglionitis : ganglionitis, inflamación de un ganglio

gangrene : gangrena, muerte local de los tejidos por falta de irrigación sanguinea adecuada

gash : cuchillada

gastralgia : gastralgia, dolor de estómago

gastric ulcer : úlcera gástrica, úlcera en el estómago

gastritis : gastritis, inflamación del estómago

gastroduodenitis : gastroduodenitis, inflamación del estómago y de la primera parte del intestino delgado

gastroenteritis : gastroenteritis, inflamación del estómago y del intestino delgado

gastronephritis : gastronefritis, inflamación del estómago y del riñón

gastrorrhagia : gastrorragia, hemorrhagia del estómago

genital problems : problemas con las partes genitales

genital warts : verrugas genitales

germ : germen, microorganismo que causa una enfermedad

giantism : gigantismo, estado de tamaño grande y anormal

gigantic : gigantesco(a)

gigantic organ: órgano gigantesco

gingivitis : gingivitis, inflamación de las encías

glandular fever : fiebre glandular; mononucleosis, que es una infección viral

glandular glaucoma : glaucoma glandular

glaucoma : glaucoma, enfermedad de los ojos con aumento de la presión intraocular

glomerulonephritis : glomerulonefritis, enfermedad renal con inflamación de los glomérulos

glossitis : glositis, inflamación de la lengua

glossodynia : glosodinia, dolor de la lengua

glutton : glotón, glotona

gluttonous : glotón(ona)

glycosuria : glucosuria, presencia de glucosa en la orina

goiter : bocio, engrosamiento de la glándula tiroides

gonococcus : gonococo

gonorrhea : gonorrea, infección de la mucosa urinaria y genital causada por actividad sexual

good prognosis : buena prognosis, buen pronóstico, buen curso probable de la enfermedad

gout : gota, podagra, enfermedad dolorosa de las articulaciones, causada por un defecto del metabolismo de ácido úrico que conlleva a la acumulación de cristales de ácido úrico en las articulaciones

gout, in the feet : podagra, gota en los pies

grand mal seizures : ataques de gran mal, epilepsia generalizada

granulocytopenia : granulocitopenia, disminución de granulocitos en la sangre

granuloma : granuloma, tumor de tejido granular

grippe : gripe, influenza, enfermedad respiratoria de origen viral

groin glands, swollen : encordio, incordio

growth, tumor : neoplasia, crecimiento de un tumor

gynecomastia : ginecomastia, desarrollo anormal de la glándula mamaria masculina

H

halitosis : mal aliento, halitosis

harelip : hendidura

harelipped : labihendido(a)

hay fever : fiebre de heno, una enfermedad causada por alergias

head lice : piojos de la cabeza

headache : dolor de cabeza, jaqueca

headaches : dolores de cabeza, jaquecas

headaches, persistent : dolores de cabeza persistentes, cefalalgia

heart attack : ataque cardíaco, ataque de corazón, infarto de corazón

heart disease : enfermedad del corazón

heart disease, rheumatic : reumatismo del corazón, enfermedad del corazón causada por fiebre reumática con la consecuencia de daño de las válvulas cardíacas

heart failure : insuficiencia cardíaca

heart murmur : soplo del corazón, sonido anormal del corazón

heatstroke : insolación, enfermedad causada por el calor y caracterizada por dolor de cabeza, piel seca y caliente, vértigo, pulso rápido, fiebre, colapso, y confusión, dependiendo de la severidad

hematoma : hematoma, acumulación de sangre extravasada

hemeralopia : hemeralopía, ceguera de día

hemialgia : hemialgia, dolor de un lado del cuerpo

hemianopsia : hemianopsia, ceguera en la mitad del campo visual

hemicrania : hemicránea, jaqueca o dolor en la mitad de la cabeza.

hemiplegia : hemiplejía, parálisis total o parcial de un lado del cuerpo

hemolysis : hemólisis, destrucción de los glóbulos rojos

hemopathy : hemopatía, enfermedad de la sangre

hemophilia : hemofilia, enfermedad hereditaria caracterizada por una deficiencia de un factor de la coagulación

hemoptysis : hemoptisis, expulsión de sangre de los pulmones

hemorrhage : hemorragia, salida de sangre de la circulación vascular

hemorrhage, cerebral : derrame cerebral

hemorrhagic stroke : derrame cerebral

hemorrhoids : hemorroides, almorranas

hepatitis : hepatitis, inflamación del hígado

hepatitis A : hepatitis tipo A

hepatitis B : hepatitis tipo B

hepatitis C : hepatitis tipo C

hepatomegaly : hepatomegalia, aumento del tamaño del hígado

hepatotoxic : hepatotóxico(a), nocivo para las células del hígado

hepatotoxic illness : enfermedad hepatotóxica, enfermedad causada por elementos nocivos para las células del hígado

hernia : hernia, protrusión de un órgano o tejido fuera de una cavidad, generalmente por daño o debilidad de los músculos que mantienen los órganos o estructuras en su lugar (i.e., hernia inguinal, hernia de un disco vertebral)

hernia incarceration : incarceración de una hernia
herpes : herpes, infección vírica
herpes simplex : herpes simple, enfermedad viral de la piel y de las mucosas
herpes zoster : herpes zóster, culebrilla, erupción viral y dolorosa a lo largo de un nervio
hiccups : singulto, hipo
high blood pressure : presión alta
HIV : VIH, virus que causa el SIDA
hordeolum : hordeolo, inflamación supurativa de una glándula del párpado
hormone problems : problemas con hormonas
hornet sting : picadura de avispón
human bite : mordedura humana
hydrocele : hidrocele, acumulación del líquido, en particular en la túnica vaginal del testículo
hydrocephalus : hidrocefalia, aumento de líquido en el cerebro
hydrophobia : hidrofobia, la enfermedad de rabia, sed intensa con horror al agua
hyperaldosteronism : hiperaldosteronismo, producción excesiva de aldosterona por la glándula suprarrenal
hyperalgesia : hiperalgia, sensibilidad exagerada al dolor
hypercalcemia : hipercalcemia, exceso de calcio en la sangre
hypercapnia : hipercapnia, aumento del bióxido de carbono disuelto en el plasma sanguíneo
hyperchloremia : hipercloremia, exceso de cloro en la sangre
hyperemesis : hiperemesis, vómito excesivo y persistente
hyperemia : hiperemia, exceso de sangre en los vasos de un órgano
hyperesthesia : hiperestesia, sensibilidad exagerada
hyperglycemia : hiperglicemia, nivel exagerado de glucosa en la sangre
hyperhidrosis : hiperhidrosis, sudor exagerado
hyperkalemia : hipercalemia, exceso de potasio en la sangre
hyperkeratosis : hiperqueratosis, aumento del grosor de la capa córnea de la piel
hyperkinesia : hiperquinesia, actividad motora exagerada

258

hyperlipidemia : hiperlipidemia, aumento de la cantidad de lípidos o grasa en la sangre

hypernatremia : hipernatremia, exceso de sodio en la sangre

hyperope : hiperópico, présbite

hyperopia : hiperopía, presbicia, habilidad para ver lejos

hyperopic : hiperopía, hiperope, présbite, présbite(a)

hyperostosis : hiperostosis, engrosamiento de un hueso

hyperplasia : hiperplasia, aumento del tamaño de un órgano o de un tejido

hyperpyrexia : hiperpirexia, fiebre extremadamente elevada

hyperreflexia : hiperreflexia, exageración de los reflejos

hypersecretion : hipersecreción, secreción exagerada de un órgano glandular

hypersensitivity : hipersensibilidad, reacción exagerada ante estímulos

hyperstimulation : estimulación exagerada

hypertension : hipertensión, aumento de la presión, en particular la presión sanguínea

hyperthermia : hipertermia, elevación de la temperatura del cuerpo

hyperthyroidism : hipertiroidismo, actividad exagerada de la glándula tiroides

hypertonia : hipertonía, tensión aumentada

hypertrichosis : hipertricosis, aumento del espesor del vello corporal

hypertrophy : hipertrofia, aumento del tamaño de un órgano o tejido

hypertrophy, prostatic : hipertrofia de la próstata, crecimiento excesivo de la próstata

hyperuricemia : hiperuricemia, exceso de ácido úrico en la sangre

hyperventilation : hiperventilación, respiración anormalmente prolongada, rápida y profunda

hypervitaminosis : hipervitaminosis, estado causado por ingestión excesiva de vitaminas

hypervolemia : hipervolemia, aumento anormal de volumen de sangre o fluido circulante

hypoacusis : hipoacusia, disminución de la audición
hypocalcemia : hipocalcemia, nivel bajo de calcio en la sangre
hypochloremia : hipocloremia, nivel bajo de cloro en la sangre
hypochondria : hipocondría, excesiva preocupación por la salud personal
hypochondriac : hipocondríaco, hipocondríaca
hypoglycemia : hipoglicemia, nivel bajo de glucosa en la sangre
hypogonadism : hipogonadismo, desarrollo sexual insuficiente
hypokalemia : hipocalemia, nivel bajo de potasio en la sangre
hypomania : hipomanía, forma moderada de la manía, que es una enfermedad emocional caracterizada por excitación excesiva, reacciones emocionales exageradas y exceso de actividad física
hyponatremia : hiponatremia, nivel bajo de sodio en la sangre
hypoplasia : hipoplasia, desarrollo insuficiente de un órgano o tejido
hypotension : hipotensión, presión anormalmente baja, en particular la presión sanguínea
hypotensive : hipotenso(a), caracterizado por presión baja
hypotensive problem : problema hipotensivo, problema caracterizado por presión baja
hypothermia : hipotermia, temperatura corporal baja
hypothyroidism : hipotiroidismo, actividad insuficiente de la glándula tiroides
hypotonia : hipotonía, tono muscular disminuido
hypotrophy : hipotrofia, disminución del tamaño de un órgano o tejido
hypouricemia : hipouricemia, nivel bajo de ácido úrico en la sangre
hypoventilation : hipoventilación, disminución del volumen de aire que entra en los pulmones
hypovitaminosis : hipovitaminosis, carencia de una o más vitaminas esenciales
hypovolemia : hipovolemia, disminución de la cantidad de sangre o fluido circulante
hypoxemia : hipoxemia, contenido bajo de oxígeno en la sangre

hypoxia : hipoxia, disminución en el suministro de oxígeno a los tejidos

I

ichthyosis : ictiosis, trastorno congénito de la piel que la hace seca y escamosa

icterus : ictericia, exceso de bilirrubina en la sangre

ileitis : ileítis, inflamación del íleon, la última parte del intestino delgado

ileus : íleo, obstrucción o parálisis intestinal

illness : enfermedad

illness, acute : enfermedad aguda

illness, autoimmune : enfermedad autoinmune o sea una enfermedad relacionada con reacciones inmunológicas hacia elementos del propio cuerpo

illness, chronic : enfermedad crónica, enfermedad de larga duración

illness, mental : enfermedad mental

immaturity : inmadurez, estado de no haber alcanzado su desarrollo pleno

impaction : impactación, exceso de excremento con obstrucción en el recto o la condición de cualquier objeto de estar alojado en un espacio limitado

impetigo : impétigo, infección purulenta de la piel con vesículas y costras

impotence : impotencia, falta del poder de erección o eyaculación en el hombre

impotent : impotente

incarceration : incarceración, enclavamiento anormal

incarceration, hernia : incarceración de una hernia

incontinence : incontinencia, incapacidad de controlar el excremento o la orina

incurable : incurable

incurable problem : problema incurable, enfermedad sin tratamiento

indicating : indicativo (part)

indisposition : indisposición, enfermedad pasajera

induration : induración, endurecimiento, punto o lugar anormalmente duros

infantile paralysis : parálisis infantil, parálisis del bebé

infarct : infarto, muerte de un área de tejido

infarction : infarto, muerte de un área de tejido

infarction, cardiac : infarto de corazón, muerte de un área del corazón

infarction, cerebral : infarto cerebral, embolia cerebral, muerte de un área del cerebro

infarction, myocardial : infarto de miocardio, infarto del corazón, muerte de un área del corazón

infarctions : infartos

infarcts : infartos

infaust : infausto(a), desfavorable, que evoluciona hacia la muerte

infection : infección, invasión de un tejido por microorganismos patógenos

infection, fungal : infección por hongos

infection, kidney : infección de los riñones

infection, skin : infección de la piel

infection, urinary tract : infección de la orina, infección del tracto urinario

infection, yeast : infección por hongos

infectious : infeccioso(a)

infestation : infestación, invasión del cuerpo por microorganismos, en particular parásitos

infested : infestado(a)

infiltration : infiltración, la acumulación de sustancias no habituales o en cantidades excesivas en un tejido

inflamed spleen : bazo inflamado

inflammation of the thyroid gland : inflamación de la glándula tiroidea

influenza : influenza, gripe, enfermedad viral

injury : herida, lesión

inoperable : inoperable, no curable mediante una operación

insanity : locura, demencia, amencia

insect sting : picadura de insecto

insomnia : insomnio, incapacidad de dormir

insufficiency : insuficiencia, función inadecuada de un órgano o sistema

insult : insulto, ataque

intention tremor : temblor intencional, temblor que aparece al intentar efectuar un movimiento

intermittent fever : fiebre intermitente

intertrigo : intertrigo, reacción inflamatoria de los pliegues cutáneos

intestinal polyp : pólipo del intestino, protuberancia que se desarrolla en el revestimiento interno del intestino

intestinal worm : lombriz intestinal

intoxication : intoxicación, envenenamiento

invasive : invasivo(a), que penetra, que invade

invasive problem : problema invasivo, problema que penetra o que invade

involution : involución, degradación y pérdida funcional de los órganos

iridocyclitis : iridociclitis, inflamación del iris y del cuerpo ciliar

iritis : iritis, inflamación del iris

irreversible : irreversible, sin retorno

irreversible problem : problema irreversible, problema sin retorno

irritation : irritación, sobreexcitación, sensibilidad exagerada

ischemia : isquemia, deficiencia de oxígeno en una zona por disminución del flujo de sangre

ivy, poison : hiedra venenosa

J

jaundice : ictericia, exceso de bilirrubina en la sangre

joint enlargement : agrandamiento de la articulación

K

keloid : queloide, cicatriz engrosada y elevada
keratitis : queratitis, inflamación de la córnea del ojo
keratoconjunctivitis : queratoconjuntivitis, inflamación de la córnea y de la conjuntiva del ojo
ketoacidosis : cetoacidosis, exceso de ácidos y cuerpos cetónicos en la sangre
kidney disease : enfermedad del riñón
kidney enlargement : agrandamiento del riñón
kidney infection : infección de los riñones
kleptomania : cleptomanía, deseo incontrolable de robar
koilonychia : coiloniquia, uña en forma de cuchara

L

labile : lábil, inestable, fácilmente modificable o alterable
labile problem : problema lábil, problema inestable, problema fácilmente modificable y alterable
laceration : laceración, herida desgarrada
lame : lisiado(a)
languid : lánguido(a), caído(a)
laryngitis : laringitis, inflamación de la laringe
lassitude : lasitud, debilidad, cansancio, agotamiento, fatiga
lenticular : lenticular, con forma de lente
lenticular laceration: laceración lenticular, laceración en forma de un lente
leprosy : lepra, enfermedad infecciosa causada por un bacilo y caracterizada por lesiones de la piel
lesion : lesión, daño, desperfecto
lethal : letal, mortal
leukemia : leucemia, cáncer de la sangre
leukocytic : leucocítico(a), perteneciente o relativo a los glóbulos blancos de la sangre
leukocytosis : leucocitosis, incremento del número de glóbulos blancos en la sangre

leukopenia : leucopenia, reducción del número de glóbulos blancos en la sangre

leukoplakia : leucoplaquia, formación de manchas blancas en las mucosas

leukorrhea : leucorrea, secreción anormal de flujo blanquecino por la vagina

lice, head : piojos de la cabeza

lice, pubic : piojos púbicos, piojos pegadizos, ladillas púbicas

lichenification : liquenificación, engrosamiento de ciertas capas de la piel

ligament, torn : desgarro

lipodystrophy : lipodistrofia, alteración en el metabolismo de las grasas

livedo : livedo, mancha, alteración de color de la piel

liver enlargement : agrandamiento del hígado

low blood pressure : presión baja

luetic : luético(a), sifilítico

luetic problem : problema luético, problema sifilítico, problema que tiene una relación con la sífilis

lumbago : lumbago, dolor de la parte inferior (lumbar) de la columna vertebral, espalda baja

lump : nódulo, bolita, bulto

lung disease : enfermedad de los pulmones

lupus : lupus, enfermedad crónica y autoinmune (que es una reacción inmunológica alterada del cuerpo contra sí mismo), con afección y daño a múltiples órganos debido a una respuesta inflamatoria anormal

luxation : lujación, desplazamiento de los huesos de una articulación

lymphadenopathy : linfadenopatía, tumefacción de uno o más ganglios linfáticos

lymphangitis : linfangitis, inflamación de los vasos linfáticos

lymphoma : linfoma, tumor maligno originado en el tejido linfoide

lytic : lítico, que concierne o influye en la destrucción de la célula

M

maceration : maceración, hinchazón o ablandamiento por contacto con líquidos

macular degeneration : degeneración de la mácula, que es una zona amarillenta en el centro de la retina

maculopapular : maculopapular, consistente en manchas y pápulas

malabsorption : malabsorción, trastorno de la absorción intestinal de nutrientes

malady : mal

malaise : malestar, estado de la carencia de energía e indisposición

malaria : malaria, paludismo, enfermedad causada por un parásito que invade las células rojas de la sangre, transmitido por la picadura de un mosquito

malarial fever : fiebre palúdica

malformation : malformación, mal desarrollo

malignant : maligno, pernicioso(a), de evolución fatal

malnutrition : malnutrición, desnutrición

malta fever : fiebre de Malta, brucelosis, fiebre del mediterráneo, o fiebre ondulante, que es una infección por una bacteria que se contrae por contacto con vacas

mania : manía, enfermedad mental caracterizada por una excitación emocional excesiva, exceso de actividad física y ansiedad

manic : maníaco(a), relativo a una manía

manifest : manifiesto(a), ostensible

manifestation : manifestación

manifestation of a disease : manifestación de una enfermedad, exteriorización de una enfermedad o un proceso patológico

marasmus : marasmo, emaciación excesiva, malnutrición excesiva

mark, stretch : estría

masochism : masoquismo, condición en que se experimenta placer por abuso infligido a sí mismo(a)

mastalgia : mastalgia, mastodinia, dolor en los pechos, dolor en las mamas

mastitis : mastitis, inflamación de la glándula mamaria

mastodynia : mastodinia, dolor de mama, dolor de senos, dolor de pechos

mastoiditis : mastoiditis, inflamación de la apófisis mastoides en el oído

measles : sarampión, enfermedad contagiosa causada por un virus

mediterranean fever : fiebre del mediterráneo. fiebre de Malta, brucelosis, o fiebre ondulante, que es una infección por una bacteria que se contrae por contacto con vacas

megacolon : megacolon, colon anormalmente grande o dilatado

megalomania : megalomanía, delirio de grandeza

melanoma : melanoma, tumor, generalmente maligno, de la piel o las mucosas

melanosis : melanosis, coloración superficial, oscura de la piel o las mucosas

menopause : menopausia, cesación de la menstruación en la mujer

menorrhagia : menorragia, menstruación anormalmente prolongada y abundante

menometrorrhagia : menometrorragia, menstruación anormalmente prolongada, abundante y fuera del periodo menstrual normal

mental disease : enfermedad mental

mental disorder : trastorno mental

mental illness : enfermedad mental

metaplasia : metaplasia, proceso de transformación de las células o los tejidos

metastasis : metástasis, aparición de un cáncer o un foco patológico a distancia del foco primario (tumor original)

meteorism : meteorismo, presencia de gas en el vientre o intestino

methemoglobinemia : metahemoglobinemia, presencia de metahemoglobina en la sangre

metrorrhagia : metrorragia, sangrado vaginal fuera del periodo menstrual normal

microbe : microbio, microorganismo

microsporum : microsporum, hongo que causa dermatofitosis

migraine : migraña

miscarriage : malparto, aborto natural, aborto involuntario, aborto espontáneo

mole : lunar, mancha elevada

monomania : monomanía, obsesión por una idea

mononucleosis : mononucleosis, infección viral con leucocitosis mononuclear, o sea que hay un incremento en el número de leucocitos mononucleares en la sangre

morbidity : morbidez, estado de enfermedad

morbility : morbilidad, número total de enfermos en una poblacion o por una causa particular

moribund : moribundo(a), agonizante

morning sickness : asco, basca, la náusea que se presenta en las mañanas en el embarazo

mortality : mortalidad, número de muertes en una población en un periodo de tiempo

mucopurulent : mucopurulento, que contiene moco y pus

multiple sclerosis : esclerosis múltiple, enfermedad progresiva lenta de los nervios, causada por la pérdida de mielina que cubre las fibras nerviosas

multiplication : multiplicación

mumps : paperas, enfermedad contagiosa caracterizada por inflamación de las glándulas parótidas

murmur, heart : soplo del corazón, sonido anormal del corazón

mutation : mutación, cambio en el material genético

mutism : mutismo, incapacidad de hablar

myalgia : mialgia, dolor de un músculo o varios músculos

myasthenia : miastenia, debilidad o fatiga musculares anormales

mycobacterium : micobacteria, tipo de bacteria

mycobacterium infection: infección por micobacteria, especie de bacteria en la forma de bastoncillo que causa la tuberculosis y la lepra

mycosis : micosis, enfermedad causada por hongos

mycotic : micótico, producido por hongos, relativo a las enfermedades por hongos

myelitis : mielitis, inflamación de la espina dorsal

myeloma : mieloma, tumor maligno de la médula ósea

myelomatosis : mielomatosis, cáncer de la médula ósea

myelosuppression : mielosupresión, supresión de la actividad de la médula ósea

myocardial infarction : infarto del miocardio, infarto del corazón, muerte de un área del corazón

myocarditis : miocarditis, inflamación del miocardio

myopathy : miopatía, enfermedad muscular

myopia : miopía, dificultad para la visión de lejos

myopic : miopía, miope, persona con dificultad para la vision lejana

myositis : miositis, inflamación de un músculo voluntario

N

natriuresis : natriuresis, excreción de cantidades anormales de sodio en la orina

nearsighted : miope, dificultad para la visión lejana

nearsightedness : miopía, dificultad para la visión lejana

necrolysis : necrólisis, separación y exfoliación al tejido a causa de la muerte de las células

necrosis : necrosis, muerte celular

neoplasia : neoplasia, formación de neoplasmas

neoplasm : neoplasma, desarrollo anormal de tejido nuevo como un tumor

neoplastic : neoplásico(a), relativo a un cáncer, cualquier crecimiento nuevo y anormal

nephritis : nefritis, inflamación del riñón

nephrolith : nefrolito, piedra del riñón

nephropathy : nefropatía, enfermedad del riñón

nephrotic : nefrótico(a), relativo a una enfermedad del riñón

nephrotic syndrome : síndrome nefrótico, síndrome relativo a una enfermedad del riñón y caracterizada por la pérdida excesiva de proteínas en la orina
nephrotoxic : nefrotóxico(a), que es tóxico para el riñón
nephrotoxic problem : problema nefrotóxico, problema que es tóxico para el riñón
nervous disorder : desorden nervioso
nervous strain : tensión nerviosa
neuralgia : neuralgia, dolor en el trayecto de los nervios
neuritis : neuritis, inflamación de un nervio
neurodermatitis : neurodermatitis, enfermedad de la piel con liquenificación, o sea la aparición de erupciones con pápulas
neuropathy : neuropatía, enfermedad nerviosa
neurosis : neurosis, enfermedad emocional que se manifiesta con ansiedad
neurotic : neurótico, relativo a la neurosis
neurovegetative : neurovegetativo(a), perteneciente o relativo al sistema nervioso vegetativo
neutropenia : neutropenia, disminución del número de leucocitos neutrófilos en la sangre
nidus : nidal, punto de desarrollo de un proceso patológico
nocturia : nicturia, emisión frecuente de orina durante la noche
nodose : nodular, caracterizado por la aparición de pequeños nódulos sólidos
nodular : nodular, caracterizado por nudos
nodule : nódulo, bolita, bulto
normotensive : normotenso(a), que tiene presión normal
normotensive blood pressure : presión normotensa, presión normal
nosocomial : nosocomial, relacionado con un hospital (nosocomio) o una hospitalización
noxious : nocivo(a)
nummular : numular, en forma de moneda, en forma de disco
nymphomania : ninfomanía, deseo sexual mórbido en una mujer
nymphomaniac : ninfómana, mujer con un deseo sexual mórbido

nystagmus : nistagmo, movimiento rápido e involuntario del globo ocular

O

oak, poison : roble venenoso, zumaque venenoso
obese : obeso(a), gordo(a)
obesity : obesidad, exceso de peso corporal por acumulación de grasa
obstipation : constipación, estreñimiento
obstruction : obstrucción, acción y efecto de bloquear o taponar
occlusion : oclusión, obstrucción, cierre
occlusion, arterial : oclusión de una arteria, obstrucción de una arteria, cierre de una arteria
occlusion, retinal artery : oclusión de la arteria retiniana, obstrucción de la arteria retiniana, cierre de la arteria retiniana
occlusion, retinal vein : oclusión de la vena retiniana, obstrucción de la vena retiniana, cierre de la vena retiniana
occlusion, venous : oclusión de una vena, obstrucción de una vena, cierre de una vena
occult : oculto(a), escondido(a)
oligomenorrhoea : oligomenorrea, menstruación poco abundante
oliguria : oliguria, emisión escasa de orina
one-eyed : tuerto(a)
ooze : cieno, supuración, que es material amarillento que puede estar mezclado con sangre
ophidiophobia : ofidiofobia, miedo mórbido a las culebras
ophthalmia : oftalmía, inflamación interna del ojo
opisthotonos : opistótonos, espasmo violento de la columna vertebral que se contrae en un arco, quedando el cuerpo apoyado sobre la cabeza y los talones
opportunistic : oportunista a(f), relativo a microorganismos que producen enfermedad solamente cuando las defensas del individuo están bajas
orbital cellulitis : celulitis orbital, inflamación del tejido alrededor del ojo

orchitis : orquitis, inflamación de un testículo
orthostatic : ortostático(a), relativo a la posición del cuerpo
orthostatic blood pressure : presión ortostática, cambios en la presión relativos a la posición del cuerpo
osteitis : osteítis, inflamación del tejido óseo
osteoarthritis : osteoartritis, inflamación degenerativa de las articulaciones
osteodystrophy : osteodistrofia, distrofia de los huesos con la formación defectuosa del hueso
osteolysis : osteólisis, destrucción o muerte del hueso
osteomalacia : osteomalacia, ablandamiento de los huesos
osteomyelitis : osteomielitis, inflamación de la médula ósea
osteoporosis : osteoporosis, desmineralización de los huesos
otitis : otitis, inflamación del oído
otorrhea : otorrea, derrame o salida de fluido del oído
otosclerosis : otosclerosis, enfermedad del laberinto óseo del oído
ovarian cyst : quiste en los ovarios
over-weight condition : condición de sobrepeso

P

palate, cleft : paladar hendido
pale-faced person : pálido(adj), paliducho
pallor : palidez
palpable : palpable
palsy : parálisis, perlesía
palsy, cerebral : diplejía espástica, parálisis cerebral
pancreatitis : pancreatitis, inflamación del páncreas
pancytopenia : pancitopenia, deficiencia de todos los tipos de células sanguíneas
panniculitis : paniculitis, reacción inflamatoria de la grasa debajo de la piel
papillary : papilar, en forma de papila o verruga
papilledema : papiledema, hinchazón de la papila óptica
papillitis : papilitis, inflamación de una papilla

papule : pápula, pequeña elevación sólida y circunscrita de la piel

paradoxical : paradójico(a), contradictorio(a)

paralysis : parálisis

paralysis, cerebral : parálisis cerebral, diplejía espástica

paralysis, infantile : parálisis infantil, parálisis del bebé

paranoia : paranoia, condición mental caracterizada por sentimientos de persecución y muchas veces delirios de grandeza también

paraplegia : paraplejía, parálisis de las piernas y parte inferior del cuerpo

parasite : parásito, organismo que vive a expensa de otro organismo

parasitic : parasitario(a), referente a los organismos que viven a expensas de otro organismo

paratyphoid : paratifoidea

paratyphoid fever : fiebre paratifoidea, enfermedad infecciosa de los intestinos que se manifiesta con fiebre, postración, diarrea, dolor de cabeza, la presencia de gas en los intestinos, una carencia de energía y malestar general

paresis : paresia, forma leve de parálisis

paresthesia : parestesia, sensación anormal en una parte del cuerpo con sensación de pinchazos u hormigueo en la piel

Parkinsonism : Parkinsonismo, síntomas a la enfermedad de Parkinson

Parkinson's disease : enfermedad de Parkinson, enfermedad de Parkinson, una enfermedad caracterizada por la degeneración de un grupo de células cerebrales y que se manifiesta con debilidad muscular progresiva, temblores, demencia, y problemas con el habla, la marcha, la postura y la pérdida de la expresión facial

paronychia : paroniquia, inflamación del área adyacente de la uña

parotiditis : parotiditis, inflamación de la glándula salival

parotitis : parotiditis, inflamación de la glándula salival

paroxysmal : paroxístico(a), crisis de aparición brusca

pathogen : patógeno, organismo que causa enfermedad

pattern : patrón, diseño, dibujo

pediculosis : pediculosis, infestación humana por piojos

pellagra : pelagra, enfermedad causada por la carencia de niacina y caracterizada por trastornos gastrointestinales, mentales, y de la piel

pemphigus : pénfigo, enfermedad grave de la piel caracterizada por vesículas, ampollas y erosiones

penetration : penetración

penile cyst : quiste en el pene

peptic ulcer : úlcera péptica, úlcera causada en parte por la acción del jugo gástrico

perforation : perforación, acción de atravesar una parte

perforation, eardrum : perforación del tímpano, tímpano roto

periarthritis : periartritis, inflamación de los tejidos que rodean una articulación

pericarditis : pericarditis, inflamación de la envoltura del corazón

periostitis : periostitis, inflamación de la membrana fibrosa y gruesa que cubre los huesos

peritonitis : peritonitis, inflamación de la envoltura abdominal

permanent : permanente, que continúa existiendo

pernicious : pernicioso(a), peligroso(a), aniquilante, grave, maligno(a)

pernicious condition : condición perniciosa, condición peligrosa

persistent : persistente, perseverante

persistent fever : fiebre persistente

persistent headaches : dolores de cabeza persistentes, cefalalgia

pertussis (whooping cough) : pertussis, tosferina, o sea una infección causada por una bacteria muy peligrosa que provoca accesos intensos de tos

perversion : perversión, desviación (en particular, sexual)

petechiae : petequia, manchas hemorrágicas, puntitos rojos purpúreos que aparecen en la piel

petit mal : epilepsia pequeño mal, tipo de epilepsia que se caracteriza por crisis de ausencia con mínimas o inexistentes manifestaciones musculares como ataques tónico clónicos

pharyngitis : faringitis, inflamación de la garganta

phenomenon : fenómeno, manifestación, signo

phlebitis : flebitis, inflamación de las paredes de una vena

phlegmon : flemón, inflamación difusa de los tejidos subcutáneos

photosensitization : foto sensibilización, reacción anormal de la piel a la luz

phthisis : tisis, tuberculosis de los pulmones

piles : hemorroides, almorranas

pimples : granitos, barros, acné

pinch : pizca

pinkeye : oftalmía contagiosa, oftalmía rosada, conjuntivitis

pityriasis : pitiriasis, dermatosis que produce cambios de coloración y descamación de la piel en pequeñas laminillas

pityriasis alba : pitiriasis alba, que es una dermatosis que produce manchas blancas y pápulas en el tronco y las extremidades y en la cara.

pityriasis rosea : pitiriasis rósea, que es una dermatosis que produce manchas y pápulas rosadas en el tronco y las extremidades y raramente, en la cara

plague : plaga, infección epidémica causada por la picadura de pulgas de ratas

plan : plan, proyecto

plaque : placa, sustancia que se adhiere a la superficie de los dientes, la piel, membranas mucosas, o las paredes de arterias

plaque, dental : placa dental, sarro

pleurisy : pleuresía, dolor torácico producido por inflamación de la pleura, la membrana que envuelve los pulmones y la cavidad torácica

pleuritis : pleuritis, inflamación de la pleura, que es la membrana que reviste los pulmones y la cavidad torácica

PMS : SPM, síndrome de tensión premenstrual

pneumonia : neumonía, pulmonía, enfermedad infecciosa de los pulmones con acumulación de material purulento en los alvéolos del pulmón (células pulmonares normalmente llenas de aire)

pneumonia, double : neumonía doble, pulmonía doble, en que la infección afecta los dos pulmones

pneumopathy : neumopatía, enfermedad del pulmón

pock : viruela, pústula, postilla, marca en la piel generalmente causada por acné o varicela

pockmarked : marcas de acné, marcas de viruelas

podagra : podagra, gota en los pies, enfermedad dolorosa de los pies, causada por un defecto del metabolismo del ácido úrico resultante en acumulación de cristales de ácido úrico en algunas articulaciones, frecuentemente en el dedo gordo del pie

poison : veneno, venenoso(a), tóxico

poison ivy : hiedra venenosa

poison oak : roble venenoso, zumaque venenoso

poison sumac : zumaque venenoso

poisoning : envenenamiento

poisonous : venenoso(a), ponzoñoso(a), tóxico(a)

poisonous condition : condición venenosa, condición ponzoñosa, condición tóxica

polio : poliomielitis, enfermedad contagiosa e inflamatoria que ataca la sustancia gris de la médula espinal del sistema nervioso y causa parálisis

poliomyelitis : poliomielitis, enfermedad contagiosa e inflamatoria que ataca la sustancia gris de la médula espinal del sistema nervioso y causa parálisis

pollen : polen

pollen allergy : reacción alérgica al polen

polyarthritis : poliartritis, inflamación de varias articulaciones simultáneamente

polyneuritis : polineuritis, inflamación de muchos nervios simultáneamente

polyp : pólipo, protuberancia que se desarrolla en una membrana mucosa

polyp, intestinal : pólipo del intestino, protuberancia que se desarrolla en el revestimiento interno del intestino

polyp, uterine : pólipo del útero, protuberancia que se desarrolla en el revestimiento interno del útero

poor prognosis : mala prognosis, mal pronóstico, mal curso probable de la enfermedad

porphyria : porfiria, trastorno del metabolismo de las porfirinas que causa trastornos psiquiátricos y físicos

potential : potencial, probable, con posibilidades

preclinical : preclínico(a), que ocurre antes que la enfermedad se manifieste

predisposition : predisposición, susceptibilidad latente del organismo hacia una enfermedad

preeclampsia : preeclampsia, síntomas que preceden a las convulsiones eclámpticas

pregnancy, ectopic : embarazo ectópico, embarazo fuera de la matriz

premature : prematuro(a), que se produce antes de tiempo

premature birth : nacimiento prematuro o un nacimiento que se produce antes de tiempo, antes que el embarazo llegue a su término

premenstrual tension : tensión premenstrual

presbyope : présbite, persona con la habilidad para visión lejana, persona que puede ver de lejos

presbyopia : presbicia, habilidad para ver lejos

presbyopic : présbite(a), persona présbite

presentation : presentación, presentación de cualquier cosa o enfermedad; pero en particular, la presentación del feto con respecto al cuello uterino

presentation, disease : presentación de una enfermedad, la forma en que una enfermedad se manifiesta

presentation, fetal : presentación fetal, la presentación del feto respecto al cuello uterino

prevention : prevención, medidas destinadas a evitar enfermedades o acciones

priapism : priapismo, erección anormal y persistente

prickly heat : salpullido, sarpullido de calor

primary : primario(a), principal, primero(a)

primary cancer : cáncer primario, cáncer principal

proctitis : proctitis, inflamación del recto

prognosis : prognosis, pronóstico

prognosis, good : buena prognosis, buen pronóstico, buen curso probable de la enfermedad

prognosis, poor : mala prognosis, mal pronóstico, mal curso probable de la enfermedad

progressive : progresivo(a), continuado(a), que avanza

prolapse : prolapso, caída, acción de colgar de una parte

prolapse, rectal : prolapso del recto, caída del recto

prolapse, uterine : prolapso del útero, caída del útero, caída de la matriz

proliferation : proliferación, reproducción, multiplicación

prophylaxis : profilaxis, prevención

proptosis : proptosis, protrusión anormal del globo ocular

prostatic hypertrophy : hipertrofia de la próstata, crecimiento excesivo de la próstata

prostatism : prostatismo, compresión y obstrucción de la uretra por la próstata

prostatitis : prostatitis, inflamación de la próstata

prostration : postración, debilidad

protozoon : protozoos, organismos unicelulares como los parásitos

protrusion : protrusión, parte u órgano que sobresale

pruritic : prurítico, relativo al prurito

pruritic disease : enfermedad pruriginosa, enfermedad de la piel caracterizada por picazón

pruritis : prurito, enfermedad de la piel caracterizada por picazón

pseudomembranous : seudomembranosa, membrana falsa

pseudomembranous disease : enfermedad seudomembranosa, enfermedad donde se forma una membrana falsa

pseudotumor : seudotumor, tumor que se parece a un neoplasma pero no es un verdadero tumor

psittacosis : psittacosis, enfermedad infecciosa de las aves que puede contagiarse a los humanos y produce dolor de cabeza, fiebre, náusea, sangrado por la nariz y un tipo de bronconeumonía

psoriasis : psoriasis, soriasis, una enfermedad de la piel caracterizada por la formación de placas escamosas, muy resecas e inflamadas

psychogenic : psicógeno(a), que tiene un origen emocional o psicológico

psycholeptic : psicoléptico, fármaco con efecto sedante

278

psychoneurotic : psiconeurótico(a), una enfermedad mental que no es grave

psychopath : psicópata, persona que tiene una tendencia anormal de tipo sexual o criminal

psychopathic : psicopático(a)

psychosis : psicosis, sicosis, trastorno mental grave

psychotic : sicótico(a), psicótico(a)

psychotic disease : enfermedad psicótica, enfermedad mental y grave

ptosis : ptosis, caída de un órgano, en particular del párpado

pubic lice : piojos públicos, piojos pegadizos, ladillas públicas

pulmonary edema : edema pulmonar, acumulación anormal del líquido en los tejidos de los pulmones

puncture : punción, un agujero en un órgano o tejido

purpura : púrpura, hemorragia capilar

purulent : purulento(a), que contiene o produce pus

pus : pus, líquido que se forma por supuración que es amarillo y espeso

pustular : pustuloso(a), relativo a pus

pustular lesion : lesión pustulosa, lesión que contiene y produce pus

pustule : grano, pústula

pyelitis : pielitis, inflamación de pelvis renal

pyelonephritis : pielonefritis, inflamación conjunta del riñón y de la pelvis renal

pyoderma : piodermia, cualquier enfermedad purulenta de la piel

pyogenic : piógeno(a), productor de pus

pyorrhea : piorrea, encías purulentas, flujo purulento; en particular, peridontitis

pyrexia : pirexia, fiebre

pyrogenic : pirógeno(a), que produce fiebre

pyromania : piromanía, manía incendiaria, la obsesión anormal con el fuego

pyrophobia : pirofobia, terror irracional al fuego

Q

quiescent : quieto(a), silencioso

R

rabies : rabia, hidrofobia, enfermedad muy grave causada por un virus y transmitida por la mordedura de un murciélago, un perro u otro mamífero

rat bite : mordedura de rata

rat bite fever : fiebre por la mordedura de una rata

Raynaud's phenomenon : fenómeno de Raynaud, caracterizado por el amoratamiento de las manos al sumergirlas en agua fría como resultado de una constricción anormal de los vasos

reabsorption : reabsorción

reaction, conversion : reacción de conversión, transformación de las emociones en manifestaciones físicas, corporales

receded : retrocedido(a) retraído(adj)

receding hairline : entradas de la linea del cabello

recidivist : reincidente, persona que repite actos delictivos

recipient : persona receptora, persona que recibe algo, como una transfusión, un órgano o un tejido, de un donante

rectal prolapse : prolapso del recto, caída del recto

recuperation : recuperación, acción y efecto de recobrar la salud y la fuerza

recurrent : recurrente, que vuelve, que retorna

recurrent fever : fiebre recurrente

recurrent problem : problema recurrente, problema que vuelve, problema que retorna

reflux : reflujo, flujo de retorno

regression : regresión, retorno a un estado o etapa anterior

regression of the illness : regresión de la enfermedad, retorno al estado de la enfermedad anterior

reinfection : reinfección, nueva infección por el mismo agente

relapse : recaída

remission : remisión, disminución temporal de los síntomas de una enfermedad

renal enlargement : agrandamiento del riñón

residual : residual, que resta o queda

resistant : resistente, que no responde a determinados medicamentos, no le hace efecto

resorption : resorción, absorción de agua y de solutos por las células

restless legs : piernas inquietas, sensación de incomodidad en las piernas

retention : retención, acumulación de una sustancia dentro del cuerpo

retinal artery occlusion : oclusión de la arteria retiniana, obstrucción de la arteria retiniana, cierre de la arteria retiniana

retinal vein occlusion : oclusión de la vena retiniana, obstrucción de la vena retiniana, cierre de la vena retiniana

retinitis : retinitis, enfermedad inflamatoria de la retina

retinopathy : retinopatía, enfermedad no inflamatoria de la retina, en contraposición con la retinitis

retinopathy, diabetic : retinopatía diabética

reversible : reversible, que puede desaparecer totalmente al suprimirse la causa

revulsive : revulsivo(a), que provoca una irritación

rhagades : rágades, fisura, grieta, escara lineal en la unión de la piel y la membrana mucosa de los labios

rheumatic fever : fiebre reumática, fiebre acompañada de dolores de las articulaciones que puede dejar complicaciones cardíacas y renales, sobre todo daño a los válvulas cardíacas

rheumatic heart disease : reumatismo del corazón, enfermedad del corazón causada por la fiebre reumática con la consecuencia de daño a las válvulas

rheumatism : reumatismo, enfermedad crónica caracterizada por inflamación de las articulaciones y que resulta en dolor

rheumatoid : reumatoide, que se asemeja al reumatismo

rhinitis : rinitis, inflamación de la mucosa nasal

rhinopharyngitis : rinofaringitis, inflamación de la mucosa nasal y de la faringe, inflamación de la mucosa nasal y de la garganta

rhinorrhea : rinorrea, secreción excesiva de moco por la nariz

rhonchus : roncus, ronquido, sonido, en particular en los pulmones, causado por inflamación y el cierre parcial de los bronquios

Rickets : raquitismo, enfermedad causada por la carencia de calcio, vitamina D, y fósforo y que resulta en un mal desarrollo de los huesos

rickettsia : rickettsia, tipo de microorganismos transmitidos a humanos a través piojos, pulgas, ratones, y garrapatas

rigidity : rigidez, inflexibilidad

risk factor : factor de riesgo

risk patient : paciente de riesgo, paciente en quien se puede esperar una consecuencia peligrosa

Rocky Mountain spotted fever : fiebre manchada de las Montañas Rocosas, enfermedad muy grave causada por una rickettsia, que es transmitida a través de la mordida de una garrapata y caracterizada por dolor de cabeza, fiebre y erupciones de la piel

rosacea : rosácea, enfermedad de la piel con una dilatación de los folículos de la nariz y las mejillas con apariencia de acné

roseola : roséola, enfermedad eruptiva de la piel, caracterizada por manchas rosáceas y fiebre alto que afecta principalmente a infantes

roseola, epidemic (rubella) : rubéola sarampión alemán, enfermedad causada por un virus y que resulta en manchas rosáceas y agrandamiento de los ganglios linfáticos; durante el embarazo esta enfermedad puede causar serias anormalidades en el feto

rubella : rubéola, sarampión alemán, enfermedad causada por un virus y que resulta en manchas rosáceas y agrandamiento de los ganglios linfáticos; durante el embarazo esta enfermedad puede causar serias anormalidades en el feto

rupture : ruptura, rotura, hernia, reventón, desgarro de tejidos o de un órgano

S

salicylism : salicilismo, abuso crónico de medicamentos que contienen salicilatos

salpingitis : salpingitis, inflamación de la trompa uterine

saprophyte : saprófito, microorganismo que vive a expensas de materias orgánicas en descomposición

sarcoma : sarcoma, tipo de tumor maligno que es formado por tejido conectivo

scab : postilla, costra causada por una coagulación de sangre, pus y suero

scabies : escabiosis, sarna, sarcoptiosis, erupción de la piel, pruriginosa, causada por un ácaro

scar : cicatriz

scarlatina : escarlatina, enfermedad contagiosa aguda caracterizada por fiebre y erupción de la piel y la lengua, causada por la bacteria estreptococo; posteriormente hay descamación de la piel y la lengua

scarlet fever : fiebre escarlatina, enfermedad contagiosa aguda caracterizada por fiebre y erupción de la piel y la lengua, causada por la bacteria estreptococo; posteriormente hay descamación de la piel y la lengua

schizophrenia : esquizofrenia, enfermedad mental que presenta ambivalencia, alucinaciones y pérdida del contacto con la realidad

schizophrenic : esquizofrénico(a)

sciatica : ciática, dolor que abarca de la espalda a la parte posterior de las piernas y llega hasta el pie

scleritis : escleritis, inflamación de la esclerótica

sclerosis : esclerosis, induración progresiva de un tejido

sclerosis, multiple : esclerosis múltiple, enfermedad progresiva lenta de los nervios causada por la pérdida de mielina que cubre las fibras nerviosas

sclerotic : esclerótico(a)

scotoma : escotoma, punto ciego

scurvy : escorbuto, enfermedad causada por la carencia de vitamina C que resulta en encías sangrantes, anemia y debilidad

seasickness : mareo, náuseas causadas por el balanceo de un barco u otro vehículo

sebaceous cyst : quiste sebáceo, lobanillo

seborrhea : seborrea, producción excesiva de sebo

secondary : secundario(a), siguiente, dependiente, de segundo orden

secondary infection : infección secundaria, infección en una persona que ya sufre de una infección de otra naturaleza

sedentary : sedentario(a), relativo a inactividad

seizures : convulsiones, ataques

self-murderer : suicida

senility : senilidad, ancianidad, vejez

septic : séptico(a), contaminado por microorganismos (gérmenes)

septic illness : enfermedad séptica, estado tóxico causado por la contaminación con microorganismos

septicemia : septicemia, estado de contaminación por microorganismos en todo el cuerpo y la sangre

sequelae : secuelas, consecuencias de un problema médico o de un tratamiento

sequestra : secuestro, fragmento de tejido muerto separado del tejido sano

seroconversion : seroconversión, cambio de una prueba serológica de negativa a positiva

shock : choque, colapso, fallo, sacudida, estado causado por la circulación insuficiente de la sangre que se manifiesta con presión baja en las arterias, pulso rápido, temperatura baja, palidez y debilidad

shunt : anastomosis, abocamiento

sickly person : enfermizo(a), achacoso(a), panadizo(a), panarizo(a)

sickness : mal, enfermedad(f)

sickness, morning : asco, basca, la nausea que se presenta en las mañanas en el embarazo

sign : signo, señal

significance : importancia, significado

significant : significante, significativo(a), que tiene importancia

significantly : significativamente
signifying : significando
silicosis : silicosis, enfermedad causada por la inhalación de partículas de polvo de sílice
singultus : singulto, hipo
sinusitis : sinusitis, inflamación de los senos de la cara
skin infection : infección de la piel
sleeping sickness : enfermedad del sueño, enfermedad endémica de África causada por un protozoario, transmitida a través de la mosca tsé-tsé y que se manifiesta con debilidad, escalofríos, fiebre, letargo, somnolencia y pérdida de peso
smallpox : viruela, enfermedad infecciosa causada por un virus y que produce fiebre y una erupción con ampollas y pústulas diseminadas por todo el cuerpo
snakebite : mordedura de serpiente
sneeze : estornudo
somatic : somático(a), corporal
somnambulism : sonambulismo, camina dormido, andar en sueños, realiza actos complejos mientras duerme
sore : llaga, úlcera
sore, bed : llaga de cama, úlcera de cama, úlcera de decúbito
spasmodic : espasmódico(a), relativo al espasmo o de su naturaleza
spastic : espástico(a), que hace referencia a la espasticidad o a los espasmos
spasticity : espasticidad, aumento de la resistencia muscular
spermatocele : espermatocele
spider bite : picadura de araña
spinal column problems : problemas de la columna vertebral
spleen enlargement : agrandamiento del bazo
spleen, inflamed : bazo inflamado
spleen, swollen : bazo hinchado
splenomegaly : esplenomegalia, agrandamiento del bazo
split (personality) : desdoblado(a)
split personality : desdoblamiento, personalidad desdoblada
spondylitis : espondilitis, inflamación de las vertebras

spotting : manchado de sangre por la vagina, salida de sangre por la vagina en poca cantidad, por gotas

sprain : torcedura, esguince, rotura de un ligamento

sprain, ankle : torcedura del tobillo, esguince del tobillo, rotura de un ligamento del tobillo

sprain, back : torcedura de la espalda, esguince de la espalda, rotura de un ligamento de la espalda

sprain, foot : torcedura del pie, esguince del pie, rotura de un ligamento del pie

sputum : esputo, secreción de los bronquios expulsada por la boca

stain : mancha

stain, blood : mancha de sangre

stasis : estasis, estancamiento de una sustancia en una parte del cuerpo

status : estado, condición, situación

STDs : ETS, enfermedades venéreas, enfermedades genitales, enfermedades transmitidas por contacto sexual, enfermedades que resultan del acto sexual

steatorrhoea : esteatorrea, cantidad excesiva de grasas en las heces (excremento)

steatosis : esteatosis, acumulación excesiva de glóbulos grasos en los tejidos

stenosis : estenosis, estrechamiento de un conducto

sterility : esterilidad, incapacidad de fecundar o concebir

sternutation : estornudo

sting : picadura

sting, bee : picadura de abeja

sting, hornet : picadura de avispón

sting, insect : picadura de insecto

sting, wasp : picadura de avispa

stomatitis : estomatitis, inflamación de la mucosa oral

strabismus : estrabismo, bizquera, alineamiento anormal de los ojos causado por una deficiencia muscular

strain : tensión, esfuerzo

strain, eye : ojos cansados, ojos fatigados

strain, nervous : tensión nerviosa

stria : estría, raya, línea, surco fino

stroke : ataque cerebral

stroke (embolic) : infarto cerebral, embolia cerebral

stroke (hemorrhagic) : derrame cerebral

stroke, heat- : insolación, enfermedad causada por el calor y caracterizada por dolor de cabeza, piel seca y caliente, vértigo, pulso rápido, fiebre, colapso y confusión, dependiendo de la severidad

stroke, sun- : insolación, enfermedad causada por el calor y caracterizada por dolor de cabeza, piel seca y caliente, vértigo, pulso rápido, colapso, y confusión, dependiendo de la severidad

stump (limb) : muñón

stupor : estupor, pérdida parcial o casi completa de la conciencia

sty : orzuelo, inflamación supurativa de una glándula sebácea del párpado

subacute : subagudo(a)

subclinical : subclínico(a), que transcurre sin manifestar síntomas

suffocation : sofoco, sofocación, ahogamiento, falta de la respiración

suicidal : relativo al suicidio, del suicidio

suicide : suicidio

sumac, poison : zumaque venenoso

sunstroke : insolación, enfermedad causada por el calor y caracterizada por dolor de cabeza, piel seca y caliente, vértigo, pulso rápido, colapso y confusión, dependiendo de la severidad

superinfection : sobreinfección , nueva infección que complica una infección ya existente

suppuration : supuración, salida de pus de una herida u orificio

surdity : sordera, pérdida de la audición

swelling : hinchazón, tumefacción

swollen groin glands : encordio, incordio, inflamación de ganglios inguinales

swollen spleen : bazo hinchado

syndrome : síndrome, conjunto de síntomas y signos

synovitis : sinovitis, inflamación de la membrana sinovial

287

syphilis : sífilis o una infección venérea que se manifiesta con un chancro en el área genital, seguido por fiebre, malestar general, lesiones cutáneas, manchas en las mucosas, progresión tardía a lesiones cardiovasculares y del sistema nervioso central

T

tachyarrhythmia : taquiarritmia, forma rápida y a veces, irregular del ritmo cardíaco
tachycardia : taquicardia, aceleración del ritmo cardíaco
tapeworm : lombriz intestinal
tartar of the teeth : sarro
tatoo : tatuaje, dibujo permanente en la piel
telangiectasia : telangiectasia, dilatación de vasos terminales
tendency : tendencia
tendinitis : tendinitis, inflamación de un tendón
tenesmus : tenesmo, deseo doloroso e ineficaz de orinar o defecar
tenosynovitis : tenosinovitis, inflamación del tendón y de su vaina
testicular torsión : torsión del testículo, condición peligrosa causada por la rotación del testículo alrededor de su eje y sobre la propia arteria
tetanus : tétano, tétanos, enfermedad causada por una bacteria que se introduce a través de una herida y que causa espasmos musculares y rigidez de la mandíbula, el abdomen y el cuello
tetany : tetania, estado caracterizado por contracciones fuertes e intermitentes de los músculos
threat : amenaza
threatened : amenazado(a)
threatened abortion : amenaza de aborto
threatening : amenaza, amenazante
threatening problem : problema amenazante
thrombocytopenia : trombocitopenia, disminución del número de plaquetas sanguíneas
thrombocytosis : trombocitosis, aumento exagerado de las plaquetas sanguíneas

288

thromboembolism : tromboembolismo, obstrucción de un vaso sanguíneo con material trombótico

thrombophlebitis : tromboflebitis, inflamación de una vena acompañada por formación de trombo(s)

thrombosis : trombosis; formación, desarrollo, o presencia de un trombo

thrombosis coronary : trombosis coronaria

thrombus : trombo, tapón de sangre en el sistema circulatorio

thrush : afta, infección por hongos de la boca que causa placas blanquecinas

thyroid gland problems : problemas de la glándula tiroidea

thyroid gland, inflammation of the : inflamación de la glándula tiroidea

thyroiditis : tiroiditis, inflamación de la glándula tiroidea

thyrotoxicosis : tirotoxicosis, conjunto de síntomas debido a un exceso de hormonas tiroideas

tic : tic, movimiento involuntario que se produce repetidamente

tick : garrapata

tick bite : mordedura de garrapata

tinea : tiña, infección de la piel, causada por una clase de hongos

tinea pedis : tiña pedis, infección de la piel de los pies, superficial y a veces crónica, causada por una clase de hongos

tonsilitis : tonsilitis, amigdalitis, inflamación de una amígdala

tooth decay : caries

toothless : desdentado(a)

tophus : tofo, depósito de urato que se produce en los casos de gota

torn ligament : desgarro

torsade de pointes : torsade de pointes (Francés), forma electrocardiográfica de taquicardia ventricular

torsion : torsión, torcedura, giro de un órgano en torno a su eje

torsion, testicular : torsión del testículo, condición peligrosa causada por la rotación del testículo alrededor de su eje y sobre la propia arteria

torticollis : tortícolis, cuello torcido, cuello tieso, cuello rígido

toxemia : toxemia, intoxicación de la sangre

toxin : toxina, veneno, tóxico

toxoplasmosis : toxoplasmosis, enfermedad infecciosa causada por el microorganismo toxoplasma gondii
tracheitis : traqueítis, inflamación de la tráquea
trachoma : tracoma, enfermedad infecciosa de la conjuntiva y de la córnea
tract : tracto, haz de fibras, extensión, cordón, vía
transmission : transmisión, acto de transmitir o transferir algo, incluido una enfermedad
trauma : trauma, lesión causada por alguna cosa externa
traumatic : traumático(a), relativo a un trauma
traumatic illness : enfermedad traumática, enfermedad relativa a un trauma
tremor : temblor
tremor, intention : temblor intencional, temblor que aparece al intentar efectuar un movimiento
trench fever : fiebre de las trincheras, fiebre recurrente transmitida por piojos
tuberculin : tuberculina, prueba de anticuerpos usada para identificar tuberculosis
tuberculosis : tuberculosis, tisis, enfermedad causada por el bacilo de la tuberculosis
tumefaction : tumefacción, proceso de hinchazón
tumor : tumor, neoplasia, neoplasma
tumor growth : neoplasia, crecimiento de un tumor
tympanitis : timpanismo, acumulación de gas en los intestinos que causa distensión
typhoid : tifoidea, tifoideo(a)
typhoid fever : fiebre tifoidea, enfermedad infecciosa de los intestinos causada por una bacteria que se llama *Salmonella typhi*, la cual se manifiesta con fiebre, postración, diarrea, dolor de cabeza, la presencia de gas en los intestinos, manchas rosas en la piel, malestar y una carencia de energía
typhus : tifus, enfermedad infecciosa causada por una Rickettsia y caracterizada por fiebre, delirio y dolor de cabeza
typical : típico(a)
typical problem : problema típico

U

ulcer : úlcera, llaga con desintegración de los tejidos
ulcer, corneal : úlcera en la córnea
ulcer, decubitus : úlcera de decúbito; úlcera de cama, que es la formación de una úlcera y necrosis en la piel
ulcer, duodenal : úlcera duodenal, úlcera en la primera parte del intestino delgado
ulcer, gastric : úlcera gástrica, úlcera en el estómago
ulceration : ulceración, proceso de formación de una úlcera
ulcerogenic : ulcerogénico (a), que produce úlceras
ulcus cruris : úlcera crural, úlcera de la pierna
undernourished : malnutrido(a), desnutrido(a)
undernourishment : subalimentación, desnutrición
undulant fever : fiebre ondulante, fiebre de Malta, brucelosis, o fiebre del mediterráneo, que es una infección por una bacteria que se contrae por contacto con vacas
undulation : ondulación, en ondas, proceso que presenta ondas hacia arriba y luego hacia abajo; objeto con un borde irregular, ondeado
unstable : inestable
uremia : uremia, acumulación de urea en la sangre
uremic : urémico(a)
urethritis : uretritis, inflamación de la uretra
urinary tract infection : infección de la orina, infección del tracto urinario
uterine polyp : pólipo en el útero, protuberancia que se desarrolla en el revestimiento interno del útero
uterine prolapse : prolapso del útero, caída del útero, caída de la matriz
uveitis : uveítis, inflamación de la túnica vascular del ojo

V

vaccinia : viruela, infección viral de las vacas

vaginitis : vaginitis, inflamación de la vagina, en particular causada por una infección bacteriana o por hongos

vagolytic : vagolítico(a), que disminuye los efectos del nervio vago

varicella : varicela, infección viral que causa una enfermedad eruptiva de la piel con vesículas, que se convierten en pústulas

varices : várices, que son venas, arterias, o vasos linfáticos aumentados de tamaño y con forma irregular y tortuosa

varicocele : varicocele, aumento de las venas del cordón espermático que causa una masa blanda y benigna en el escroto

varicose : varicoso(a)

varicose vein : várice, vena varicosa, vena aumentada de tamaño y tortuosa

variola : variola, infección viral de las vacas

vasculitis : vasculitis, inflamación de los vasos sanguíneos

vegetative : vegetativo(a), estado relativo solamente a las funciones corporales involuntarias

venereal disease : enfermedad venérea, enfermedad transmitida por el acto sexual

venom : veneno

venous occlusion : oclusión de una vena, obstrucción de una vena, cierre de una vena

vesicle : vesícula, ampolla, bolsita que se forma en la piel que contiene líquido

vesicular : vesicular, en forma de vesícula o ampolla

victim : víctima

vigilance : vigilia, vigilancia, acción de estar despierto o alerta

violent vomiting : vomitona, vómitos violentos

viral : viral, vírico(a), perteneciente a un virus

virilization : virilización, masculinización

virus : virus

vomit : vómito

vomiting, act of : vómitos, acto de vomitar

vomiting, violent : vomitona, vómitos violentos, vómitos con gran fuerza

vomitus : vómito

vulvovaginitis : vulvovaginitis, inflamación de los genitales externos femeninos y de la vagina, en particular causada por una infección bacteriana o por hongos

W

wart : verruga, mezquino
warts, genital : verrugas genitales
wasp : avispa
wasp sting : picadura de avispa
wasting : marasmo, emaciación excesiva, malnutrición excesiva
weapon : arma
wen : lobanillo, quiste sebáceo
wheal : roncha
whitlow : panadizo, panarizo, absceso de la falange distal del dedo, del ápice o la punta del dedo
whooping cough (pertussis) : tosferina, pertussis, o sea una infección causada por una bacteria muy peligrosa que provoca accesos intensos de tos
worm (tapeworm) : lombriz intestinal
worm, intestinal : lombriz intestinal
wound : herida
wrinkles : arrugas

X

xanthoma : xantoma, granuloma lipoideo
xanthopsia : xantopsia, visión amarillenta
xenophobia : xenofobia, miedo irracional a conocer a personas o cosas foráneas, terror a los extranjeros
xenophobic : xenófobo, xenófoba, una persona que tiene miedo irracional a conocer a personas o cosas foráneas, terror a los extranjeros
xerophthalmia : xeroftalmía, sequedad en la conjuntiva causada por la carencia de vitamina A o por una enfermedad local en el ojo

xerostomia : xerostomía, excesiva sequedad en la boca causada por la disminución de la secreción de saliva

Y

yeast infection : infección por hongos
yellow fever : fiebre amarilla, enfermedad viral causada por la picadura de un mosquito y que produce ictericia, albuminuria y fiebre

Z

Zollinger-Ellison syndrome : síndrome de Zollinger-Ellison, enfermedad que se manifiesta con hiperacidez del estómago y resulta en ulceraciones del estómago y del intestino delgado

Diagnostic Phrases
Frases relacionadas con diagnósticos

You have / He has / She has / It has . . .
Ud. tiene / Él tiene / Ella tiene / Tiene . . .

You are / He is / She is / He is / It is . . .   **(temporarily)**
Ud. está / Él está / Ella está / Está . . .   (temporalmente)

You are / He is / She is / He is / It is . . .   **(permanently)**
Ud. es / Él es / Ella es / Es . . .   (permanentemente)

You need / He needs / She needs / It needs . . .
Ud. necesita / Él necesita / Ella necesita / Ello (aquello)
necesita . . .

A

ablepsy :
Tiene ablepsia, ceguera, o sea la incapacidad de ver.

abortion, threatened :
Tiene una amenaza de aborto

abrasion :
Tiene una abrasión.

abscess :
Tiene un absceso, que es una cavidad que contiene pus.

acidosis :
Tiene acidosis, o sea un estado de acidez del cuerpo y la sangre.

acne :
Tiene granitos o acné.

acrocyanosis :
Tiene acrocianosis, que es una enfermedad con mala circulación de las manos y los pies donde las manos y los pies se ponen amoratados, fríos y sudorosos.

acromegaly :
Tiene acromegalia, o sea un desorden que resulta de la secreción excesiva de la hormona del crecimiento y que se manifiesta por un aumento del tamaño de las manos, la cabeza, la cara, los pies, y el tórax.

acute illness :
Tiene una enfermedad aguda.

addiction :
Tiene una adicción o una dependencia de drogas.

Addisson's disease :
Tiene la enfermedad de Addisson, que es una enfermedad que resulta de la pérdida de función de la glándula suprarrenal y que se manifiesta con fatiga, presión baja, pérdida de peso, coloración oscura de la piel y las mucosas, anorexia y náusea.

adenitis :
Tiene adenitis o una inflamación de las glándulas.

adenoma :
Tiene un adenoma, que es un tumor benigno en alguna glándula.

adhesions :
Tiene adherencias bandas, como cicatrices, entre dos o más partes u órganos del cuerpo.

adnexitis :
Tiene anexitis, o sea una inflamación de los anexos (ovarios, trompas) femeninos.

aerophagy :
Tiene aerofagia o la acción de tragar aire.

affliction :
Tiene una aflicción o un sufrimiento.

agalactia :
Tiene agalactia, que es la ausencia de leche en los senos después del parto.

agammaglobulinemia :
Tiene agammaglobulinemia, que es un déficit de gammaglobulina en la sangre.

agoraphobia :
Tiene agorafobia, que es terror a los espacios abiertos.

agranulocytosis :
Tiene agranulocitosis, o sea una reducción marcada del número de leucocitos o glóbulos blancos de la sangre.

AIDS :
Tiene SIDA, que es el síndrome de inmunodeficiencia adquirida.

ailment :
Tiene una dolencia.

akathisia :
Tiene acatisia, que es la inhabilidad de quedarse sentado por una inquietud motora.

akinesia :
Tiene acinesia, que es la pérdida de la habilidad de moverse voluntariamente.

alcoholism :
Tiene alcoholismo o dipsomanía.

297

alexia :
Tiene alexia, que es la inhabilidad de entender el significado de palabras escritas o impresas.

alkalosis :
Tiene alcalosis, que es una disminución de la acidez de la sangre y tejidos.

allergic :
Es alérgico(a) porque tiene reacciones alérgicas.

allergies :
Tiene alergias o reacciones alérgicas.

alopecia :
Tiene alopecia, calvicie, o sea la carencia de pelo.

alveolitis :
Tiene alveolitis, que es una inflamación de los alvéolos del pulmón.

amblyopia :
Tiene ambliopía o visión disminuida.

amebas :
Tiene amibas (amebas).

amenorrhea :
Tiene amenorrea, que es la ausencia de la menstruación.

amnesia :
Tiene amnesia, que es la pérdida total o parcial de la memoria.

anaphylaxis :
Tiene una anafilaxis, que es una reacción alérgica generalizada y severa.

298

anemia :
Tiene anemia, que es una deficiencia en la sangre de glóbulos rojos.

anemia, aplastic :
Tiene anemia aplástica, que es una formación insuficiente de células de la sangre.

anergy :
Tiene anergia, o sea la falta de reacción a un estimulo inmunológico.

aneurysm :
Tiene un aneurisma, que es la dilatación de una arteria o del corazón.

angiitis :
Tiene angitis, que es una inflamación de un vaso sanguíneo o linfático.

angina :
Tiene angina, que es un dolor severo y estrangulado.

angina pectoris :
Tiene angina de pecho, que es un dolor severo y opresivo de pecho.

angioedema :
Tiene edema angioneurótico, que es una hinchazón debido a trastornos de la regulación vascular causados por una reacción alérgica.

angioneurotic problems :
Tiene problemas angioneuróticos, o sea trastornos funcionales de la regulación vascular.

anisocoria :
Tiene anisocoria, que es una desigualdad del diámetro de las pupilas.

ankle sprain :
Tiene una torcedura del tobillo, que es una rotura de un ligamento del tobillo.

ankylosis :
Tiene anquilosis, el endurecimiento, o la fijación de una coyuntura (articulación).

anomaly :
Tiene una anomalía, que es una desviación de la norma.

anorexia :
Tiene anorexia, o sea un estado crónico de falta de apetito debido a una obsesión por adelgazar.

anosmia :
Tiene anosmia, que es la pérdida o disminución del sentido del olfato.

anovulatory :
Está anovulatoria, o sea sin ovulación.

anoxia :
Tiene anoxia, que es la insuficiencia de oxígeno en los tejidos.

anthrax :
Tiene ántrax, que es una infección purulenta y negra de la piel.

anuria :
Tiene anuria, que es la ausencia de eliminación de orina.

aortitis :
Tiene una aortitis, o sea la inflamación de la aorta, que es una arteria principal del cuerpo que recorre el abdomen hasta que se divide.

apepsia :
Tiene apepsia, que es la cesación de la digestión.

aphtha :
Tiene un afta, que es una úlcera en una membrana mucosa.

aplasia :
Tiene aplasia, que es un desarrollo incompleto.

aplastic anemia :
Tiene anemia aplástica, que es la formación insuficiente de células de la sangre.

apophysitis :
Tiene apofisitis, que es la inflamación de una apófisis que es una prominencia, en particular de un hueso.

apoplexy :
Tiene apoplejía, que es un infarto cerebral o una embolia cerebral o un derrame cerebral.

appendicitis :
Tiene apendicitis, que es una inflamación del apéndice.

arrhythmia :
Tiene una arritmia, que es la falta del ritmo regular del latido cardíaco.

arterial occlusion :
Tiene una oclusión de una arteria, o sea un cierre de una arteria.

arteriosclerosis :
Tiene arteriosclerosis, que es un endurecimiento de las arterias.

arteritis :
Tiene arteritis, que es una inflamación de una arteria.

arthritis :
Tiene artritis, que es una inflamación de una o más articulaciones.

arthropathy :
Tiene artropatía, que es una enfermedad de las articulaciones.

arthrosis :
Tiene artrosis, que es una anomalía en una articulación por desgaste.

ascites :
Tiene ascitis, que es la acumulación de cierto líquido en el vientre.

asphyxia :
Tiene asfixia, o sea insuficiencia de oxígeno.

aspiration :
Tiene aspiración, que es la acción de inhalar hacía lugares anormales, especialmente los bronchios.

asthenia :
Tiene astenia, que es cansancio físico intenso.

asthma :
Tiene asma, que una enfermedad crónica que se manifesta con constricción de los bronquios, generalmente causado y provocado por alergías.

astigmatism :
Tiene astigmatismo, que es una condición donde hay irregularidad en la córnea del ojo.

asystole :
Tiene asistolia o paro cardíaco.

ataxia :
Tiene ataxia, que es la falta de coordinación de los movimientos voluntarios.

atheroma :
Tiene un ateroma, que es un depósito de grasa en las arterias.

atheromatosis :
Tiene ateromatosis, o sea depósitos de placas de grasa en las arterias.

athetosis :
Tiene atetosis, que es un movimiento involuntario y no coordinado de los miembros.

athlete's foot :
Tiene pie de atleta, que es una infección de la piel de los pies por hongos.

atony :
Tiene atonía, que es una ausencia o una deficiencia de la tensión o tono de un tejido o en los músculos de los extremidades.

atopic problem :
Tiene un problema atópico, que es un problema de alergia.

atrophy :
Tiene atrofia, que es la disminución del tamaño de una célula, tejido, órgano o miembro.

atrophy of the heart :
Tiene atrofia del corazón.

atrophy of the testicle :
Tiene atrofia del testículo.

attack :
Tiene un ataque.

aura :
Tiene una aura, que es una sensación que precede a un ataque como el epiléptico o la migraña.

autoimmune disease :
Tiene una enfermedad autoinmune, o sea una enfermedad relacionada con reacciones inmunológicas hacia elementos del propio cuerpo.

automatism :
Tiene automatismo, que es un movimiento que no está bajo el control voluntario.

azoospermia :
Tiene azoospermia, que es la falta de espermatozoos en el semen.

azotemia :
Tiene azotemia, azoemia, o sea un exceso de cuerpos nitrogenados en la sangre.

B

bacillus :
Tiene un bacilo, que es una bacteria en forma de bastoncillo.

back problems :
Tiene problemas de la espalda.

back sprain :
Tiene una torcedura de la espalda, que es una rotura de un ligamento de la espalda.

bacteremia :
Tiene bacteriemia, que es la presencia de bacterias en la sangre.

bacterial infection :
Tiene una infección por una bacteria.

bacteroid organism :
Tiene un bacteroide, que es un organismo que se asemeja una bacteria.

balanitis :
Tiene balanitis, que es una inflamación del pene, el miembro viril.

baldness :
Tiene calvicie, o está sin pelo.

bed sore :
Tiene una llaga, que es una úlcera de decúbito.

bee sting :
Tiene una picadura de abeja.

benign problem :
Tiene un problema benigno, o sea un problema de poca gravedad.

beriberi :
Tiene beriberi, que es una inflamación de los nervios causada por una deficiencia de la vitamina B1 o tiamina.

bite :
Tiene una mordedura.

bite, cat :
Tiene una mordedura de gato.

bite, dog :
Tiene una mordedura de perro.

bite, frost :
Tiene una congelamiento parcial de los dedos o las orejas.

bite, human :
Tiene una mordedura humana.

bite, rat :
Tiene una mordedura de rata.

bite, snake- :
Tiene una mordedura de serpiente.

bite, spider :
Tiene una picadura de araña.

bite, tick :
Tiene una mordida de garrapata.

blackheads :
Tiene espinillas.

bladder stones :
Tiene cálculos, o sea piedras en la vejiga.

bleb :
Tiene una ampolla.

bleeding, excessive :
Tiene sangrado excesivo o hemorragia severa.

blemish :
Tiene un lunar o mancha.

blepharitis :
Tiene blefaritis, que es una inflamación del borde libre de los párpados.

blind :
Es ciego(a).

blindness :
Tiene ceguera o ablepsia, o sea la incapacidad de ver.

blister :
Tiene una ampolla.

blood clot :
Tiene un coágulo de sangre o sangre coagulada.

blood poisoning :
Tiene envenenamiento de la sangre.

blood pressure, high :
Tiene presión alta.

blood pressure, low :
Tiene presión baja.

blood problems :
Tiene problemas de la sangre.

boil (skin) :
Tiene un grano enterrado, un nacido, o un tacotillo.

bow-legged :
Es corvo(a) o zambo(a).

bradycardia :
Tiene bradicardia, que es una lentitud anormal del ritmo cardíaco.

bradykinesia :
Tiene bradiquinesia, que es una lentitud anormal de los movimientos.

bradypnea :
Tiene bradipnea, o sea la respiración lenta.

bronchial asthma :
Tiene asma bronquial, o sea enfermedad crónica que se manifiesta con constricción de los bronquios, generalmente causado o provocado por alergias.

bronchiectasis :
Tiene bronquiectasias, que es una distorción y dilatación de los bronquios.

bronchitis :
Tiene bronquitis, que es inflamación de los bronquios o catarro de pecho.

bronchoconstriction :
Tiene broncoconstricción, que es la disminución del diámetro de los bronquios.

bronchodilatation :
Tiene broncodilatación, que es la dilatación de los bronquios.

bronchopneumonia :
Tiene bronconeumonía, que es una inflamación pulmonar difusa, generalmente causada por un agente infeccioso.

bronchospasm :
Tiene broncoespasmo, que es un espasmo de los bronquios.

brucellosis :
Tiene brucelosis, fiebre de Malta, fiebre del mediterráneo, o fiebre ondulante, que es una infección por una bacteria que se contrae por contacto con vacas.

bruise :
Tiene un moretón.

bubonic fever :
Tiene fiebre bubónica, que es fiebre causada por una bacteria muy peligrosa.

bulla :
Tiene una ampolla.

bullous lesion :
Tiene una lesión bulosa, que es una lesión con bulas o ampollas.

bump :
Tiene un chichón o un chinchón.

bunion :
Tiene un juanete, que es una inflamación de la primera bursa del dedo pulgar del pie.

burn :
Tiene una quemadura.

bursitis :
Tiene una bursitis, que es una inflamación de la bolsa articular.

C

cachexia :
Tiene caquexia, que es un adelgazamiento extremo y debilitamiento general.

Caisson's disease :
Tiene la enfermedad de Caisson, que es una enfermedad que consiste en dolor de los nervios, parálisis, y dificultad para la respiración, causada por la liberación de burbujas de nitrógeno en los tejidos.

calcemia :
Tiene calcemia, o sea un nivel elevado de calcio en la sangre.

calciuria :
Tiene calciuria, o sea mucho calcio en la orina.

calculus :
Tiene un cálculo o piedra.

calculus , dental :
Tiene cálculo dental o sarro dental.

callous :
Tiene un callo, que es un engrosamiento de la piel.

callus :
Tiene una callosidad, que es un engrosamiento de la piel.

cancer :
Tiene cáncer.

cancerous problem :
Tiene un problema canceroso.

candidiasis :
Tiene candidiasis, que es una infección por un hongo del género Cándida.

canker :
Tiene una úlcera.

carbuncle :
Tiene un grano enterrado, un nacido, o un tacotillo.

carcinoma :
Tiene un carcinoma o un tumor nocivo.

cardiac infarction :
Tiene un infarto del corazón, que es la muerte de un área del corazón.

cardialgia :
Tiene cardialgia o un dolor del corazón.

cardiogenic problem :
Tiene un problema cardiogénico, que es un problema de origen cardíaco.

cardiomegaly :
Tiene cardiomegalia, que es un aumento del tamaño del corazón.

cardiomyopathy :
Tiene una cardiomiopatía, que es un trastorno crónico que afecta al músculo cardíaco.

cardiopathy :
Tiene una cardiopatía, que es una dolencia o aflicción cardíaca.

carditis :
Tiene carditis, que es una inflamación del corazón.

caries, dental :
Tiene caries o dientes podridos, que son deterioros localizados en los dientes.

cat bite :
Tiene una mordedura de gato.

cataract :
Tiene una catarata, que es enturbiamiento de la transparencia del cristalino o lente del ojo.

catarrh :
Tiene catarro.

catatonia :
Tiene catatonia, que es un estado caracterizado por mutismo y mantenimiento de una postura rígida por tiempo prolongado.

cavities, dental :
Tiene caries o dientes podridos, que son deterioros localizados en los dientes.

cellulitis :
Tiene celulitis, que es una inflamación del tejido bajo la piel.

cellulitis, orbital :
Tiene celulitis orbital, que es una inflamación del tejido bajo la piel de la órbita.

cephalalgia :
Tiene cefalalgia, jaqueca, o un dolor de cabeza.

cerebral hemorrhage :
Tiene un derrame cerebral.

cerebral infarction :
Tiene un infarto cerebral, una embolia cerebral, o sea muerte de un área de cerebro.

cerebral palsy :
Tiene parálisis cerebral o diplejía espástica.

cerebral paralysis :
Tiene parálisis cerebral o diplejía espástica.

chancre :
Tiene un chancro, tipo de llaga que resulta por transmisión sexual.

change of life :
Tiene menopausia, que es la cesación de la menstruación en la mujer.

chest cold :
Tiene un catarro en el pecho o resfriado en el pecho.

chickenpox :
Tiene varicela, que es una infección viral a que causa una enfermedad eruptiva de la piel con vesículas que a veces se convierten en vesículas con pus.

chlamydia :
Tiene clamidia, que es una infección de los genitales transmitida por actividad sexual.

chloasma :
Tiene cloasma, o sea manchas pigmentadas que aparecen generalmente en la cara, frecuentes en el embarazo.

cholangitis :
Tiene colangitis, que es una inflamación de las vías biliares.

cholecystitis :
Tiene colecistitis, que es una inflamación de la vesícula biliar.

cholelithiasis :
Tiene colelitiasis, que es la presencia de una o más piedras en los conductos de la vesícula biliar.

cholera :
Tiene cólera, que es una infección de los intestinos que provoca diarrea severa, causada por una bacteria.

cholestasis :
Tiene colestasis, que es la retención de hiel o bilis en los conductos de la vesícula biliar.

chorea :
Tiene corea, que es un exceso de movimientos involuntarios.

choroiditis :
Tiene coroiditis que es una inflamación de la coroides del ojo.

chronic illness :
Tiene una enfermedad crónica, que es una enfermedad de larga duración.

chronic problem :
Tiene un problema crónico, de desarrollo lento, o de larga duración.

cicatrization :
Tiene cicatrización, que es el proceso de formación de una cicatriz.

cirrhosis :
Tiene cirrosis, que es una enfermedad caracterizada por una degeneración del hígado.

classic symptoms :
Tiene síntomas clásicos.

claudication :
Tiene claudicación o cojera, que es causada por una isquemia debida a esclerosis y estrechamiento de las arterias de las piernas.

claustrophobia :
Tiene claustrofobia, que es terror irracional a los espacios pequeños o encerrados.

314

cleft palate :
Tiene una fisura del paladar.

clinical problem :
Tiene un problema clínico.

clonic problem :
Tiene un problema clónico, o sea un problema relativo al movimiento del cuerpo durante una convulsión.

clot :
Tiene un coágulo que es sangre coagulada.

clot, blood :
Tiene un coágulo de sangre, que es sangre coagulada.

cold (disease) :
Tiene catarro o resfriado.

cold, chest :
Tiene catarro en el pecho o resfriado en el pecho.

colic :
Tiene cólico, o sea espasmos del intestino manifestados por dolor en el abdomen.

colitis :
Tiene una colitis, una inflamación del intestino grueso.

colonopathy :
Tiene una colonopatía, o sea una enfermedad del intestino grueso.

color-blindness :
Tiene daltonismo, que es la incapacidad de percibir ciertos colores.

coma :
Está en coma, que es una pérdida completa de la conciencia.

comatose :
Está comatoso(a) o en coma, que es una pérdida completa de la conciencia.

comedone :
Tiene un comedón o una espinilla.

complication :
Tiene una complicación.

condition :
Tiene una condición o un estado físico.

condyloma :
Tiene un condiloma, que es una excrecencia parecida a una verruga.

congenital defect :
Tiene un defecto congénito.

congenital problem :
Tiene un problema congénito o problema innato.

conjunctivitis :
Tiene conjuntivitis, que es una inflamación de la mucosa que cubre el interior de los ojos.

consumption (disease) :
Tiene marasmo o tuberculosis.

contact :
Es un contacto, o sea un individuo que ha estado relacionado con un enfermo.

contagion :
Tiene sustancia causante de una enfermedad infecciosa.

contagious :
Es contagioso(a).

contaminated :
Está contaminado(a).

contamination, There is :
Hay contaminación.

contracture :
Tiene una contractura, que es una contracción persistente e
involuntaria de músculos, flexión permanente por consecuencia
de daño a un músculo o un tendón.

contusion :
Tiene una contusión, que es una lesión por golpe.

conversion reaction :
Tiene una reacción de conversión, o sea la transformación de las
emociones en manifestaciones físicas o corporales.

convulsion :
Tiene una convulsión, que es un ataque, que es una contracción
repentina, violenta, involuntaria y dolorosa de los músculos.

convulsions :
Tiene convulsiones o ataques.

cor pulmonale :
Tiene corazón pulmonar, que es una enfermedad del corazón
derecho causada por una enfermedad de los pulmones.

corn (callous) :
Tiene un callo o un engrosamiento de la piel.

corneal ulcer :
Tiene una úlcera en la córnea.

coxalgia :
Tiene coxalgia, que es un dolor de la articulación de la cadera.

crabs (disease) :
Tiene ladillas.

creatinemia :
Tiene creatinemia, que es la presencia de mucha creatina en la sangre.

crippled :
Es tullido(a), lisiado(a), o impedido(a).

crisis :
Tiene una crisis, o sea un empeoramiento repentino.

crossallergy :
Tiene una alergia cruzada, o sea una alergia a sustancias emparentadas.

cross-eyed :
Es bizco(a).

crossinfection :
Tiene una infección cruzada, que es un contagio mutuo entre dos personas afectadas.

crossresistance :
Tiene resistencia cruzada, que es una resistencia a antibióticos emparentados.

croup :
Tiene crup o garrotillo.

crown (dental) :
Tiene una corona.

crystalluria :
Tiene cristaluria, que es la presencia de cristales en la orina.

cyanosis :
Tiene cianosis, que es la coloración azulada o violácea de la piel y de las mucosas.

cycloplegia :
Tiene cicloplejía, que es una parálisis del músculo ciliar.

cyst :
Tiene un quiste , que es un tumor que contiene líquido.

cyst, ovarian :
Tiene un quiste en los ovarios.

cyst, penile :
Tiene un quiste en el pene.

cyst, sebaceous :
Tiene un lobanillo o un quiste sebáceo.

cystic problem :
Tiene un problema quístico.

cystic fibrosis :
Tiene fibrosis quística, que es una enfermedad caracterizada por la producción excesiva de moco espeso que causa obstrucción de los conductos en los pulmones, los intestinos, y el sistema biliar.

cystitis :
Tiene cistitis, que es una inflamación o una infección de la vejiga urinaria.

D

dandruff :
Tiene caspa, o sea descamación del cuero cabelludo.

danger, There is :
Hay peligro.

dead :
Está muerto(a).

deaf :
Es sordo(a).

deaf-mute :
Es un sordomudo.

deafness :
Tiene sordera, que es la incapacidad de oír.

debilitation :
Tiene debilitamiento.

decompensated :
Está descompensado(a).

decompensation :
Tiene descompensación.

decubitus :
Está en posición de decúbito o acostado.

decubitus ulcer :
Tiene una úlcera de decúbito o úlcera de cama, que es la formación de una úlcera y necrosis en la piel.

defect, congenital :
Tiene un defecto congénito.

deficiency :
Tiene una deficiencia o la falta de algo.

deficit :
Tiene un déficit o una falta.

deformed part :
Tiene una parte deformada.

deformed extremity :
Tiene una deformación de una extremidad.

degeneration, macular :
Tiene una degeneración de la mácula, que es una degeneración de la parte del ojo donde radica la visión.

degenerative problem :
Tiene un problema degenerativo, que es un problema que produce degeneración.

dehydration :
Tiene deshidratación, que es carencia de agua en el cuerpo.

delirium :
Tiene delirio, que es la falta de habilidad para pensar claramente.

delirium tremens :
Tiene delirium tremens, que es una enfermedad peligrosa con delirio y alucinaciones, producida por el síndrome de abstinencia de alcohol.

dementia :
Tiene demencia, que es un deterioro progresivo de las funciones intelectuales.

dementia praecox :
Tiene demencia precoz o esquizofrenia.

demineralization :
Tiene desmineralización, que es la pérdida de sales minerales del cuerpo o de los tejidos.

dengue :
Tiene dengue, que es una infección viral y endémica que es transmitida por un mosquito.

dental calculus :
Tiene cálculo dental o sarro dental.

dental caries :
Tiene caries o dientes podridos, que es un deterioro localizado en los dientes.

dental cavities :
Tiene caries o dientes podridos, que es un deterioro localizado en los dientes.

deossification :
Tiene deosificación, que es la pérdida de sales minerales del hueso.

dependent personality :
Tiene una personalidad dependiente.

depersonalization :
Tiene despersonalización, que es una sensación de extrañeza.

depigmentation :
Tiene despigmentación, que es la escasez o la carencia parcial o total de pigmentación de la piel.

depletion :
Tiene depleción, que es menoscabo de alguna sustancia del cuerpo.

depression :
Tiene depresión o tristeza.

deprivation :
Tiene una privación o una carencia.

dermatitis :
Tiene dermatitis, que es una inflamación de la piel.

dermatomycosis :
Tiene dermatomicosis, que es una enfermedad de la piel causada por hongos.

dermatophytosis :
Tiene dermatofitosis, que es una enfermedad de la piel causada por hongos.

dermatosis :
Tiene dermatosis, que es una enfermedad de la piel.

dermographia :
Tiene dermografía o dibujos en la piel.

desquamation :
Tiene descamación, que es la formación exagerada de escamas en la piel.

destruction :
Tiene destrucción.

diabetes :
Tiene diabetes, que es una enfermedad caracterizada por la presencia de azúcar en niveles elevados en la sangre y la orina.

323

diabetic :
Es diabético(a).

diabetic retinopathy :
Tiene retinopatía diabética, que es una enfermedad donde se produce daño a la retina del ojo a causa de la diabetes.

diathesis :
Tiene una diátesis, que es una predisposición a contraer ciertas enfermedades.

diphtheria :
Tiene difteria, que es una infección de la garganta por una bacteria muy peligrosa.

diplopia :
Tiene diplopía, o visión doble.

dipsomania :
Tiene dipsomanía o alcoholismo.

discoid problem :
Tiene un problema de aspecto discoide, o sea un problema en forma de un disco.

disease :
Tiene una enfermedad.

disease presentation :
Tiene una presentación de una enfermedad, o sea la forma en que una enfermedad se manifiesta.

disease, autoimmune :
Tiene una enfermedad autoinmune o sea una enfermedad relacionada con reacciones inmunológicas hacia elementos del propio cuerpo.

disease, heart :
Tiene una enfermedad del corazón.

disease, kidney :
Tiene una enfermedad del riñón.

disease, lung :
Tiene una enfermedad de los pulmones.

disease, mental :
Tiene una enfermedad mental.

dislocation :
Tiene una dislocación, que es un desplazamiento de un hueso de una articulación.

disorder :
Tiene un desorden o un trastorno.

disorder, mental :
Tiene un trastorno mental.

displacement :
Tiene un desplazamiento, que es algo que se ha movido de lugar.

dissemination of infection :
Tiene una diseminación, que es la propagación de una infección.

dissociation :
Tiene disociación, que es la pérdida de la facultad para el pensamiento coherente.

distention :
Tiene distensión, que es estiramiento excesivo de un tejido o órgano.

distortion mental :
Tiene distorsión mental, que es una tergiversación de las ideas.

diuresis :
Tiene diuresis, que es la formación y excreción de la orina.

diverticulitis :
Tiene diverticulitis, que es una inflamación de un divertículo del intestino.

dog bite :
Tiene una mordedura de perro.

donor :
Es un(a) donante, que es una persona que otorga o da algo a una persona receptora.

double pneumonia :
Tiene neumonía o pulmonía doble.

Down Syndrome :
Tiene Síndrome de Down.

drainage :
Tiene un drenaje, que es una derivación de líquidos mediante un tubo o similar.

dropsy :
Tiene hidropesía, que es una insuficiencia cardíaca.

drug addiction :
Tiene adicción a las drogas.

duodenal ulcer :
Tiene una úlcera duodenal que es una úlcera en la primera parte del intestino delgado.

duodenitis :
Tiene duodenitis, que es una inflamación de la primera parte del intestino delgado.

dwarf :
Es un(a) enano(a).

dysarthria :
Tiene disartria, que es una dificultad para hablar y pasar la saliva.

dyscrasia of the blood :
Tiene una discrasia de la sangre, que es una composición alterada de la sangre.

dysentery :
Tiene disentería, que es una enfermedad intestinal que causa diarrea grave con sangre.

dysfunction :
Tiene una disfunción, que es la perturbación del funcionamiento de un órgano.

dysgenesis :
Tiene disgenesia, que es un desarrollo defectuoso.

dysgeusia :
Tiene disgeusia, que es perversión del gusto.

dyskinesia :
Tiene discinesia, que es una dificultad para los movimientos.

dysmenorrhea :
Tiene dismenorrea, que es un trastorno de la menstruación.

dyspareunia :
Tiene dispareunia, que es dolor durante la relación sexual.

dyspepsia :
Tiene dispepsia, que es un trastorno de la digestión.

dysphagia :
Tiene disfagia, que es una dificultad o la imposibilidad de ingerir, tragar.

dysphoria :
Tiene disforia, que es un malestar general vago e indeterminado.

dysplasia :
Tiene displasia, que es una anomalía en el desarrollo de un órgano o tejido.

dyspnea :
Tiene disnea, que es una dificultad para respirar.

dystonia :
Tiene distonía, que es la falta de tensión normal de los músculos.

dystrophy :
Tiene distrofia, que es el crecimiento anormal e incompleto de un organismo o tejido.

dysuria :
Tiene disuria, que es una emisión dolorosa de la orina.

E

eardrum perforation :
Tiene una perforación del tímpano o tímpano roto.

eclampsia :
Tiene eclampsia, que es una enfermedad caracterizada por presión alta y convulsiones que ocurre en mujeres embarazadas.

ectopic problem :
Tiene un problema ectópico, que se encuentra o se produce fuera del lugar habitual.

ectopic pregnancy :
Tiene un embarazo ectópico, o sea un embarazo fuera de la matriz.

ectropion :
Tiene un ectropión, que es una eversión en la comisura del párpado.

eczema :
Tiene un eczema, que es una enfermedad cutánea e inflamatoria que no es contagiosa.

edema :
Tiene edema, que es líquido excesivo en los tejidos.

edema, pulmonary :
Tiene edema pulmonar, que es líquido excesivo en los pulmones.

effusion :
Tiene una efusión o un derrame.

emaciation :
Tiene enflaquecimiento extremo, que es la pérdida extrema de la grasa corporal y el tejido muscular.

embolic stroke :
Tiene un infarto cerebral producido por una embolia.

embolism :
Tiene una embolia, que es una oclusión de un vaso por un coágulo, una placa o una burbuja de aire.

embolus :
Tiene una embolia, que es un coágulo que viaja por la sangre hasta que se aloja en un vaso sanguíneo y obstruye el flujo a través del mismo.

emergency :
Tiene una emergencia.

emesis :
Tiene emesis o vómitos.

emphysema (pulmonary) :
Tiene enfisema, que es una enfermedad pulmonar caracterizada por la destrucción de los alvéolos o células del pulmón con la formación de cavidades de aire.

emphysema (tissue) :
Tiene presencia de aire en tejidos corporales.

empyema :
Tiene un empiema, que es una acumulación de pus en una cavidad natural.

enanthema :
Tiene enantema, o sea manchas rojas en las mucosas orales.

encephalitis :
Tiene una encefalitis, que es una inflamación del cerebro.

encephalomyelitis :
Tiene una encefalomielitis, que es una inflamación del cerebro y de la médula espinal.

encephalopathy :
Tiene una encefalopatía, que es una enfermedad que afecta el funcionamiento del cerebro.

endemic disease :
Tiene una enfermedad endémica, que es aquella que existe por largos periodos de tiempo en una población.

endocarditis :
Tiene una endocarditis, que es una inflamación de la membrana que reviste la parte interna del corazón.

endogastritis :
Tiene endogastritis, que es una inflamación de la membrana que reviste la parte interna del estómago.

endometriosis :
Tiene una endometriosis, que es un trastorno en el cual tejido similar al endometrio se forma fuera del útero.

endotoxin :
Tiene una endotoxina, que es una toxina bacteriana liberada cuando la pared de la bacteria se rompe.

enlargement :
Tiene un agrandamiento.

enlargement, heart :
Tiene agrandamiento del corazón.

enlargement, joint :
Tiene agrandamiento de la articulación.

enlargement, kidney :
Tiene agrandamiento del riñón.

enlargement, liver :
Tiene agrandamiento del hígado.

enlargement, renal :
Tiene agrandamiento del riñón.

enlargement, spleen :
Tiene agrandamiento del bazo.

enteralgia :
Tiene enteralgia, que es dolor de los intestinos.

enteritis :
Tiene enteritis, que es una inflamación del intestino delgado.

enterocolitis :
Tiene enterocolitis, que es una inflamación de los intestinos delgado y grueso.

enterogastritis :
Tiene enterogastritis, que es una inflamación del intestino delgado y el estómago.

enteroplegia :
Tiene enteroplejía, que es una parálisis del intestino delgado.

entropion :
Tiene un entropión, que es una inversión del párpado.

enuresis :
Tiene enuresis, que es una emisión involuntaria de orina en la noche.

eosinophilia :
Tiene eosinofilia, que es un aumento de células eosinófilas en la sangre.

epicondylitis :
Tiene epicondilitis, que es una inflamación del epicóndilo.

epidemic disease:
Tiene una enfermedad epidémica.

epidermophitosis :
Tiene epidermofitosis, que es una infección de hongos de la capa superficial de la piel.

epididymitis :
Tiene epididimitis, que es una inflamación del epidídimo, un órgano arriba del testículo.

epigastralgia :
Tiene epigastralgia, que es un dolor alrededor de estómago.

epiglottiditis :
Tiene epiglotitis, que es una inflamación de la epiglotis.

epilepsy :
Tiene epilepsia, que es un desorden neurológico que se manifiesta con convulsions o ataques.

epinephritis :
Tiene epinefritis, que es una inflamación del revestimiento del riñón.

epipharyngitis :
Tiene epifaringitis, que es una inflamación de la parte superior de la faringe.

episcleritis :
Tiene episcleritis, que es una inflamación del tejido entre la esclerótica y la conjuntiva.

epistaxis :
Tiene epistaxis o sangrado por la nariz.

epithelioma :
Tiene un epitelioma, que es un tumor de la piel o de las mucosas.

epitympanitis :
Tiene epitimpanitis, que es una inflamación de la porción superior del tímpano.

ergotism :
Tiene ergotismo, que es una intoxicación producida por el cornezuelo.

erosion :
Tiene una erosión, que es un desgaste o destrucción o ulceración de un tejido.

eructation :
Tiene eructación o eructos.

eruption (dental) :
Tiene un brote de un diente.

eruption (skin) :
Tiene una erupción de la piel.

erysipelas :
Tiene erisipela, que es un tipo de infección cutánea aguda.

erythema :
Tiene eritema o enrojecimiento en la piel.

erythrasma :
Tiene eritrasma, que es una enfermedad de la piel en la que aparece una placa amarilla pardusca, sobre todo en las caras internas de los muslos, las ingles y las axilas.

esophagitis :
Tiene una esofagitis, que es una inflamación del esófago que es una parte del tubo digestivo.

etiology, We know the :
Sabemos la etiología o la causa de la enfermedad.

euphoria :
Tiene euforia, que es una sensación de bienestar.

evolution :
Tiene una evolución, que es un cambio de un estado a un otro.

exacerbation :
Tiene una exacerbación, que es un empeoramiento o un incremento súbito en la gravedad de los síntomas.

exanthema :
Tiene un exantema, que es una erupción en la piel.

excessive bleeding :
Tiene sangrado excesivo o hemorragia desmesurada.

excessive thirst :
Tiene sed excesiva o sed desmesurada.

excoriation :
Tiene una excoriación, que es una abrasión de la capa superficial de la piel.

excrescence :
Tiene una excrecencia, que es una protrusión de un tumor que sale de la superficie de una parte u órgano.

exfoliation :
Tiene una exfoliación, que es un desprendimiento en escamas o capas.

exogenous cause:
Tiene una causa exógena, que es una causa externa.

exophthalmos :
Tiene exoftalmía, que es la propulsión del globo del ojo.

extrasystole :
Tiene una extrasístole, que es un latido prematuro del corazón.

extravasation :
Tiene extravasación, que es un escape de sangre u otro líquido de los vasos sanguíneos.

extreme disease :
Tiene una enfermedad extrema o muy grave.

exudate :
Tiene un exudado, que es líquido que aparece en una superficie inflamada.

eye strain :
Tiene ojos cansados u ojos fatigados.

F

farsighted :
Es présbite, que es una persona con la habilidad para ver lejos.

farsightedness :
Tiene presbicia, que es la habilidad para ver bien de lejos.

fasciculation :
Tiene una fasciculación, que es una contracción espontánea y desordenada de varias fibras de los músculos.

fatal problem:
Tiene un problema fatal, que es un problema que produce la muerte.

febrile :
Tiene una fiebre.

felon :
Tiene un panadizo, un panarizo, o sea un absceso de la punta o el ápice del dedo de un dedo.

ferriprive :
Tiene una privación de hierro, que es una carencia de hierro.

fester :
Tiene una llaga.

fetal alcohol syndrome :
Tiene el síndrome alcohol fetal.

fetal presentation :
Tiene una presentación fetal, o sea la presentación del feto respecto al cuello uterino.

fever, hay :
Tiene fiebre de heno, que es una enfermedad causada por alergias.

fever, rheumatic :
Tiene fiebre reumática, que es una enfermedad febril acompañada de dolores de las articulaciones y que puede dejar complicaciones cardíacas y renales.

fever, scarlet :
Tiene fiebre escarlatina, que es una enfermedad contagiosa aguda caracterizada por fiebre y erupción de la piel y la lengua, causada por la bacteria estreptococo; posteriormente hay descamación de la piel y la lengua.

fibrillation :
Tiene fibrilación, o sea contracciones desordenadas e ineficaces del corazón.

fibroid :
Tiene un fibroma, que es un tumor benigno compuesto de tejido fibroso.

fibroma :
Tiene un fibroma, que es un tumor benigno compuesto de tejido fibroso.

fibrosis :
Tiene fibrosis, que es un aumento del tejido fibroso.

fibrositis :
Tiene fibrositis, que es una inflamación del tejido conjuntivo, en particular en el área de las articulaciones.

fissure :
Tiene una fisura o una hendidura.

fistula :
Tiene una fístula, que es una comunicación anormal entre dos órganos.

flat foot :
Tiene pie plano.

flu :
Tiene influenza, que es una enfermedad respiratoria de origen viral.

fluor albus :
Tiene leucorrea o flujo blanquecino.

flush :
Tiene rubor o enrojecimiento facial.

flutter :
Tiene aleteo del corazón.

folliculitis :
Tiene foliculitis, que es una inflamación de uno o más folículos pilosos.

foot sprain :
Tiene una torcedura del pie, que es una rotura de un ligamento del pie.

fracture :
Tiene una fractura, que es una quebradura o ruptura de una parte, especialmente de un hueso.

fractured bone :
Tiene un hueso fracturado o quebrado.

frost bite :
Tiene una lesión por congelamiento parcial de los dedos o las orejas.

fungal infection :
Tiene una infección por hongos.

fungus :
Tiene hongos.

furuncle :
Tiene un furúnculo, un grano profundo, o un grano enterrado.

furunculosis :
Tiene furunculosis, que es la aparición de furúnculos.

G

galactorrhoea :
Tiene galactorrea, que es la secreción espontánea de leche por el pezón.

gallstones :
Tiene cálculos biliares o piedras biliares.

ganglion :
Tiene un ganglio engrosamiento localizado en un nervio, tendon, o aponeurosis.

ganglionitis :
Tiene una ganglionitis, que es una inflamación de un ganglio.

gangrene :
Tiene gangrena, que es la muerte local de los tejidos por falta de irrigación sanguínea adecuada.

gash :
Tiene una cuchillada.

gastralgia :
Tiene gastralgia, que es un dolor de estómago.

gastric ulcer :
Tiene una úlcera gástrica que es una úlcera en el estómago.

gastritis :
Tiene gastritis, que es una inflamación del estómago.

gastroduodenitis :
Tiene gastroduodenitis, que es una inflamación del estómago y de la primera parte del intestino delgado.

gastroenteritis :
Tiene gastroenteritis, que es una inflamación del estómago y del intestino delgado.

gastronephritis :
Tiene gastronefritis, que es una inflamación del estómago y del riñón.

gastrorrhagia :
Tiene gastrorragia o hemorrhagia del estómago.

genital problems :
Tiene problemas con las partes genitales.

genital warts :
Tiene verrugas genitales.

germ :
Tiene un germen, que es un microorganismo que causa una enfermedad.

giantism :
Tiene gigantismo, que es un tamaño grande y anormal.

gigantic organ :
Tiene un órgano gigantesco.

gingivitis :
Tiene una gingivitis, que es una inflamación de las encías.

glandular fever :
Tiene fiebre glandular o mononucleosis, que es una infección viral.

glandular glaucoma :
Tiene glaucoma glandular.

glaucoma :
Tiene glaucoma, que es una enfermedad de los ojos con aumento de la presión intraocular.

glomerulonephritis :
Tiene glomerulonefritis, que es una enfermedad renal con inflamación de los glomérulos.

glossitis :
Tiene glositis, que es una inflamación de la lengua.

glossodynia :
Tiene glosodinia, que es dolor de lengua.

glutton :
Es un glotón (una glotona).

glycosuria :
Tiene glucosuria, que es la presencia de la glucosa en la orina.

goiter :
Tiene bocio, que es un engrosamiento de la glándula tiroides.

gonococcus :
Tiene gonococo, que es una infección venérea.

gonorrhea :
Tiene gonorrea, que es una infección de la mucosa urinaria y genital.

good prognosis :
Tiene un buen pronóstico, o sea un buen curso probable de la enfermedad.

gout :
Tiene gota, que es una enfermedad dolorosa de las articulaciones, causada por un defecto del metabolismo de ácido úrico que conlleva a la acumulación de cristales de ácido úrico en las articulaciones.

gout, in the feet :
Tiene podagra o gota en los pies.

grand mal seizures :
Tiene ataques de gran mal o epilepsia generalizada.

granulocytopenia :
Tiene granulocitopenia, que es una disminución de los granulocitos en la sangre.

granuloma :
Tiene un granuloma, que es un tumor de tejido granular.

grippe :
Tiene gripe o influenza, que es una enfermedad respiratoria de origen viral.

groin glands, swollen :
Tiene encordio o incordio, o sea ganglios inguinales inflamados.

growth, tumor :
Tiene una neoplasia.

gynecomastia :
Tiene ginecomastia, que es un desarrollo anormal de la glándula mamaria masculina.

H

halitosis :
Tiene mal aliento o halitosis.

harelip :
Tiene hendidura.

hay fever :
Tiene fiebre de heno, que es una enfermedad causada por alergias.

head lice :
Tiene piojos de la cabeza.

headaches :
Tiene dolores de cabeza o jaquecas.

headaches, persistent :
Tiene dolores de cabeza persistentes o cefalalgia persistente.

heart attack :
Tiene un ataque cardíaco, que es un ataque del corazón o un infarto del corazón.

heart disease :
Tiene una enfermedad del corazón.

heart disease, rheumatic :
Tiene una enfermedad reumática del corazón, causada por fiebre reumática con la consecuencia de daño a las válvulas cardíacas.

heart failure :
Tiene una insuficiencia cardíaca.

heart murmur :
Tiene un soplo en el corazón, que es un sonido anormal del corazón.

heatstroke :
Tiene insolación, o sea una enfermedad causada por el calor y caracterizada por dolor de cabeza, piel seca y caliente, vértigo, pulso rápido, fiebre, colapso, y confusión, dependiendo de la severidad.

hematoma :
Tiene un hematoma, que es una acumulación de sangre fuera de los vasos sanguíneos.

hemeralopia :
Tiene hemeralopía o ceguera de día.

hemialgia :
Tiene hemialgia, que es un dolor de un lado del cuerpo.

hemianopsia :
Tiene hemianopsia, que es ceguera en la mitad del campo visual.

hemicrania :
Tiene hemicránea, que es jaqueca o dolor en la mitad de la cabeza.

hemiplegia :
Tiene hemiplejía, que es una parálisis total o parcial de un lado del cuerpo.

hemolysis :
Tiene hemólisis, que es una destrucción de los glóbulos rojos.

hemopathy :
Tiene hemopatía, que es una enfermedad de la sangre.

hemophilia :
Tiene hemofilia, que es una enfermedad hereditaria caracterizada por una deficiencia de un factor de la coagulación.

hemoptysis :
Tiene hemoptisis, que es una expulsión de sangre al toser que ocurre por enfermedades de los pulmones.

hemorrhage :
Tiene hemorragia o la salida de sangre.

hemorrhage, cerebral :
Tiene un derrame cerebral.

hemorrhagic stroke :
Tiene un derrame cerebral.

hemorrhoids :
Tiene hemorroides o almorranas.

hepatitis :
Tiene hepatitis, que es una inflamación del hígado.

hepatitis A :
Tiene hepatitis tipo A.

hepatitis B :
Tiene hepatitis tipo B.

hepatitis C :
Tiene hepatitis tipo C.

hepatomegaly :
Tiene hepatomegalia, que es un aumento del tamaño del hígado.

hepatotoxic illness :
Tiene una enfermedad hepatotóxica, que es una enfermedad causada por elementos nocivos para las células del hígado.

hernia :
Tiene una hernia, que es una protrusión de un órgano o tejido fuera de una cavidad, generalmente por daño o debilidad de los músculos que mantienen los órganos o estructuras en su lugar (i.e., hernia inguinal, hernia de un disco vertebral).

hernia incarceration :
Tiene una incarceración de una hernia.

herpes :
Tiene herpes, que es una infección vírica.

herpes simplex :
Tiene herpes simple, que es una enfermedad viral de la piel y de las mucosas.

herpes zoster :
Tiene herpes zóster o culebrilla, que es una erupción viral y dolorosa a lo largo de un nervio.

hiccups :
Tiene singultos o hipo.

high blood pressure :
Tiene presión arterial alta.

HIV :
Tiene VIH, que es el virus que causa el SIDA.

hordeolum :
Tiene un orzuelo, que es una inflamación supurativa de una glándula del párpado.

hormone problems :
Tiene problemas hormonales.

hornet sting :
Tiene una picadura de avispón.

human bite :
Tiene una mordedura humana.

hydrocele :
Tiene una hidrocele, que es la acumulación del líquido, en particular en la túnica vaginal del testículo.

hydrocephalus :
Tiene hidrocefalia, que es un aumento del líquido en el cerebro.

hydrophobia :
Tiene hidrofobia, que es la enfermedad de rabia, o sea sed intensa con horror al agua.

hyperaldosteronism :
Tiene hiperaldosteronismo, que es la producción excesiva de aldosterona por la glándula suprarrenal.

hyperalgesia :
Tiene hiperalgesia, que es una sensibilidad exagerada al dolor.

hypercalcemia :
Tiene hipercalcemia, que es un exceso de calcio en la sangre.

hypercapnia :
Tiene hipercapnia, que es un aumento del bióxido de carbono disuelto en el plasma sanguíneo.

hyperchloremia :
Tiene hipercloremia, que es un exceso de cloro en la sangre.

hyperemesis :
Tiene hiperemesis o vómitos excesivos y persistentes.

hyperemia :
Tiene hiperemia, que es un exceso de sangre en los vasos de un órgano.

hyperesthesia :
Tiene hiperestesia, que es una sensibilidad exagerada.

hyperglycemia :
Tiene hiperglicemia, que es un nivel exagerado de glucosa en la sangre.

hyperhidrosis :
Tiene hiperhidrosis o sudoración exagerada.

hyperkalemia :
Tiene hipercalemia, que es un exceso de potasio en la sangre.

hyperkeratosis :
Tiene hiperqueratosis, que es un aumento del grosor de la capa córnea de la piel.

hyperkinesia :
Tiene hiperquinesia, que es una actividad motora exagerada.

hyperlipidemia :
Tiene hiperlipidemia, que es un aumento de la cantidad de lípidos en la sangre.

hypernatremia :
Tiene hipernatremia, que es un exceso de sodio en la sangre.

hyperopia :
Tiene hiperopia o presbicia, que es la habilidad para ver de lejos.

hyperostosis :
Tiene hiperostosis, que es un engrosamiento de un hueso.

hyperplasia :
Tiene hiperplasia, que es un aumento del tamaño de un órgano o de un tejido.

hyperpyrexia :
Tiene hiperpirexia, que es fiebre extremadamente elevada.

hyperreflexia :
Tiene hiperreflexia, que es la exageración de los reflejos.

hypersecretion :
Tiene hipersecreción, que es una secreción exagerada de una glándula.

hypersensitivity :
Tiene hipersensibilidad, que es una reacción exagerada ante estímulos.

hyperstimulation :
Tiene estimulación exagerada.

hypertension :
Tiene hipertensión, que es un aumento de la presión arterial.

hyperthermia :
Tiene hipertermia, que es una elevación de la temperatura del cuerpo.

hyperthyroidism :
Tiene hipertiroidismo, que es una actividad exagerada de la glándula tiroides.

hypertonia :
Tiene hipertonía o tono aumentado.

hypertrichosis :
Tiene hipertricosis, que es un aumento del espesor del vello corporal.

hypertrophy :
Tiene hipertrofia, que es un aumento del tamaño de un órgano o tejido.

hypertrophy, prostatic :
Tiene hipertrofia de la próstata, que es crecimiento excesivo de la próstata.

hyperuricemia :
Tiene hiperuricemia, que es un exceso de ácido úrico en la sangre.

hyperventilation :
Tiene hiperventilación, que es respiración anormalmente prolongada, rápida, y profunda.

hypervitaminosis :
Tiene hipervitaminosis, que es el estado causado por ingestión excesiva de vitaminas.

hypervolemia :
Tiene hipervolemia, que es un aumento anormal del volumen de sangre o fluido circulante.

hypoacusis :
Tiene hipoacusia, que es una disminución de la audición.

hypocalcemia :
Tiene hipocalcemia, que es un nivel bajo de calcio en la sangre.

hypochloremia :
Tiene hipocloremia, que es un nivel bajo de cloro en la sangre.

hypochondria :
Tiene hipocondría, que es una excesiva preocupación por la salud personal.

hypochondriac :
Es hipocondríaco (hipocondríaca).

hypoglycemia :
Tiene hipoglicemia, que es un nivel bajo de glucosa en la sangre.

hypogonadism :
Tiene hipogonadismo, que es un desarrollo sexual insuficiente.

hypokalemia :
Tiene hipocalemia, que es un nivel bajo de potasio en la sangre.

hypomania :
Tiene hipomanía, que es una forma moderada de manía, que es una enfermedad emocional caracterizada por excitación excesiva, reacciones emocionales exageradas y exceso de actividad física.

hyponatremia :
Tiene hiponatremia, que es un nivel bajo de sodio en la sangre.

hypoplasia :
Tiene hipoplasia, que es el desarrollo insuficiente de un órgano o tejido.

hypotension :
Tiene hipotensión, o sea la presión sanguínea anormalmente baja.

hypotensive problem :
Tiene un problema hipotensivo, que es un problema caracterizado por presión baja.

hypothermia :
Tiene hipotermia, que es una temperatura corporal baja.

hypothyroidism :
Tiene hipotiroidismo, que es una actividad insuficiente de la glándula tiroides.

hypotonia :
Tiene hipotonía o tono muscular disminuido.

hypotrophy :
Tiene hipotrofia, que es una disminución del tamaño de un órgano o tejido.

hypouricemia :
Tiene hipouricemia, que es la deficiencia de ácido úrico en la sangre.

hypoventilation :
Tiene hipoventilación, que es una disminución del volumen de aire que entra en los pulmones.

hypovitaminosis :
Tiene hipovitaminosis, que es la carencia de una o más vitaminas esenciales.

hypovolemia :
Tiene hipovolemia, que es la disminución de la cantidad de sangre o fluido circulante.

hypoxemia :
Tiene hipoxemia, que es un contenido bajo de oxígeno en la sangre.

hypoxia :
Tiene hipoxia, que es una disminución del nivel de oxígeno en la sangre o en los tejidos.

I

ichthyosis :
Tiene ictiosis, que es un trastorno de la piel que la hace seca y escamosa.

icterus :
Tiene ictericia, que es un exceso de bilirrubina en la sangre.

ileitis :
Tiene ileítis, que es una inflamación del íleon, la última parte del intestino delgado.

ileus :
Tiene íleo, que es una obstrucción o una parálisis intestinal.

illness :
Tiene una enfermedad.

illness, acute :
Tiene una enfermedad aguda.

illness, autoimmune :
Tiene una enfermedad autoinmune, o sea una enfermedad relacionada con reacciones inmunológicas hacia elementos del propio cuerpo.

illness, chronic :
Tiene una enfermedad crónica, que es una enfermedad de larga duración.

illness, mental :
Tiene una enfermedad mental.

immaturity :
Tiene inmadurez, que es el estado de no haber alcanzado el desarrollo pleno.

impaction :
Tiene una impactación, que es un exceso de excremento con obstrucción en el recto o la condición de cualquier objeto de estar alojado en un espacio limitado.

impetigo :
Tiene impétigo, que es una infección purulenta de la piel con vesículas y costras.

impotence :
Tiene impotencia, que es la incapacidad para lograr una erección o eyaculación en el hombre.

incarceration :
Tiene una incarceración o constricción.

incarceration, hernia :
Tiene una incarceración de una hernia.

incontinence :
Tiene incontinencia, que es la incapacidad de controlar la salida de las heces (excremento) o la orina.

incurable problem :
Tiene un problema incurable, o sea una enfermedad sin tratamiento.

indisposition :
Tiene indisposición o una enfermedad pasajera.

induration :
Tiene induración, que es un endurecimiento de un punto o lugar del cuerpo.

infantile paralysis :
Tiene parálisis infantil o parálisis del bebé.

355

infarct :
Tiene un infarto, que es la muerte de un área de tejido o de un órgano.

infarction :
Tiene un infarto, que es la muerte de un área de tejido o de un órgano.

infarction, cardiac :
Tiene un infarto de corazón, que es la muerte de un área de corazón.

infarction, cerebral :
Tiene un infarto cerebral, una embolia cerebral, o sea la muerte de un área del cerebro.

infarction, myocardial :
Tiene un infarto del miocardio, que es un infarto del corazón, o sea muerte de un área de corazón.

infaust problem :
Tiene un problema infausto o desfavorable o que evoluciona hacia la muerte.

infection :
Tiene una infección, que es una invasión del tejido por microorganismos patógenos.

infection, fungal :
Tiene una infección por hongos.

infection, kidney :
Tiene una infección de los riñones.

infection, skin :
Tiene una infección de la piel.

infection, urinary tract :
Tiene una infección de la orina, que es una infección del tracto urinario.

infection, yeast :
Tiene una infección por hongos.

infectious :
Es infeccioso(a).

infestation :
Tiene una infestación o invasión del cuerpo por microorganismos, en particular parásitos.

infiltration :
Tiene una infiltración, que es la acumulación de sustancias no habituales o en cantidades excesivas en un tejido.

inflamed spleen :
Tiene el bazo inflamado.

inflammation of the thyroid gland :
Tiene una inflamación de la glándula tiroidea.

influenza :
Tiene influenza o gripe, enfermedad viral.

injury :
Tiene una herida, o una lesión.

inoperable problem :
Tiene un problema inoperable, o sea no curable mediante operación.

insanity :
Tiene locura o demencia o amencia.

insect sting :
Tiene una picadura de insecto.

insomnia :
Tiene insomnio, que es la incapacidad de dormir.

insufficiency :
Tiene insuficiencia, o sea funcionamiento inadecuado de un órgano o sistema.

insult :
Tiene un insulto, que es un daño a alguna parte del cuerpo.

intention tremor :
Tiene un temblor intencional, que es un temblor que aparece al intentar efectuar un movimiento.

intermittent fever :
Tiene fiebre intermitente.

intertrigo :
Tiene intertrigo, que es una reacción inflamatoria de los pliegues cutáneos.

intestinal polyp :
Tiene un pólipo del intestino, que es una protuberancia que se desarrolla en el revestimiento interior del intestino.

intestinal worm :
Tiene una lombriz intestinal.

intoxication :
Tiene una intoxicación o un envenenamiento.

invasive problem :
Tiene un problema invasivo, que es un problema que penetra o que invade.

involution :
Tiene involución, que es la degradación y pérdida funcional de los órganos.

iridocyclitis :
Tiene iridociclitis, que es una inflamación del iris y del cuerpo ciliar.

iritis :
Tiene iritis, que es una inflamación del iris.

irreversible problem :
Tiene un problema irreversible, que es un problema sin retorno.

irritation :
Tiene irritación, que es una sobreexcitación o sensibilidad exagerada.

ischemia :
Tiene isquemia, que es una deficiencia de sangre y oxígeno en una zona.

ivy, poison :
Tiene hiedra venenosa.

J

jaundice :
Tiene ictericia, que es un exceso de bilirrubina en la sangre.

joint enlargement :
Tiene agrandamiento de la articulación.

K

keloid :
Tiene un queloide, que es una cicatriz gruesa y levantada.

keratitis :
Tiene una queratitis, que es una inflamación de la córnea del ojo.

keratoconjunctivitis :
Tiene una queratoconjuntivitis, que es una inflamación de la córnea y de la conjuntiva del ojo.

ketoacidosis :
Tiene cetoacidosis, que es un exceso de ácidos y cuerpos cetónicos en la sangre.

kidney disease :
Tiene una enfermedad del riñón.

kidney enlargement :
Tiene un agrandamiento del riñón.

kidney infection :
Tiene una infección de los riñones.

kleptomania :
Tiene cleptomanía, que es un deseo incontrolable de robar.

koilonychia :
Tiene una coiloniquia, que es una uña en forma de cuchara.

L

labile problem :
Tiene un problema lábil, que es un problema inestable o un problema fácilmente modificable y alterable.

laceration :
Tiene una laceración o una herida desgarrada.

lame :
Es lisiado(a).

languid :
Está lánguido(a) o caído(a).

laryngitis :
Tiene laringitis, que es una inflamación de la laringe.

lassitude :
Tiene lasitud, debilidad, cansancio, agotamiento o fatiga.

lenticular laceration:
Tiene una laceración lenticular, que es una laceración en forma de un lente.

leprosy :
Tiene lepra, que es una enfermedad infecciosa causada por un bacilo y caracterizada por lesiones de la piel.

lesion :
Tiene una lesión, un daño o un golpe.

lethal problem:
Tiene un problema letal, que es un problema mortal.

leukemia :
Tiene leucemia, que es cáncer de la sangre.

leukocytic problem :
Tiene un problema leucocítico, que es un problema perteneciente o relativo a los glóbulos blancos de la sangre.

leukocytosis :
Tiene leucocitosis, que es un incremento del número de glóbulos blancos en la sangre.

leukopenia :
Tiene leucopenia, que es una reducción del número de glóbulos blancos en la sangre.

leukoplakia :
Tiene leucoplaquia, que es la formación de manchas blancas en las mucosas.

leukorrhea :
Tiene leucorrea, que es una secreción anormal de flujo blanquecino por la vagina.

lice, head :
Tiene piojos de la cabeza.

lice, pubic :
Tiene piojos púbicos, piojos pegadizos, o ladillas.

lichenification :
Tiene liquenificación, que es un engrosamiento de ciertas capas en la piel.

ligament, torn :
Tiene un desgarro, que es una ruptura parcial de un ligamento.

lipodystrophy :
Tiene lipodistrofia, que es una alteración en el metabolismo de las grasas.

livedo :
Tiene un livedo, una mancha, o sea alteración del color de la piel.

liver enlargement :
Tiene un agrandamiento del hígado.

low blood pressure :
Tiene presión sanguínea baja.

luetic problem :
Tiene un problema luético, un problema sifilítico, que es un problema que tiene una relación con la sífilis.

lumbago :
Tiene lumbago, que es un dolor de la parte inferior (lumbar) de la columna vertebral, de la espalda baja.

lump :
Tiene un nódulo, una bolita, una masa o un bulto.

lung disease :
Tiene una enfermedad de los pulmones.

lupus :
Tiene lupus, que es una enfermedad crónica y autoinmune (que es una reacción inmunológica alterada del cuerpo contra sí mismo), con afección y daño de múltiples órganos debido a una respuesta inflamatoria anormal.

luxation :
Tiene una lujación, que es un desplazamiento de los huesos de una articulación.

lymphadenopathy :
Tiene linfadenopatía, que es una tumefacción de uno o más ganglios linfáticos.

lymphangitis :
Tiene linfangitis, que es una inflamación de los vasos linfáticos.

lymphoma :
Tiene linfoma, que es un tumor maligno originado en el tejido linfoide.

lytic problem :
Tiene un problema lítico, que es un problema que concierne o influye en la destrucción de las células.

M

maceration :
Tiene maceración, que es ablandamiento de un tejido por contacto con líquidos.

macular degeneration :
Tiene degeneración de la mácula, que es una zona amarillenta en el centro de la retina.

maculopapular problem :
Tiene un problema maculopapular, que es un problema consistente en manchas y pápulas o ronchas.

malabsorption :
Tiene malabsorción, que es un trastorno de la absorción intestinal de nutrientes.

malady :
Tiene un padecimiento, mal, enfermedad.

malaise :
Tiene malestar, que es el estado de la carencia de energía e indisposición.

malaria :
Tiene malaria o paludismo, que es una enfermedad causada por un parásito que invade las células rojas de la sangre, transmitido por la picadura de un mosquito.

malarial fever :
Tiene fiebre palúdica o fiebre de la malaria.

malformation :
Tiene una malformación, que es un mal desarrollo.

malignant problem :
Tiene un problema maligno, que es un problema pernicioso generalmente de evolución fatal.

malnutrition :
Tiene malnutrición o desnutrición.

malta fever :
Tiene fiebre de Malta, brucelosis, fiebre del mediterráneo, o fiebre ondulante, que es una infección por una bacteria que se contrae por contacto con vacas.

mania :
Tiene manía, que es una enfermedad mental caracterizada por una excitación emocional excesiva, exceso de actividad física y ansiedad.

manic :
Es maníaco(a) o relativo a la manía.

manifestation of a disease :
Tiene una manifestación de una enfermedad, o sea una exteriorización de una enfermedad o un proceso patológico.

marasmus :
Tiene marasmo, emaciación excesiva, o malnutrición excesiva.

mark, stretch :
Tiene marcas por estrías.

masochism :
Tiene masoquismo, que es la condición de experimentar placer por abusos infligidos a sí mismo(a).

mastalgia :
Tiene mastalgia o mastodinia, dolor en los pechos, dolor en las mamas.

mastitis :
Tiene mastitis, o sea una inflamación de la glándula mamaria.

mastodynia :
Tiene mastodinia o mastalgia, que es dolor de pechos o dolor de mamas.

mastoiditis :
Tiene mastoiditis, que es una inflamación de la apófisis mastoides.

measles :
Tiene sarampión, que es una enfermedad eruptiva y contagiosa, causada por un virus.

mediterranean fever :
Tiene fiebre del mediterráneo, brucelosis, fiebre de Malta, o fiebre ondulante, que es una infección por una bacteria que se contrae por contacto con vacas.

megacolon :
Tiene megacolon, que es un colon anormalmente grande o dilatado.

megalomania :
Tiene megalomanía, que es un delirio de grandeza.

melanoma :
Tiene melanoma, que es un tumor, generalmente maligno, de la piel o las mucosas.

melanosis :
Tiene melanosis, que es una coloración oscura, o sea pigmentación oscura superficial de la piel o las mucosas.

menopause :
Tiene menopausia, que es la cesación de la menstruación en la mujer.

menorrhagia :
Tiene menorragia, que es menstruación anormalmente prolongada y abundante.

menometrorrhagia :
Tiene menometrorragia, que es menstruación anormalmente prolongada, abundante y fuera del periodo menstrual normal.

mental disease :
Tiene una enfermedad mental.

mental disorder :
Tiene un trastorno o desorden mental.

mental illness :
Tiene una enfermedad mental.

metaplasia :
Tiene metaplasia, que es el proceso de transformación de las células o los tejidos.

metastasis :
Tiene metástasis, que es la aparición de un cáncer o un foco patológico a distancia del cáncer o problema primario.

meteorism :
Tiene meteorismo, que es la presencia de gas en el vientre o intestino.

methemoglobinemia :
Tiene metahemoglobinemia, que es la presencia de metahemoglobina en la sangre.

metrorrhagia :
Tiene metrorragia, que es sangrado vaginal fuera del periodo menstrual normal.

microbe :
Tiene un microbio o un microorganismo.

microsporum :
Tiene microsporum, que es un hongo que causa dermatofitosis.

migraine :
Tiene una migraña.

miscarriage :
Tiene un malparto, que es un aborto natural, un aborto involuntario o un aborto espontáneo.

mole :
Tiene un lunar o una mancha.

monomania :
Tiene monomanía, que es una obsesión por una idea.

mononucleosis :
Tiene mononucleosis, que es una infección viral con leucocitosis mononuclear, o sea que hay un incremento en el número de leucocitos mononucleares en la sangre.

morbidity :
Tiene morbidez o un estado de enfermedad.

moribund :
Está moribundo(a) o agonizante.

morning sickness :
Tiene asco o basca, o sea la náusea que se presenta en las mañanas en el embarazo.

mortality :
Tiene mortalidad.

mucopurulent problem :
Tiene un problema mucopurulento, que es un problema donde se encuentra moco y pus.

multiple sclerosis :
Tiene esclerosis múltiple, que es una enfermedad lentamente progresiva de los nervios, causada por la pérdida de la mielina que cubre las fibras nerviosas.

mumps :
Tiene paperas, que es una enfermedad contagiosa caracterizada por inflamación de las glándulas parótidas o salivales.

murmur, heart :
Tiene un soplo en el corazón, que es un sonido anormal del corazón.

mutation :
Tiene una mutación, que es un cambio en el material genético.

mutism :
Tiene mutismo, que es la incapacidad de hablar.

myalgia :
Tiene mialgia, que es un dolor de un músculo o varios músculos.

myasthenia :
Tiene miastenia, que es una enfermedad caracterizada por una debilidad y fatiga muscular anormal.

mycobacterium infection :
Tiene una infección por una micobacteria, que es una especie de bacteria en la forma de bastoncillo que causa la tuberculosis y la lepra.

mycosis :
Tiene micosis, que es una enfermedad causada por hongos.

mycotic illness :
Tiene una enfermedad micótica, que es una enfermedad producida por hongos.

myelitis :
Tiene mielitis, que es una inflamación de la espina dorsal.

myeloma :
Tiene mieloma, que es un tumor maligno de la médula ósea.

myelomatosis :
Tiene mielomatosis, que es cáncer de la médula ósea.

myelosuppression :
Tiene mielosupresión, que es supresión de la actividad de la médula ósea.

myocardial infarction :
Tiene un infarto del miocardio, que es un infarto del corazón, o sea muerte de un área del corazón.

myocarditis :
Tiene miocarditis, o sea una inflamación del miocardio, que es músculo cardíaco.

myopathy :
Tiene miopatía, que es una enfermedad muscular.

myopia :
Tiene miopía, que es dificultad para la visión de lejos.

myopic :
Es una persona con miopía, que es una persona con dificultad para la visión lejana.

myositis :
Tiene miositis, que es una inflamación de un músculo voluntario.

N

natriuresis :
Tiene natriuresis, que es la excreción de cantidades anormales de sodio en la orina.

nearsighted :
Es una persona miope, que es una persona con dificultad para la visión lejana.

nearsightedness :
Tiene miopía o problemas para la visión lejana.

necrolysis :
Tiene necrólisis, que es separación y exfoliación al tejido a causa de la muerte de las células.

necrosis :
Tiene necrosis o muerte celular.

neoplasia :
Tiene una neoplasia, o sea formación de un tumor, que es un crecimiento nuevo de naturaleza anormal.

neoplasm :
Tiene un neoplasma, que es un desarrollo anormal de tejido nuevo como un tumor.

neoplastic problem :
Tiene un problema neoplásico o relativo a un tumor, cáncer, o cualquier crecimiento nuevo y anormal.

nephritis :
Tiene nefritis, que es una inflamación del riñón.

nephrolith :
Tiene un nefrolito, que es una piedra o un cálculo del riñón.

nephropathy :
Tiene una nefropatía, que es una enfermedad del riñón.

nephrotic syndrome :
Tiene síndrome nefrótico, que es un síndrome relativo a una enfermedad del riñón y caracterizada por pérdida excesiva de proteínas en la orina.

nephrotoxic problem :
Tiene un problema nefrotóxico, que es un problema de toxicidad al riñón.

nervous disorder :
Tiene un desorden nervioso.

nervous strain :
Tiene tensión nerviosa.

neuralgia :
Tiene neuralgia, que es un dolor en el trayecto de los nervios.

neuritis :
Tiene neuritis, que es una inflamación de un nervio.

neurodermatitis :
Tiene neurodermatitis, que es una enfermedad de la piel con liquenificación, o sea la aparición de erupciones con pápulas.

neuropathy :
Tiene neuropatía, que es una enfermedad del sistema nervioso.

neurosis :
Tiene neurosis, que es una enfermedad emocional que se manifiesta con ansiedad.

neurotic problem :
Tiene un problema neurótico, que es un problema relativo a una neurosis.

neurovegetative state :
Tiene un estado neurovegetativo, que es un estado perteneciente o relativo al sistema nervioso vegetativo.

neutropenia :
Tiene neutropenia, que es una disminución del número de leucocitos neutrófilos en la sangre.

nidus :
Tiene un nido, que es el punto de desarrollo de un proceso patológico.

nocturia :
Tiene nicturia, que es una emisión más abundante y frecuente de orina durante la noche.

nodose problem :
Tiene un problema nudoso, que es un problema caracterizado por la aparición de pequeños nodos sólidos.

nodular problem :
Tiene un problema nodular, que es un problema caracterizado por la formación de nódulos.

nodule :
Tiene un nódulo, una bolita o un bulto.

normotensive pressure :
Tiene presión normal o presión normotensa.

nosocomial infection :
Tiene una infección nosocomial, o sea una infección relacionada con una hospitalización o con un hospital.

noxious problem :
Tiene un problema nocivo.

nummular lesion :
Tiene una lesión numular, que es una lesión en forma de moneda o con forma de un disco.

nymphomania :
Tiene una ninfomanía, que es una condición donde existe un deseo sexual mórbido en una mujer.

nymphomaniac :
Es ninfómana, que es una mujer con un deseo sexual mórbido.

nystagmus :
Tiene nistagmo, que es un movimiento rápido e involuntario del globo ocular.

O

oak, poison :
Tiene roble venenoso o zumaque venenoso.

obese :
Es obeso(a) o está gordo(a).

obesity :
Tiene obesidad, que es el exceso de peso corporal por la acumulación de grasa.

obstipation :
Tiene constipación o estreñimiento.

obstruction :
Tiene obstrucción, que es la acción y el efecto de bloquear.

occlusion :
Tiene una oclusión o un cierre.

occlusion, arterial :
Tiene una oclusión de una arteria, que es un cierre de una arteria.

occlusion, retinal artery :
Tiene una oclusión de la arteria retiniana.

occlusion, retinal vein :
Tiene una oclusión de la vena retiniana.

occlusion, venous :
Tiene una oclusión de una vena.

occult problem :
Tiene un problema oculto, que es un problema escondido.

oligomenorrhoea :
Tiene oligomenorrea, que es menstruación poco abundante.

oliguria :
Tiene oliguria, que es una emisión escasa de orina.

one-eyed :
Es tuerto(a).

ooze :
Tiene supuración, que es material amarillento que puede estar
mezclado con sangre.

ophidiophobia :
Tiene ofidiofobia, que es un miedo mórbido a las culebras.

ophthalmia :
Tiene oftalmía, que es una inflamación interna del ojo.

opisthotonos :
Tiene opistótonos, que es un espasmo violento de la columna
vertebral que se contrae en un arco, quedando el cuerpo apoyado
sobre la cabeza y los talones.

opportunistic infection :
Tiene una infección oportunista, que es una infección relativa a
microorganismos que producen enfermedad solamente en
determinadas circunstancias, generalmente cuando las defensas
naturales del cuerpo están deprimidas.

orbital cellulitis :
Tiene celulitis orbital, que es una inflamación del tejido alrededor
del ojo.

orchitis :
Tiene una orquitis, que es la inflamación de un testículo.

orthostatic blood pressure :
Tiene presión ortostática, que es presión arterial relacionada con la posición del cuerpo.

osteitis :
Tiene osteítis, que es una inflamación del tejido óseo.

osteoarthritis :
Tiene osteoartritis, que es una inflamación degenerativa de las articulaciones.

osteodystrophy :
Tiene osteodistrofia, que es una distrofia de los huesos con la formación defectuosa del tejido de los huesos.

osteolysis :
Tiene osteólisis, que es la destrucción de hueso.

osteomalacia :
Tiene osteomalacia, que es un ablandamiento de los huesos.

osteomyelitis :
Tiene una osteomielitis, que es una inflamación de la médula ósea.

osteoporosis :
Tiene osteoporosis, que es una desmineralización de los huesos.

otitis :
Tiene otitis, que es una inflamación del oído.

otorrhea :
Tiene otorrea, que es la salida de sangre, pus u otros fluidos por el oído.

377

otosclerosis :
Tiene otosclerosis, que es una enfermedad del laberinto óseo del oído.

ovarian cyst :
Tiene un quiste en los ovarios.

over-weight condition :
Tiene obesidad, que es una condición donde hay sobrepeso.

P

palate, cleft :
Tiene un paladar hendido.

pallor :
Tiene palidez.

palsy :
Tiene parálisis o apoplejía .

palsy, cerebral :
Tiene diplejía espástica o parálisis cerebral.

pancreatitis :
Tiene pancreatitis, que es una inflamación del páncreas.

pancytopenia :
Tiene pancitopenia, que es una deficiencia de todos los tipos de células sanguíneas.

panniculitis :
Tiene paniculitis, que es una reacción inflamatoria de la grasa debajo de la piel.

papillary lesion :
Tiene una lesión papilomatosa, o sea una lesión en forma de papila.

papilledema :
Tiene papiledema, que es hinchazón de la papila o disco óptico.

papillitis :
Tiene papilitis, que es una inflamación de la papila o disco óptico.

papule :
Tiene una pápula, que es una pequeña elevación de la piel, como una roncha.

paradoxical problem :
Tiene un problema paradójico, que es un problema contradictorio.

paralysis :
Tiene parálisis.

paralysis, cerebral :
Tiene parálisis cerebral o diplejía espástica.

paralysis, infantile :
Tiene parálisis infantil o parálisis del bebé.

paranoia :
Tiene paranoia, que es una condición mental caracterizada por sentimientos de persecución y muchas veces complejo de grandeza también.

paraplegia :
Tiene paraplejía, que es una parálisis de las piernas y parte inferior del cuerpo.

parasites :
Tiene parásitos, que son organismos que viven a expensas de otros organismos.

parasitic illness :
Tiene una enfermedad parasitaria, que es una enfermedad causada por organismos que viven a expensas de otro organismo.

paratyphoid :
Tiene paratifoidea.

paratyphoid fever :
Tiene fiebre paratifoidea, que es una enfermedad infecciosa de los intestinos que se manifiesta con fiebre, postración, diarrea, dolor de cabeza, la presencia de gas en los intestinos, una carencia de energía y malestar general.

paresis :
Tiene paresia, que es una forma leve de parálisis.

paresthesia :
Tiene una parestesia, que es una sensación anormal en una parte del cuerpo con sensación de pinchazos u hormigueo en la piel.

Parkinsonism :
Tiene Parkinsonismo o sea síntomas a la enfermedad de Parkinson.

Parkinson's disease :
Tiene la enfermedad de Parkinson, que es una enfermedad caracterizada por la degeneración de un grupo de células cerebrales y que se manifiesta con debilidad muscular progresiva, temblores, demencia, y problemas con el habla, la marcha, la postura y la pérdida de la expresión facial.

paronychia :
Tiene una paroniquia, que es una inflamación del área adyacente
a la uña.

parotiditis :
Tiene parotiditis, que es inflamación de una o más glándulas
salivales.

parotitis :
Tiene parotiditis, que es una inflamación de la(s) glándula(s)
salival(es).

paroxysmal problem :
Tiene un problema paroxístico, que es un problema con síntomas
que aparecen en forma de accesos o crisis.

pathogenic organism :
Tiene un organismo patógeno, que es un oganismo capaz de
causar una enfermedad.

pediculosis :
Tiene pediculosis, que es una infestación por piojos.

pellagra :
Tiene pelagra, que es una enfermedad causada por la carencia de
niacina y caracterizada por trastornos gastrointestinales,
mentales, y de la piel.

pemphigus :
Tiene pénfigo, que es una enfermedad grave de la piel
caracterizada por vesículas, ampollas y erosiones.

penetration :
Tiene una penetración.

penile cyst :
Tiene un quiste en el pene.

peptic ulcer :
Tiene una úlcera péptica, que es una úlcera causada, en parte, por la acción del jugo gástrico.

perforation :
Tiene una perforación, o sea la acción de atravesar una parte.

perforation, eardrum :
Tiene una perforación del tímpano o tímpano roto.

periarthritis :
Tiene periartritis, que es una inflamación de los tejidos que rodean una articulación.

pericarditis :
Tiene pericarditis, que es una inflamación de la envoltura del corazón (pericardio).

periostitis :
Tiene periostitis, que es una inflamación de la membrana fibrosa y gruesa que cubre los huesos.

peritonitis :
Tiene peritonitis, que es una inflamación de la membrana que envuelve los órganos abdominales.

permanent condition :
Tiene una condición permanente, que es una condición que continúa existiendo.

pernicious condition :
Tiene una condición perniciosa, que es una condición dañina.

persistent disease :
Tiene una enfermedad persistente, que es una enfermedad que continúa existiendo.

persistent fever :
Tiene fiebre persistente o fiebre continua.

persistent headaches :
Tiene dolores de cabeza persistentes, que es cefalalgia que perdura.

pertussis (whooping cough) :
Tiene pertussis, tosferina, o sea una infección causada por una bacteria muy peligrosa que provoca accesos intensos de tos.

perversion, sexual :
Tiene una perversión sexual, que es una desviación sexual.

petechiae :
Tiene petequias, manchas hemorrágicas, o sea puntitos rojos purpúreos que aparecen en la piel.

petit mal epilepsy :
Tiene epilepsia pequeño mal, o sea un tipo de epilepsia que se caracteriza por crisis de ausencia con mínimas o inexistentes manifestaciones musculares como ataques tónico clónicos.

pharyngitis :
Tiene una faringitis, que es una inflamación de la garganta.

phenomenon :
Tiene un fenómeno, que es una manifestación.

phlebitis :
Tiene flebitis, que es una inflamación de las paredes de una vena.

phlegmon :
Tiene un flemón, que es una inflamación difusa de los tejidos subcutáneos.

photosensitization :
Tiene foto sensibilización, que es una reacción anormal de la piel al exponerse a la luz.

phthisis :
Tiene tisis, que es tuberculosis de los pulmones.

piles :
Tiene hemorroides o almorranas.

pimples :
Tiene granitos, barros o acné.

pinch :
Tiene una pizca.

pinkeye :
Tiene oftalmía contagiosa, que es oftalmía rosada o conjuntivitis.

pityriasis :
Tiene pitiriasis, que es una dermatosis que produce cambios de coloración y descamación de la piel en pequeñas laminillas.

pityriasis alba :
Tiene pitiriasis alba, que es una dermatosis que produce manchas blancas y pápulas en el tronco y las extremidades y en la cara.

pityriasis rosea :
Tiene pitiriasis rósea, que es una dermatosis que produce manchas y pápulas rosadas en el tronco y las extremidades y raramente, en la cara.

plague :
Tiene la plaga o peste, que es una infección epidémica causada por la picadura de pulgas de ratas.

plan :
Tiene un plan o un proyecto.

plaque :
Tiene placa, que es un deposito de substancias o sarro en la superficie de los dientes, la piel, membranas mucosas, o las paredes de arterias.

plaque, dental :
Tiene placa dental o sarro.

pleuritis :
Tiene pleuritis, que es una inflamación de la membrana que reviste los pulmones y la cavidad torácica.

pleurisy :
Tiene pleuresía, que es un dolor torácico producido por inflamación de la pleura, la membrana que envuelve los pulmones y la cavidad torácica.

PMS :
Tiene SPM, que es el síndrome de tensión premenstrual.

pneumonia :
Tiene neumonía o pulmonía, que es una enfermedad infecciosa de los pulmones con acumulación de material purulento en los alvéolos del pulmón, las células pulmonares normalmente llenos de aire.

pneumonia, double :
Tiene neumonía doble o pulmonía doble, en que la infección afecta los dos pulmones.

pneumopathy :
Tiene neumopatía, que es una enfermedad del pulmón.

pock :
Tiene una viruela, pústula, postilla, o sea una marca en la piel generalmente causada por acné o varicela.

pockmarked :
Tiene marcas de acné o marcas de viruelas.

podagra :
Tiene podagra o gota en los pies, que es una enfermedad dolorosa de los pies, causada por un defecto del metabolismo del ácido úrico resultante en acumulación de cristales de ácido úrico en algunas articulaciones, frecuentemente en el dedo gordo del pie.

poison :
Tiene un veneno o un tóxico.

poison ivy :
Tiene hiedra venenosa.

poison oak :
Tiene roble venenoso o zumaque venenoso.

poison sumac :
Tiene zumaque venenoso.

poisoning :
Tiene envenenamiento.

poisonous condition :
Tiene una condición causada por los efectos de un veneno, una ponzoña, o un tóxico.

polio :
Tiene polio, que es una enfermedad viral contagiosa e inflamatoria que ataca la sustancia gris de la médula espinal y causa parálisis.

poliomyelitis :
Tiene poliomielitis, que es una enfermedad viral contagiosa e inflamatoria que ataca la sustancia gris de la médula espinal y causa parálisis.

pollen allergy :
Tiene una alergia al polen.

polyarthritis :
Tiene poliartritis, que es una inflamación de varias articulaciones simultáneamente.

polyneuritis :
Tiene polineuritis, que es una inflamación de muchos nervios simultáneamente.

polyp :
Tiene un pólipo, que es una protuberancia que se desarrolla en una membrana mucosa.

polyp, intestinal :
Tiene un pólipo del intestino, que es una protuberancia que se desarrolla en el revestimiento interior del intestino.

polyp, uterine :
Tiene un pólipo del útero.

poor prognosis :
Tiene un mal pronóstico, o sea una probabilidad que la enfermedad tenga un curso desfavorable.

porphyria :
Tiene porfiria, que es un trastorno congénito del metabolismo de las porfirinas que causa trastornos psiquiátricos y físicos.

potential cure :
Tiene una curación potencial, o sea la probabilidad de curación.

preclinical phase :
Tiene la fase preclínica de una enfermedad, o sea la fase que ocurre antes que la enfermedad se manifieste completamente.

predisposition :
Tiene una predisposición, que es una susceptibilidad latente del organismo a padecer una enfermedad.

preeclampsia :
Tiene preeclampsia, que son síntomas que preceden a las convulsiones de la eclampsia.

pregnancy, ectopic :
Tiene un embarazo ectópico, o sea un embarazo fuera de la matriz.

premature birth :
Tiene un nacimiento prematuro, o sea un nacimiento que se produce antes de tiempo, antes que el embarazo llegue a su término.

premenstrual tension :
Tiene tensión premenstrual.

presbyope :
Es un(a) présbite, o sea una persona con la habilidad para visión lejana, una persona que puede ver de lejos.

presbyopia :
Tiene presbicia, que es la habilidad para visión lejana.

presbyopic :
Es una persona présbite.

presentation, disease :
Tiene una presentación de una enfermedad, o sea la forma en que una enfermedad se manifiesta.

presentation, fetal :
Tiene una presentación fetal, o sea la presentación del feto respecto al cuello uterino.

priapism :
Tiene priapismo, que es una erección anormal y persistente.

prickly heat :
Tiene salpullido, sarpullido o erupción por calor.

primary cancer :
Tiene un cáncer primario, que es un cáncer principal.

proctitis :
Tiene proctitis, que es una inflamación del recto.

prognosis, good :
Tiene un buen pronóstico, o sea un buen curso probable de la enfermedad.

prognosis, poor :
Tiene un mal pronóstico, o sea una probabilidad que la enfermedad tenga un curso desfavorable.

progressive disease :
Tiene una enfermedad progresiva, que es una enfermedad que avanza.

prolapse :
Tiene un prolapso, que es una caída o la acción de colgar de una parte.

prolapse, rectal :
Tiene un prolapso del recto, que es la caída del recto.

prolapse, uterine :
Tiene un prolapso del útero, que es la caída del útero o la caída de la matriz.

proliferation :
Tiene una proliferación, reproducción o multiplicación.

prophylaxis :
Le falta profilaxis o prevención.

proptosis :
Tiene proptosis, que es la protrusión anormal del globo ocular.

prostatic hypertrophy :
Tiene hipertrofia de la próstata, o sea un crecimiento excesivo de la próstata.

prostatism :
Tiene prostatismo o compresión y obstrucción de la uretra por la próstata.

prostatitis :
Tiene prostatitis, que es una inflamación de la próstata.

prostration :
Tiene postración o debilidad, que no es activo físicamente por estar débil.

protozoan disease :
Tiene una enfermedad causada por protozoos, organismos unicelulares como ciertos parásitos.

protrusion :
Tiene una protrusión, proyección hacia fuera de una parte u órgano.

pruritic disease :
Tiene una enfermedad pruriginosa, que es una enfermedad de la piel caracterizada por picazón o comezón.

pruritis :
Tiene prurito, picazón o comezón.

pseudomembranous disease :
Tiene una enfermedad seudomembranosa, que es una enfermedad donde se forman falsas membranas.

pseudotumor :
Tiene un seudotumor, o sea un tumor que se parece a un neoplasma pero no es un verdadero tumor.

psittacosis :
Tiene psittacosis, o sea una enfermedad infecciosa de las aves que puede contagiarse a los humanos y produce dolor de cabeza, fiebre, náusea, sangrado por la nariz y un tipo de bronconeumonía.

psoriasis :
Tiene psoriasis, o sea una enfermedad de la piel caracterizada por la formación de placas escamosas, muy resecas e inflamadas.

psychogenic illness :
Tiene una enfermedad psicogénica, o sea una enfermedad que tiene un origen emocional o psicológico.

psychoneurotic illness :
Tiene una enfermedad psiconeurótica, o sea una enfermedad mental que no es grave.

psychopath :
Es un(a) psicópata, o sea una persona que tiene un comportamiento anormal con tendencias antisociales, que puede tener inclinaciones criminales violentas y un comportamiento sexual anormal y violento.

psychopathic illness :
Tiene una enfermedad psicopática, caracterizada por un comportamiento anormal antisocial con orientaciones criminales.

psychosis :
Tiene una psicosis o un trastorno mental grave.

psychotic disease :
Tiene una enfermedad psicótica, que es una enfermedad mental grave.

ptosis :
Tiene ptosis o caída de un órgano, en particular del párpado.

pubic lice :
Tiene piojos púbicos o piojos pegadizos.

pulmonary edema :
Tiene edema pulmonar, que es la acumulación anormal del líquido en los tejidos de los pulmones.

puncture :
Tiene una punción, que es un agujero en un tejido.

purpura :
Tiene púrpura o hemorragia capilar.

purulent lesion :
Tiene una lesión purulenta, que es una lesión que contiene y produce pus.

pus :
Tiene pus, que es un líquido que se forma por supuración que es amarillo y espeso.

pustular lesion :
Tiene una lesión pustulosa, que es una lesión que contiene y produce pus.

pustule :
Tiene un grano o pústula.

pyelitis :
Tiene pielitis, que es una inflamación de la pelvis renal.

pyelonephritis :
Tiene pielonefritis, que es una inflamación conjunta del riñón y de la pelvis renal.

pyoderma :
Tiene piodermia, que es cualquier enfermedad purulenta de la piel.

pyogenic illness :
Tiene una enfermedad piógena, que es una enfermedad donde produce pus.

pyorrhea :
Tiene piorrea, que es la salida de secreción o material purulento; en particular, peridontitis o encías purulentas.

pyrexia :
Tiene pirexia o fiebre.

pyrogenic illness :
Tiene una enfermedad pirógena, que es una enfermedad que produce fiebre.

pyromania :
Tiene piromanía, manía incendiaria, o una obsesión anormal con el fuego.

pyrophobia :
Tiene pirofobia o el terror irracional al fuego.

Q

quiescent problem :
Tiene un problema silencioso.

R

rabies :
Tiene rabia o hidrofobia, que es una enfermedad muy grave causada por un virus y transmitida por la mordedura de un murciélago, un perro u otro animal mamífero y infectado.

rat bite :
Tiene una mordedura de rata.

rat bite fever :
Tiene fiebre producida por la mordedura de una rata.

Raynaud's phenomenon :
Tiene el fenómeno de Raynaud, que es una enfermedad caracterizada por el amoratamiento de las manos al sumergirlas en agua fría como resultado de una constricción anormal de los vasos.

reaction, conversion :
Tiene reacción de conversión, que es la transformación de las emociones en manifestaciones físicas.

receded hairline :
Entradas en le linea del cabello.

receding hairline :
Tiene entradas de le linea del cabello.

recidivist :
Es un(a) reincidente, o sea una persona que vuelve a cometer actos delictivos.

recipient :
Es una persona receptora, que es una persona que recibe algo, como una transfusión, un órgano o un tejido, de un(a) donante.

rectal prolapse :
Tiene prolapso del recto, que es la caída del recto.

recurrent fever :
Tiene fiebre recurrente.

recurrent problem :
Tiene un problema recurrente, o sea un problema que vuelve.

reflux :
Tiene reflujo o flujo retrógrado.

regression of the illness :
Tiene una regresión de la enfermedad, o sea un retorno a un estado de enfermedad.

reinfection :
Tiene una reinfección, o sea una nueva infección por el mismo agente.

relapse :
Tiene una recaída.

remission :
Tiene una remisión, que es un periodo en el cual los síntomas de una enfermedad desaparecen.

renal enlargement :
Tiene agrandamiento renal o agrandamiento del riñón.

residual problem :
Tiene un problema residual, que es un problema que queda.

resistant problem :
Tiene un problema resistente, que no responde a determinados medicamentos, no le hace efecto.

restless legs :
Tiene piernas inquietas, o sea la necesidad de mover las piernas constantemente en forma repetitiva.

retention :
Tiene retención, que es la acumulación de una sustancia dentro del cuerpo.

retinal artery occlusion :
Tiene una oclusión de la arteria retiniana, que es un cierre de la arteria retiniana.

retinal vein occlusion :
Tiene una oclusión de la vena retiniana, que es un cierre de la vena retiniana.

retinitis :
Tiene una retinitis, que es una enfermedad inflamatoria de la retina.

retinopathy :
Tiene una retinopatía, o sea una enfermedad no inflamatoria de la retina, en contraposición con la retinitis.

retinopathy, diabetic :
Tiene retinopatía diabética.

reversible problem :
Tiene un problema reversible, que es un problema que puede
desaparecer totalmente al suprimirse la causa.

revulsive problem :
Tiene un problema revulsivo, que es un problema que provoca
una irritación.

rhagades :
Tiene rágades, que es una fisura o escara lineal en la unión de la
piel y la parte mucosa de los labios.

rheumatic fever :
Tiene fiebre reumática, o sea una fiebre acompañada de dolores
de las articulaciones y que puede dejar complicaciones cardíacas
y renales, sobre todo daño a los válvulas cardíacas.

rheumatic heart disease :
Tiene una reumatismo del corazón, o sea una enfermedad del
corazón causada por la fiebre reumática con la consecuencia de
daño a las válvulas.

rheumatism :
Tiene reumatismo, que es una enfermedad crónica caracterizada
por inflamación de las articulaciones y que resulta en dolor.

rheumatoid problem :
Tiene un problema reumatoide, o sea un problema que se asemeja
al reumatismo.

rhinitis :
Tiene rinitis, o sea una inflamación de la mucosa nasal.

rhinopharyngitis :
Tiene rinofaringitis, o sea una inflamación de la mucosa nasal y de la faringe, o sea una inflamación de la mucosa de la nariz y de la garganta.

rhinorrhea :
Tiene rinorrea, o sea una secreción excesiva de moco por la nariz.

rhonchus :
Tiene un roncus o un ronquido, que es un sonido, en particular en los pulmones, causado por inflamación y el cierre parcial de los bronquios por flema y moco.

rickets :
Tiene raquitismo, o sea una enfermedad causada por la carencia de calcio, vitamina D, y fósforo y que resulta en un mal desarrollo de los huesos.

rickettsia :
Tiene rickettsia, que es un tipo de microorganismos transmitidos a humanos a través de las mordidas de piojos, pulgas, ratones, y garrapatas.

rigidity :
Tiene rigidez, que es la falta de flexibilidad de los miembros o músculos.

risk factor :
Tiene un factor de riesgo.

risk patient :
Es un(a) paciente que presenta un riesgo, o sea un(a) paciente en el que puede esperarse una consecuencia peligrosa.

Rocky Mountain spotted fever :
Tiene fiebre manchada de las Montañas Rocosas, que es una
enfermedad muy grave causada por una rickettsia y que es
transmitida a través de la mordida de una garrapata y
caracterizada por dolor de cabeza, fiebre y erupciones de la piel.

rosacea :
Tiene rosácea, o sea una enfermedad de la piel con una dilatación
de los folículos de la nariz y las mejillas dando la apariencia de
acné.

roseola :
Tiene roseóla, que es una enfermedad eruptiva de la piel,
caracterizada por manchas rosáceas y fiebre alto que afecta
principalmente a infantes.

roseola, epidemic (rubella) :
Tiene rubéola o sarampión alemán, que es una enfermedad
eruptiva causada por un virus y que resulta en manchas rosáceas
puntiformes y agrandamiento de los ganglios linfáticos; durante
el embarazo esta infección puede causar graves anormalidades al
feto.

rubella :
Tiene rubéola o sarampión alemán, que es una enfermedad
eruptiva causada por un virus y que resulta en manchas rosáceas
puntiformes y agrandamiento de los ganglios linfáticos; durante
el embarazo esta infección puede causar graves anormalidades al
feto.

rupture :
Tiene una ruptura, que es un desgarro de tejidos.

S

salicylism :
Tiene salicilismo, que es abuso crónico de medicamentos que contienen salicilatos.

salpingitis :
Tiene salpingitis, que es una inflamación de las trompas o tubos de falopio.

saprophyte :
Tiene un saprófito, o sea un microorganismo que vive a expensas de materias orgánicas en descomposición.

sarcoma :
Tiene un sarcoma, que es un tipo de tumor maligno que es formado por tejido conectivo.

scab :
Tiene una postilla, que es una costra causada por la coagulación de sangre, pus y suero en una herida.

scabies :
Tiene escabiosis sarcoptiosis, o sarna, que es una erupción de la piel, pruriginosa, causada por un ácaro.

scar :
Tiene una cicatriz.

scarlatina :
Tiene escarlatina, que es una enfermedad contagiosa aguda caracterizada por fiebre y erupción de la piel y la lengua, causada por la bacteria estreptococo; posteriormente hay descamación de la piel y la lengua.

scarlet fever :
Tiene fiebre escarlatina, que es una enfermedad contagiosa aguda caracterizada por fiebre y erupción de la piel y la lengua, causada por la bacteria estreptococo; posteriormente hay descamación de la piel y la lengua.

schizophrenia :
Tiene esquizofrenia, o sea una enfermedad mental en la que se pierde el contacto con la realidad y se presentan alucinaciones.

schizophrenic patient :
Es un(a) paciente esquizofrénico(a).

sciatica :
Tiene ciática, o sea un dolor que abarca de la espalda a la parte posterior de las piernas y llega hasta el pie.

scleritis :
Tiene escleritis, que es una inflamación de la esclerótica.

sclerosis :
Tiene esclerosis que es endurecimiento progresivo de un tejido.

sclerosis, multiple :
Tiene esclerosis múltiple, o sea una enfermedad lentamente progresiva de los nervios causada por la pérdida de la mielina que cubre las fibras nerviosas.

sclerotic disease :
Tiene una enfermedad esclerótica, o sea una enfermedad con endurecimiento progresivo de un tejido.

scotoma :
Tiene un escotoma, que es la aparición de puntos ciegos.

scurvy :
Tiene escorbuto, que es una enfermedad causada por la carencia de vitamina C que resulta en encías sangrantes, anemia y debilidad.

seasickness :
Tiene mareo, que es náuseas causadas por el balanceo de un barco u otro vehículo.

sebaceous cyst :
Tiene un lobanillo o quiste sebáceo.

seborrhea :
Tiene seborrea, o sea la producción excesiva de sebo.

secondary infection :
Tiene una infección secundaria, que es una infección sobre impuesta a una infección de otra naturaleza.

sedentary :
Es sedentario(a), o sea una persona con poca actividad física.

seizures :
Tiene convulsiones o ataques.

self-murderer :
Es un(a) suicida.

senility :
Tiene senilidad, ancianidad, o vejez.

septic illness :
Tiene una enfermedad séptica, que es un estado tóxico causado por la contaminación con microorganismos.

septicemia :
Tiene septicemia, o sea un estado infeccioso de la sangre causado por algunos microorganismos.

sequelae :
Tiene secuelas, o sea las consecuencias de un problema o accidente.

sequestra :
Tiene secuestro, que es un fragmento de tejido muerto separado del tejido sano.

seroconversion :
Tiene una seroconversión, o sea el cambio de una prueba serológica de negativa a positiva.

shock :
Tiene choque, colapso, o sea el estado causado por la circulación insuficiente de la sangre que se manifiesta con presión arterial baja, pulso rápido, temperatura baja, palidez, y debilidad.

shunt :
Tiene una desviación, una anastomosis o un abocamiento.

sickly person :
Está enfermizo(a) o achacoso(a).

sickness :
Tiene un mal o una enfermedad.

sickness, morning :
Tiene asco o basca, o sea la nausea que se presenta en las mañanas en el embarazo.

sign :
Tiene un signo o señal.

significant :
Es significativo(a).

significant problem :
Tiene un problema significativo, o sea un problema que tiene importancia.

silicosis :
Tiene silicosis, que es una enfermedad causada por la inhalación de partículas de polvo de sílice, que es un mineral.

singultus :
Tiene singulto o hipo.

sinusitis :
Tiene sinusitis, que es una inflamación de los senos de la cara.

skin infection :
Tiene una infección de la piel.

sleeping sickness:
Tiene una enfermedad del sueño, que es una enfermedad endémica de África causada por un protozoario, transmitida a través de la mosca tsé-tsé y que se manifiesta con debilidad, escalofríos, fiebre, letargo, somnolencia y pérdida de peso.

smallpox :
Tiene viruela, o sea una enfermedad infecciosa causada por un virus y que produce fiebre y una erupción con ampollas y pústulas diseminadas por todo el cuerpo.

snakebite :
Tiene una mordedura de serpiente.

sneezes :
Tiene estornudos.

somatic illness :
Tiene una enfermedad somática, que es una enfermedad física.

somnambulism :
Tiene sonambulismo, camina dormido, andar en sueños, realiza actos complejos mientras duerme.

sore :
Tiene una llaga o una lastimadura.

sore, bed :
Tiene una llaga producida por permanecer largo tiempo en cama.

spasmodic problem :
Tiene un problema espasmódico, que es un problema relativo al espasmo de un músculo, de naturaleza espasmódica.

spastic disease :
Tiene una enfermedad espástica, que es una enfermedad que hace referencia a la espasticidad o a los espasmos.

spasticity :
Tiene espasticidad, que es un aumento del tono muscular.

spider bite :
Tiene una picadura de araña.

spinal column problems :
Tiene problemas de la columna vertebral.

spleen enlargement :
Tiene agrandamiento del bazo.

spleen, inflamed :
Tiene el bazo inflamado.

spleen, swollen :
Tiene el bazo hinchado.

splenomegaly :
Tiene esplenomegalia, que es un agrandamiento del bazo.

split personality :
Tiene un desdoblamiento de la personalidad, o sea una personalidad desdoblada.

spondylitis :
Tiene espondilitis, que es una inflamación de las vértebras.

spotting :
Tiene manchado de sangre por la vagina, salida de sangre por la vagina en poca cantidad, por gotas.

sprain :
Tiene una torcedura, un esguince, o sea la rotura de un ligamento.

sprain, ankle :
Tiene una torcedura de tobillo, o sea la rotura de un ligamento del tobillo.

sprain, back :
Tiene una torcedura de la espalda, o sea la rotura de un ligamento de la espalda.

sprain, foot :
Tiene una torcedura del pie, que es la rotura de un ligamento del pie.

sputum :
Tiene esputo, o sea secreción de los bronquios expulsada por la boca.

stain :
Tiene una mancha.

stain, blood :
Tiene una mancha de sangre.

stasis :
Tiene estasis, o sea un estancamiento de algún líquido corporal en una parte del cuerpo, generalmente referido al flujo en los vasos sanguíneos.

status :
Tiene un estado, condición o situación.

STDs :
Tiene ETS o sea enfermedades venéreas, que son enfermedades genitals o enfermedades transmitidas por contacto sexual.

steatorrhoea :
Tiene esteatorrea, que es una cantidad excesiva de grasas en las heces (excremento).

steatosis :
Tiene esteatosis, que es la acumulación excesiva de glóbulos de grasa en los tejidos.

stenosis :
Tiene una estenosis, o sea estrechamiento de un conducto.

sterility :
Tiene esterilidad, que es la incapacidad de fecundar o concebir.

sternutation :
Tiene estornudos.

sting :
Tiene una picadura.

407

sting, bee :
Tiene una picadura de abeja.

sting, hornet :
Tiene una picadura de avispón.

sting, insect :
Tiene una picadura de insecto.

sting, wasp :
Tiene una picadura de avispa.

stomatitis :
Tiene estomatitis, que es una inflamación de la mucosa oral.

strabismus :
Tiene estrabismo, que es un alineamiento anormal de los ojos causado por una deficiencia muscular.

strain :
Tiene tensión o esfuerzo.

strain, eye :
Tiene vista cansada u ojos fatigados.

strain, nervous :
Tiene tensión nerviosa.

stria :
Tiene una estría, que es una raya.

stroke :
Tiene un ataque cerebral.

stroke, embolic :
Tiene una embolia cerebral, o sea un infarto cerebral causado por un émbolo.

stroke, hemorrhagic :
Tiene un derrame cerebral.

stroke, heat- :
Tiene insolación, o sea una enfermedad causada por el calor y caracterizada por dolor de cabeza, piel seca y caliente, vértigo, pulso rápido, fiebre, colapso y confusión, dependiendo de la severidad.

stroke, sun- :
Tiene insolación, o sea una enfermedad causada por el calor y caracterizada por dolor de cabeza, piel seca y caliente, vértigo, pulso rápido, fiebre, colapso y confusión, dependiendo de la severidad.

stump (limb) :
Tiene un muñón.

stupor :
Tiene estupor, que es la pérdida parcial o casi completa de la conciencia.

sty :
Tiene un orzuelo, que es una inflamación supurativa de una glándula sebácea del párpado.

subacute illness :
Tiene una enfermedad subaguda.

subclinical illness :
Tiene una enfermedad subclínica, que es una enfermedad que transcurre sin manifestar síntomas.

suffocation :
Tiene sofocación, asfixia, o sea la falta de la respiración.

suicidal tendency:
Tiene una tendencia al suicidio.

suicide, It was :
Fue un suicidio.

sumac, poison :
Tiene zumaque venenoso.

superinfection :
Tiene una sobre infección, o sea una nueva infección que ocurre como complicación de otra infección.

suppuration :
Tiene supuración, que es la salida de pus de una herida u orificio.

surdity :
Tiene sordera, que es pérdida de la audición.

swelling :
Tiene hinchazón o tumefacción.

swollen groin glands :
Tiene un encordio, un incordio, o ganglios inguinales hinchados.

swollen spleen :
Tiene el bazo hinchado.

syndrome :
Tiene un síndrome, que es un conjunto de síntomas y signos.

synovitis :
Tiene sinovitis, que es una inflamación de la membrana sinovial.

syphilis :
Tiene sífilis, o sea una infección venérea que se manifiesta con un chancro en el área genital, seguido por fiebre, malestar general, lesiones cutáneas, manchas en las mucosas, progresión tardía a lesiones cardiovasculares y del sistema nervioso central.

T

tachyarrhythmia :
Tiene taquiarritmia, o sea una forma rápida e irregular del ritmo cardíaco.

tachycardia :
Tiene taquicardia, o sea una aceleración de la frecuencia cardíaca.

tapeworm :
Tiene una lombriz intestinal plana.

tartar of the teeth :
Tiene sarro en los dientes.

tatoo :
Tiene un tatuaje que es un dibujo permanente en la piel.

telangiectasia :
Tiene una telangiectasia, que es una dilatación de los capilares o vasos terminales.

tendency :
Tiene una tendencia.

tendinitis :
Tiene una tendinitis, que es una inflamación de un tendón.

tenesmus :
Tiene tenesmo, que es el deseo doloroso e ineficaz de orinar o defecar.

tenosynovitis :
Tiene tenosinovitis, que es una inflamación del tendón y de su vaina.

testicular torsion :
Tiene una torsión del testículo, o sea una condición peligrosa causada por la rotación del testículo alrededor de su eje y sobre la propia arteria.

tetanus :
Tiene tétano(s), o sea una enfermedad causada por una bacteria que es introducida a través de una herida y que causa espasmos musculares y rigidez de la mandíbula, del abdomen y del cuello.

tetany :
Tiene tetania, que es el estado caracterizado por contracciones fuertes e intermitentes de los músculos.

threatened abortion :
Tiene una amenaza de aborto.

threatening problem :
Tiene un problema amenazante.

thrombocytopenia :
Tiene trombocitopenia, o sea la disminución del número de plaquetas sanguíneas.

thrombocytosis :
Tiene trombocitosis, que es un aumento exagerado de las plaquetas sanguíneas.

thromboembolism :
Tiene un tromboembolismo, que es una obstrucción de un vaso sanguíneo con material trombótico.

thrombophlebitis :
Tiene tromboflebitis, o sea una inflamación severa de una vena, asociada a la formación de un trombo.

thrombosis :
Tiene una trombosis, o sea la formación, el desarrollo, o la presencia de un trombo.

thrombosis coronary :
Tiene una trombosis coronaria.

thrombus :
Tiene un trombo, un coágulo, o sea un tapón de sangre en el sistema circulatorio.

thrush :
Tiene aftas, o sea una infección por hongos en la boca que aparece como placas blancas en la lengua y las encías.

thyroid gland problems :
Tiene problemas de la glándula tiroidea.

thyroid gland, inflammation of the :
Tiene una inflamación de la glándula tiroidea.

thyroiditis :
Tiene tiroiditis, que es una inflamación de la glándula tiroidea.

thyrotoxicosis :
Tiene tirotoxicosis, o sea un conjunto de síntomas causados por un exceso de hormonas tiroideas.

tic :
Tiene un tic, que es un movimiento involuntario que se produce repetidamente.

tick :
Tiene una garrapata.

tick bite :
Tiene una mordida de garrapata.

tinea :
Tiene una tiña, o sea una infección de la piel, causada por una clase de hongos.

tinea pedis :
Tiene una tiña en el(los) pie(s), o sea una infección causada por hongos en la piel del pie.

tonsilitis :
Tiene tonsilitis o amigdalitis, que es una inflamación de las amígdalas.

tooth decay :
Tiene caries.

toothless :
Es desdentado(a).

tophus :
Tiene un tofo, o sea un depósito de urato que se produce en caso de gota.

torn ligament :
Tiene un desgarro, o sea una ruptura parcial de un ligamento.

torsade de pointes :
Tiene un torsade de pointes, o sea una forma electrocardiográfica de taquicardia ventricular.

torsion :
Tiene una torsión, que es un giro de un órgano en torno a un eje.

torsion, testicular :
Tiene una torsión del testículo, o sea una condición peligrosa causada por la rotación del testículo alrededor de su eje y sobre la propia arteria.

torticollis :
Tiene tortícolis, que es cuello torcido o espasmo del cuello.

toxemia :
Tiene toxemia, o sea una intoxicación de la sangre.

toxin :
Tiene una toxina o un veneno.

toxoplasmosis :
Tiene toxoplasmosis, que es una enfermedad infecciosa causada por toxoplasma gondii, un microorganismo.

tracheitis :
Tiene una traqueítis, que es una inflamación de la tráquea.

trachoma :
Tiene tracoma, o sea una enfermedad infecciosa de la conjuntiva y de la córnea.

tract :
Tiene un tracto, que es un haz de fibras, un cordón o una vía.

transmitted illness :
Tiene una enfermedad transmitida.

trauma :
Tiene un trauma que es una lesión causada por alguna cosa externa.

traumatic illness :
Tiene una enfermedad traumática que es una enfermedad relativa a un trauma.

tremor :
Tiene un temblor.

tremor, intention :
Tiene un temblor intencional, o sea un temblor que aparece al intentar efectuar un movimiento.

trench fever :
Tiene fiebre de las trincheras, que es una enfermedad transmitida por piojos, caracterizada por fiebre recurrente.

tuberculosis :
Tiene tuberculosis, tisis, o sea una enfermedad causada por el bacilo de la tuberculosis.

tumefaction :
Tiene una tumefacción o hinchazón.

tumor :
Tiene un tumor o una neoplasia.

tumor growth :
Tiene un crecimiento de un tumor o neoplasia.

tympanites :
Tiene timpanismo provocado por la acumulación de gas y distensión de los intestinos.

typhoid :
Tiene tifoidea.

typhoid fever :
Tiene fiebre tifoidea, o sea una enfermedad infecciosa de los intestinos causada por una bacteria que se llama *Salmonella typhi*, la cual se manifiesta con fiebre, postración, diarrea, dolor de cabeza, la presencia de gas en los intestinos, manchas rosas en la piel, malestar y una carencia de energía.

typhus :
Tiene tifus, que es una enfermedad infecciosa causada por una rickettsia y caracterizada por fiebre, delirio y dolor de cabeza.

typical problem :
Tiene un problema típico.

U

ulcer :
Tiene una úlcera, o sea una llaga con desintegración (necrosis) de los tejidos.

ulcer, corneal :
Tiene una úlcera en la córnea.

ulcer, decubitus :
Tiene una úlcera de decúbito o úlcera de cama, que es la formación de una úlcera y necrosis en la piel.

ulcer, duodenal :
Tiene una úlcera duodenal, que es una úlcera en la primera parte del intestino delgado.

ulcer, gastric :
Tiene una úlcera gástrica, que es una úlcera en el estómago.

ulceration :
Tiene una ulceración, o sea formación de una úlcera.

ulcerogenic problem :
Tiene un problema ulcerogénico, o sea un problema que produce úlceras.

ulcus cruris :
Tiene una úlcera crural, o sea una úlcera en la entrepierna.

undernourished :
Está malnutrido(a).

undernourishment :
Tiene subalimentación o desnutrición.

undulant fever :
Tiene fiebre ondulante, fiebre de Malta, brucelosis, o fiebre del mediterráneo, que es una infección por una bacteria que se contrae por contacto con vacas.

undulation :
Tiene una ondulación, que es cuando un proceso tiene fluctuaciones, creciendo y bajando.

unstable :
Está inestable.

uremia :
Tiene uremia, o sea la acumulación de urea en la sangre.

uremic problem :
Tiene un problema urémico, o sea un problema con la acumulación de urea en la sangre.

urethritis :
Tiene uretritis, que es una inflamación de la uretra.

urinary tract infection :
Tiene una infección de la orina, que es una infección del tracto urinario.

uterine polyp :
Tiene un pólipo del útero, o sea una protuberancia que se desarrolla en el revestimiento interior del útero.

uterine prolapse :
Tiene un prolapso del útero, que es una caída del útero o caída de la matriz.

uveitis :
Tiene una uveítis, que es una inflamación de la túnica vascular del ojo.

V

vaccinia :
Tiene vaccinia o viruela, que es una infección viral de las vacas.

vaginitis :
Tiene vaginitis, o sea una inflamación de la vagina, en particular causada por una infección bacteriana o por hongos.

vagolytic problem :
Tiene un problema vagolítico, que es un problema que disminuye los efectos del nervio vago.

varicella :
Tiene varicela, que es una infección viral que causa una enfermedad eruptiva de la piel con vesículas, que se convierten en pústulas.

varices :
Tiene várices, que son venas, arterias, o vasos linfáticos aumentados de tamaño y con forma irregular y tortuosa.

varicocele :
Tiene un varicocele, que es el aumento de las venas del cordón espermático que se manifiesta como una masa blanda en el escroto, de naturaleza benigna.

varicose vein :
Tiene una várice, una vena varicosa, o sea una vena aumentada de tamaño y tortuosa.

variola :
Tiene variola, o sea una infección viral de las vacas.

vasculitis :
Tiene una vasculitis, que es una inflamación de los vasos sanguíneos.

vegetative state :
Tiene un estado vegetativo, o sea un estado en el cual solamente se encuentran funciones corporales involuntarias.

venereal disease :
Tiene una enfermedad venérea, o sea una enfermedad transmitida por el acto sexual.

venom in the body :
Tiene veneno en el cuerpo.

venous occlusion :
Tiene una oclusión de una vena, que es un cierre de una vena.

vesicle :
Tiene una vesícula, ampolla, o sea una bolsita llena de líquido que se forma en la piel.

vesicular lesion :
Tiene una lesión vesicular, o sea una lesión en la forma de una vesícula o una ampolla.

victim :
Es una víctima.

violent vomiting :
Tiene vomitona, vómitos violentos, o vomitos con gran fuerza.

viral problem :
Tiene un problema viral, o sea un problema causado por un virus.

virilization :
Tiene virilización o masculinización.

virus :
Tiene un virus.

vomiting :
Está vómitando.

vomiting, act of :
Tiene vómitos o el acto de vomitar.

vomiting, violent :
Tiene vomitona, vómitos violentos, o vómitos con gran fuerza.

vulvovaginitis :
Tiene vulvovaginitis, o sea una inflamación de los genitales externos femeninos y de la vagina, generalmente causada por una infección bacteriana o por hongos.

W

wart :
Tiene una verruga o un mezquino.

warts, genital :
Tiene verrugas en los genitales.

wasp sting :
Tiene una picadura de avispa.

wasting :
Tiene marasmo, que es emaciación excesiva o malnutrición excesiva.

wen :
Tiene un lobanillo o un quiste sebáceo, que es una bolsita de sebo en la piel.

wheal :
Tiene una roncha o un cardenal.

whitlow :
Tiene un absceso de la falange distal del dedo, del ápice o la punta del dedo.

whooping cough (pertussis) :
Tiene tosferina, pertussis, o sea una infección causada por una bacteria muy peligrosa que provoca accesos intensos de tos.

worm (tapeworm) :
Tiene una lombriz intestinal.

worm, intestinal :
Tiene una lombriz intestinal.

wound :
Tiene una herida.

wrinkles :
Tiene arrugas.

X

xanthoma :
Tiene un xantoma, que es un granuloma hecho de grasa.

xanthopsia :
Tiene xantopsia, que es la visión amarillenta.

xenophobia :
Tiene xenofobia, que es miedo irracional a conocer a personas o cosas foráneas, terror a los extranjeros.

xenophobic :
Es xenófobo(a), o sea una persona que tiene miedo irracional a conocer a personas o cosas foráneas, terror a los extranjeros.

xerophthalmia :
Tiene xeroftalmía, o sea una sequedad en la conjuntiva causada por la carencia de vitamina A o por una enfermedad local en el ojo.

xerostomia :
Tiene xerostomía, que es excesiva sequedad en la boca causada por la disminución de la secreción de saliva.

Y

yeast infection :
Tiene una infección por hongos.

yellow fever :
Tiene fiebre amarilla, o sea una enfermedad viral causada por la picadura de un mosquito y que produce ictericia, albuminuria y fiebre.

Z

Zollinger-Ellison syndrome :
Tiene el síndrome de Zollinger-Ellison, que es una enfermedad que se manifiesta con hiperacidez del estómago lo que causa ulceraciones en el estómago e intestino delgado.

Anatomy

A

abdomen : abdomen (m), vientre (m)

abdominal : abdominal (adj), del vientre (adj)

acetylcholine : acetilcolina (f)

adenoids : adenoides (m)

adnexa : anexo (m)

adrenal : suprarrenal (adj)

adrenal gland : glándula (f) suprarrenal

afterload : poscarga (f), es la resistencia que encuentra el ventrículo izquierdo al impulsar la sangre en la eyección sistólica

albumin : albúmina (f), proteína principal en la sangre

alimentary : alimenticio(a) (adj)

allergen : alérgeno (m), sustancia (f) que provoca reacciones alérgicas

ambidextrous : ambidextro(a), ambidiestro(a) (adj)

aminoacid : aminoácido (m)

amnion : amnios (m), bolsa que contiene al feto y al líquido que lo rodea

anal : anal (adj)

anal intercourse : relación (f) anal

anastomosis : anastomosis (f), comunicación natural o artificial entre dos vasos

anatomical : anatómico(a) (adj)

anatomically : anatómicamente (adv)

anatomy : anatomía (f)

ankle : tobillo (m)

anogenital : anogenital (adj), perteneciente a la región del ano y los genitales

anorectal : anorrectal (adj), referente al ano y al último trozo del intestino grueso

antibody : anticuerpo (m)

antigen : antígeno (m), sustancia (f) considerada como extraña por el organismo

anus : ano (m), orificio de salida del intestino

aponeurosis : aponeurosis (f)
apophysis : apófisis (f)
appendix : apéndice (m)
arm : brazo (m)
arterial : arterial (adj), relativo a las arterias
arteriolar : arteriolar (adj), relativo a las ramificaciones de las arterias
arteriovenous : arteriovenoso(a) (adj), relativo a una arteria y una vena
artery : arteria (f)
articular : articular (adj), relativo a una articulación
aspect : aspecto (m), cara (f)
atrial : atrial (adj), relativo a una cámara superior del corazón
atrioventricular : atrioventricular (adj), auriculoventricular (adj), relativo a una cámara superior y un ventrículo del corazón
atrium : atrio (m), aurícula (f), cada una de las dos cámaras superiores del corazón
audibility : audibilidad (f)
audible : audible (adj)
auditory : auditivo(a) (adj), relativo al oído y a la audición
aural : aural (adj), percibido por el oído
auricular : auricular (adj), relativo a la oreja
autonomic : autónomo(a) (adj)
axilla : axila (f)

B
back : espalda (f)
bad breath : mal aliento (m)
basal : basal (adj), situado cerca de la base
beard : barba (f)
beat : latido (m), ritmo (m)
beat, heart- : latido (m) del corazón, ritmo (m) del corazón
beating : pulsativo(a) (adj)
behavior : comportamiento (m)
belly : vientre (m)
belly button : ombligo (m)
bilateral : bilateral (adj), relativo a dos lados

bile : hiel (m), bilis (f)
biliary : biliar (adj), relativo a la vesícula biliar y a la hiel o bilis
birth : nacimiento (m), parto (m)
birth-mark : mancha (f) de nacimiento, marca (f) de nacimiento
black-haired : pelinegro(a) (adj), de pelo (m) negro
bladder : vejiga (f)
blind gut : ciego (m)
blonde-haired : pelirrubio(a) (adj), de pelo (m) rubio
blood : sangre (f)
blood pressure : presión (f) arterial
blood vessel : vaso (m) sanguíneo
body : cuerpo (m)
body hair : vello (m)
bone : hueso (m)
borborygmus : borborigmo (m), gorgoteo en el vientre, ruidos en el abdomen
bowel : intestino (m), entraña (f)
brain : cerebro (m)
breast : mama (f), seno (f), pecho (m)
breasts : mamas (f), senos (f), pechos (m)
breath : aliento (m)
breath, bad : mal aliento (m)
bronchial : bronquial (adj), relativo a los bronquios
bronchial tube : bronquio (m)
bronchopulmonary : broncopulmonar (adj), relativo a los bronquios y a los pulmones
bronchus : bronquio (m)
buccal : bucal (adj), relativo a la boca o a la mejilla
buccopharyngeal : bucofaríngeo (adj), relativo a la boca y a la garganta
bulbar : bulbar (adj), relativo al bulbo
bushy-haired : pelado(a) (adj), pelitieso(a) (adj)
buttocks : nalgas (f), pompis (f), glúteos (m), asentaderas (f)
button, belly : ombligo (m)

C

calf : pantorrilla (f)

capillary : capilar (m), capilar (adj)

cardiac : cardíaco(a) (adj), relativo al corazón

cardiopulmonary : cardiopulmonar (adj), relativo al corazón y pulmones

cardiorespiratory : cardiorrespiratorio (adj), relativo al corazón y a la respiración

cardiovascular : cardiovascular (adj), relativo al corazón y a los vasos

carpals : huesos (m) de la muñeca

caudal : caudal (adj), relativo o en dirección de la cola

cavity : cavidad (f), espacio (m) hueco o vaciado (m)

cavity, nasal : fosa (f) nasal

cell : célula (f)

cell membrane : membrana (f) celular

cells : células (f)

cells, red blood : células (f) rojas de la sangre, glóbulos rojos

cells, white blood : células (f) blancas de la sangre, glóbulos blancos

cellular : celular (adj), situado en las células

cerebellar : cerebeloso(a) (adj), relativo al cerebelo

cerebral : cerebral (adj), relativo al cerebro

cerebrospinal : cerebrospinal (adj), relativo al cerebro y a la médula espinal

cerebrovascular : cerebrovascular (adj), que afecta a los vasos cerebrales

cerumen : cerumen (m), secreción grasa que se forma en el interior de los oídos

cervical : cervical (adj), que afecta al cuello

cervix, uterine : cervix (m) uterino, cuello (m) uterino, cuello (m) de la matriz

chamber : cámara (f)

cheek : mejilla (f)

cheekbone : pómulo (m)

cheekbones : pómulos (m)

428

chemoreceptor : quimiorreceptor (m), célula de un órgano capaz de reaccionar a sustancias químicas

chest : pecho (m)

chin : barbilla (f), barba (f), mentón (m)

cholesterol : colesterol (m)

cholinergic : colinérgico (adj), que actúa por intermedio de la acetilcolina

choroid : coroidea (f)

chromosomal : cromosómico(a) (adj), relativo al cromosoma

chromosome : cromosoma (m)

circulation : circulación (f)

clavicle : clavícula (f)

clitoral : clitorídeo(a) (adj), relativo al clítoris

clitoris : clítoris (m)

cloaca : cloaca (f), parte posterior de los intestinos del embrión

coagulation : coagulación (f), formación de tapones de sangre

coccyx : cóccix (m)

cochlear : coclear (adj), perteneciente al caracol óseo del oído interno

coenzyme : coenzima (m), sustancia (f) que es necesaria para la acción de una enzima

cognitive : cognitivo(a) (adj), relativo al conocimiento

coital : coito(a) (adj), relativo a la cópula carnal

coitus : coito (m), cópula carnal

collagen : colágeno (m), sustancia elástica de la piel

colon : colón (m), intestino (m) grueso

colonic flora : flora (f) intestinal, conjunto de bacterias que suelen vivir en el intestino grueso

colorectal : colorrectal (adj), referente al intestino grueso y su parte final

colostrum : calostro (m)

commensal : comensal (m), ser vivo que convive con otro organismo huésped

complement : complemento (m)

complexion : tez (f)

complexion, skin : cutis (f), tez (f)

conduction : conducción (f), transmisión (f)

conjunctiva : conjuntiva (f)

conjunctival : conjuntival (adj), que está situado o que ocurre en la conjuntiva

constitutional : constitucional (adj), propio de la constitución de un individuo

contractility : contractilidad (f), capacidad de contraerse

contraction : contracción (f)

coordination : coordinación (f), acción o interacción ordenada

cord, umbilical : cordón (m) umbilical

cornea : córnea (f)

corneal : corneal (adj)

coronary : coronario(a) (adj), relativo a arterias y venas del corazón

corpus luteum : cuerpo (m) lúteo, cuerpo que se forma en el ovario después de la ovulación

corpuscle : corpúsculo (m)

cortex : corteza (f)

cortical : cortical (adj), relativo a la corteza

cranial : craneal (adj), relativo al cráneo

cranium : cráneo (m)

creatinine : creatinina (f)

crotch : entrepierna (f)

crown of the head : coronilla (f)

cry : grito (m), alarido (m)

curled hair : pelo (m) crespo, pelo (m) colocho

cutaneous : cutáneo(a) (adj), relativo a la piel

cytoplasm : citoplasma (m), parte de la célula no ocupada por el núcleo

D

dark-haired : pelinegro(a) (adj), de pelo oscuro

defecation : defecación (f), expulsión de los excrementos

dendritic : dendrítico(a) (adj), relativo a las dendritas, que son fibras nerviosas

dentition : dentición (f)

depolarization : despolarización (f)

diaphragm : diafragma (m)

diastolic : diastólico(a) (adj), relativo a la diástole, que es el estadio de relajación del corazón

differentiation : diferenciación (f), variación (f), desviación (f), modificación (f), desarrollo de células y tejidos en diversos sentidos

digestion : digestión (f)

digestive : digestivo (m), digestivo(a) (adj), relativo a la digestión

dimple : hoyuelo (m)

disc : disco (m)

distal : distal (adj), alejado(a) (adj), distante del tronco

dominance : dominancia (f), predominio (m) de un gen o de un carácter

dorsal : dorsal (adj), relativo a la espalda o al dorso

downiness : vellosidad (f)

duct, tear : conducto (m) lagrimal

ducts, tear : conductos (m) lagrimales

duodenum : duodeno (m), porción inicial del intestino delgado

dura mater : duramadre (f), duramater (f), membrana envolvente del sistema nervioso central

E

ear : oído (m), oreja (f)

ear wax : cerumen (m), cera (f), cerilla (f)

eardrum : tímpano (m), membrana del oído medio

ejaculation : eyaculación (f)

ejection fraction : fracción (f) de eyección

elbow : codo (m)

electron : electrón (m)

embryo : embrión (m), feto (m)

emotion : emoción (f)

emotional : emocional (adj)

endocrine : endocrino(a) (adj), que secreta hormonas

endogenous : endógeno(a) (adj), que se desarrolla o origina dentro del organismo

endothelium : endotelio (m), capa interna que reviste las cavidades cardíacas y los vasos

enterohepatic : enterohepático(a) (adj), que se refiere al intestino y al hígado

enzyme : enzima (f), proteína que incrementa la velocidad de las reacciones

epicondyle : epicóndilo (m)

epidermal : epidérmico(a) (adj), relativo a la piel

epidermis : epidermis (f)

epididymis : epidídimo (m)

epidural : epidural (adj), sobre o por fuera de la duramadre

epigastric : epigástrico(a) (adj), relativo a la porción superior del vientre

epiphyseal : epifisario(a) (adj), relativo a la cabeza o una epífisis de un hueso

epiphysis : epífisis (f)

epithelium : epitelio (m), la piel y la mucosa que recubre los órganos huecos del cuerpo

erection : erección (f), levantamiento y endurecimiento del pene

erythropoiesis : eritropoyesis (f), formación de los glóbulos rojos

esophagus : esófago (m), una parte del tubo digestivo que se inicia después de la boca y termina en el estómago

excavated : excavado (adj)

excavation : excavación (f)

excitation : excitación (f), irritación (f), estimulación (f)

excretion : excreción (f), eliminación por el propio organismo

exocrine : exocrino(a) (adj), que secreta hacia afuera del cuerpo

extracellular : extracelular (adj), situado fuera de las células

extracorporeal : extracorpóreo (adj), situado fuera del cuerpo

extrapyramidal : extrapiramidal (adj), situado fuera de la vía piramidal

extrarenal : extrarrenal (adj), situado fuera del riñón

extravascular : extravascular (adj), situado fuera de un vaso

extremity : extremidad (f), miembro superior e inferior

eye : ojo (m)

eyebrow : ceja (f)

eyelash : pestaña (f)

eyelid : párpado (m)
eyes like yours : ojos (m) como los suyos, ojos (m) asi

F
face : cara (f), faz (f)
facial : facial (adj), relativo a la cara
facial sinus : seno (m) facial, seno (m) de la cara
facial sinuses : senos (m) faciales, senos (m) de la cara
fair-haired : pelirrubio(a) (adj), de pelo claro
Fallopian tube : trompa (f), tubo (m) de Falopio
fascicular : fascicular (adj)
fat : grasa (f)
fat (person, thing) : gordo(a) (adj)
features : rasgos (m)
fecal : fecal (adj), relativo a los excrementos
feces : heces (f), excrementos (m), deposiciones (f)
female : hembra (f), femenino(a) (adj)
feminine : femenino(a) (adj)
femoral : femoral (adj), perteneciente al hueso femur
fertility : fertilidad (f), capacidad de reproducción
fetal : fetal (adj), relativo al feto
fetoplacental : fetoplacentario (adj), relativo a los intercambios entre feto y placenta
fetus : feto (m)
fiber : fibra (f)
fibrin : fibrina (f), sustancia proteica en los coágulos de sangre
field of vision : campo (m) visual
finger : dedo (m)
finger pads (tips) : yemas (f)
fingernail : uña (f)
firmness : firmeza (f)
firstpass : primer paso (m), fracción de una dosis absorbida que aparece en la circulación sin ser alterada por el hígado
fist : puño (m)
flesh : carne (f)
flexion : flexión (f)
flow : flujo (m)

433

flow, menstrual : flujo (m) menstrual
follicles : folículos (m)
fontanelle : fontanela (f), mollera (f), espacio no osificado del cráneo en el recién nacido
foot : pie (m)
forearm : antebrazo (m)
forehead : frente (f)
foreskin : prepucio (m)
fossa, nasal : fosa (f) nasal
freckle : peca (f)
fuck, to : chingar (v), cojer (v), joder (v), foliar (v)
function : función (f)

G

gallbladder : vesícula (f) biliar
gastric : gástrico(a) (adj)
gastroduodenal : gastroduodenal (adj), relativo al estómago y al intestino delgado
gastrointestinal : gastrointestinal (adj), relativo al estómago y a los intestinos
gastroesophageal : gastroesofágico (adj), relativo al estómago y al esófago
gene : gen (m)
genetic : genético (adj), relativo a los genes o a la herencia
genital : genital (adj), relativo a los órganos sexuales
genitalia : genitales (m)
genitourinary : genitourinario(a) (adj), relativo a los órganos genitales y urinarios
gestation : gestación (f), embarazo (m)
gland : glándula (f), órgano que elabora sustancias como hormonas y otras secreciones
glandular : glandular (adj)
glans penis : glande (m)
glomerular : glomerular (adj), relativo a la parte del riñón donde se realiza la filtración de substancias
glomeruli : glomérulos (m)
glottis : glotis (f), parte del órgano de la voz

glycoside : glucósido (m)

gonadal : gonadal (adj), relativo a las glándulas sexuales

groin : ingle (f)

gum (mouth) : encía (f)

gut : intestino (m)

H

hair : pelo (m)

hair, body : vello (m)

hair, head : cabello (m)

hair, pubic : vellos (m) púbicos

haired, black- : pelinegro(a) (adj)

haired, blonde- : pelirrubio(a) (adj)

haired, bushy- : pelado(a) (adj), pelitieso(a) (adj)

haired, dark- : pelinegro(a) (adj)

haired, fair : pelirrubio(a) (adj)

haired, long- : pelilargo(a) (adj)

haired, red- : pelirrojo(a) (adj)

haired, short- : de pelo (m) corto

hand : mano (f)

head : cabeza (f)

head hair : cabello (m)

hearing : audición (f)

heart : corazón (m)

heartbeat : latido (m) del corazón, ritmo (m) del corazón

heel : talón (m)

hemoglobin : hemoglobina (f)

hepatic : hepático(a) (adj), relativo al hígado

hepatobiliary : hepatobiliar (adj), relativo al hígado y a los conductos biliares

hepatocellular : hepatocelular (adj), relativo a las células del hígado

hip : cadera (f)

hirsuteness : vellosidad (f)

hirsutism : hirsutismo (m), vellosidad exagerada en la mujer

histamine : histamina (f)

homeostasis : homeostasis (f), mantenimiento del equilibrio de las condiciones corporales

hormonal : hormonal (adj), relativo a las hormonas

human : humano(a) (adj)

humeral : humeral (adj), relativo al húmero, que es el hueso del brazo superior

humor : humor (m), líquido corporal

humoral : humoral (adj), relativo a los líquidos corporales

hymen : himen (m)

hypophyseal : hipofisario(a) (adj), relativo a la hipófisis

hypophysis : hipófisis (f)

hypothalamic : hipotalámico(a) (adj), situado en la mitad inferior del cerebro

I

immune : inmune (adj), relativo al sistema inmunológico, protegido contra una infección

immunity : inmunidad (f), protección (f) contra las enfermedades infecciosas

impulse : impulso (m), acción repentina

in situ : in situ (latín)

infantile : infantil (adj), perteneciente al niño o a la infancia

inguinal : inguinal (adj), relativo a la ingle

inhibition : inhibición (f), atenuación (f), supresión o bloqueo de una función

innervation : inervación (f), irrigación nerviosa de un área u órgano

insertion : inserción (f), implantación (f), punto de unión de un músculo a un hueso

integumentary : integumentario(a) (adj), que sirve de cubierta, como la piel

intelligence : inteligencia (f)

intercostal : intercostal (adj), situado entre las costillas

intercourse, anal : relación (f) anal

intercourse, sexual : relación (f) sexual

interstitial : intersticial (adj), situado en los inter espacios de un tejido

intervertebral : intervertebral (adj), situado entre dos vértebras contiguas
intestinal : intestinal (adj), relativo al intestino
intestine, large : intestino (m) grueso
intestine, small : intestino (m) delgado
intestines : intestinos (m)
intracellular : intracelular (adj)
intracellular protein : proteína (f) intracelular
ion : ion (m)
iris : iris (m)

J
jaw : mandíbula (f)
jejunum : yeyuno (m), porción del intestino delgado comprendida entre el duodeno y el íleon
joint : coyuntura (f), articulación (f)
joints : articulaciones (f)
juvenile : juvenil (adj), joven (adj)

K
kidney : riñón (m)
knee : rodilla (f)

L
lacrimal : lagrimal (adj), referente a las glándulas que secretan las lágrimas
lactation : lactación (f), secreción de leche
larynx : laringe (f)
lateral : lateral (adj), alejado del centro o de la línea media
lean : flaco(a) (adj), delgado(a) (adj)
left : izquierdo (m), izquierda (f), izquierdo(a) (adj)
left-handed : zurdo(a) (adj), de la mano (f) izquierda
left-handed person : persona zurda (f), izquierdo (m), izquierda (f)
leg : pierna (f)
leucocyte : leucocito (m)
ligament : ligamento (m)

limbic : límbico (adj)

line : línea (f)

linear : linear (adj), relativo a una línea

lip : labio (m)

lipids : lípidos (m), grasas y sustancias similares en la sangre

lipophilic : lipofílico(a) (adj), soluble en grasa

lipoprotein : lipoproteína (f), combinación de una grasa y una proteína

liposome : liposoma (m)

lips, vaginal : labios (m) vaginales

liver : hígado (m)

lobe : lóbulo (m)

lochia : loquios (m), pérdidas vaginales tras el parto

long-haired : pelilargo(a) (adj), de pelo largo

lumbar : lumbar (adj), relacionado con la parte inferior de la columna vertebral

lumen : lumen (m), cavidad o canal dentro de un órgano o tubo

lung : pulmón (m)

lungs : pulmones (m)

lymphatic : linfático(a) (adj)

lymphocyte : linfocito (m), células con núcleo redondo

lymphocytic : linfocitario(a) (adj), que concierne a los linfocitos, células con núcleos redondos

M

macula : mácula

macule : mácula (f), mancha en la retina

male : varón (m), macho (m)

mammary : mamario(a) (adj), relativo a la mama

man : hombre (m)

mark, birth : mancha (f) de nacimiento, marca (f) de nacimiento

marrow : médula (f)

marrow, bone : médula ósea (f), hueso (m) medular

masculine : masculino(a (adj)

masticatory : masticatorio(a) (adj), que afecta a los músculos de la masticación

mastocyte : mastocito (m), célula (f) de Mast, célula (f) cebada

mature : maduro(a), (adj), añejo(a) (adj)

maxillary : maxilar (adj), relativo a los huesos de la cara arriba de la boca

medullary : medular (adj), relativo a la médula de cualquier tipo

membrane : membrana (f)

membrane, mucus : membrana (f) mucosa

memory : memoria (f)

menarche : menarquia (f), fecha de la primera menstruación

menstrual : menstrual (adj)

menstrual flow : flujo (m) menstrual

menstrual period : período (m) menstrual, regla (f)

menstruation : menstruación (f), regla (f)

mental : mental (adj), relacionado con la mente

mesenteric : mesentérico(a) (adj), relativo al mesenterio

mesentery : mesenterio (m)

metabolism : metabolismo (m), conjunto de reacciones bioquímicas dentro del organismo

metabolite : metabolito (m), sustancia producida por metabolismo

metabolization : metabolizar (v), transformación de una sustancia en el cuerpo

microcirculation : microcirculación (f), flujo de sangre en todo el sistema de vasos minúsculos

microsomal : microsómico (adj), procedente de los microsomas

microvillus : microvellosidad (f), forma de vellosidad sobre la superficie de una célula

micturition : micción (f), acción de orinar

miosis : miosis (f)

mitosis : mitosis (f), división de una célula

mobility : movilidad (f), posibilidad de realizar movimientos activos

molar : muela (f)

molecular : molecular (adj), relativo a las moléculas o compuesto por ellas

motility : motilidad (f), facultad de moverse espontáneamente

mouth : boca (f)

mucocutaneous : mucocutáneo(a) (adj), relativo a las mucosas y a la piel

mucosa : mucosa (f), mucoso(a) (adj)

mucus : mucus (m), moco (m)

mucus membrane : membrana (f) mucosa

multiparous : multípara (adj), que ha parido como mínimo dos hijos

muscle : músculo (m)

muscular : muscular (adj), relativo al músculo

musculature : musculatura (f), aparato muscular del cuerpo

mustache : bigote (m)

myocardium : miocardio (m)

N

nail, finger- : uña (f)

nares : narinas (f), ventanas (f) de la nariz

nasal : nasal (adj), relativo a la nariz

nasal cavity : fosa (f) nasal

nasal fossa : fosa (f) nasal

nasal septum : tabique (m)

nasolacrimal : nasolagrimal (adj), relativo a la nariz y al aparato lagrimal

navel : ombligo (m)

neck : cuello (m)

neck, back of : nuca (f), parte posterior del cuello

neonatal : neonatal (adj), relativo al primer mes de vida

nerve : nervio (m)

neural : neural (adj), relativo a los nervios

neuromuscular : neuromuscular (adj), relativo a la conexión entre los nervios y los músculos

neuronal : neuronal (adj), relativo a las neuronas

neutrophil : neutrófilos (m), leucocitos en la sangre que tienen afinidad por los colorantes neutros

newborn : recién nacido(a) (adj), recién nacido (m), recién nacida (f)

nidation : anidación (f), implantación del embrión maduro

nipple, female : pezón (m)

nipple, male : tetilla (f)
normotensive blood pressure : presión (f) sanguínea normal, normotenso(a) (adj)
nose : nariz (f)
nulliparous : nulípara (adj), que no ha parido

O

obdurator, muscle : músculo obdurador (m), rotación de la cadera hacia los lados y para los movimientos de flexión de la pierna
ocular : ocular (adj), perteneciente al ojo
oculogyric : oculógiro(a) (adj), relativo al giro de los ojos
oncotic : oncótico(a) (adj), relativo a presión oncótica
oncotic pressure : presión (f) oncótica, relativo a edema
optic : óptico(a) (adj), perteneciente a la vista o al nervio óptico
optical : óptico(a) (adj)
oral : oral (adj), bucal (adj), perteneciente o relativo a la boca
orally : oralmente (adv), por vía bucal
orbit : órbita (f), la cavidad ósea que contiene el globo ocular
orbital : orbital (adj), relativo a la cavidad ósea que contiene el globo ocular
organ : órgano (m)
organism : organismo (m), cualquier cosa viviente
orgasm : orgasmo (m), punto más alto de la excitación sexual
orifice : orificio (m)
osmotic : osmótico(a) (adj), perteneciente o relativo a la difusión de cada lado de una membrana
ossicle : osículo (m), huesecillo (m)
ossification : osificación (f), formación del hueso o de sustancia ósea
ovarian : ovárico(a) (adj), perteneciente y/o referente al ovario
ovary : ovario (m)
ovulation : ovulación (f), desprendimiento natural del óvulo
ovum : óvulo (m), huevo pequeño en el ovario

P

palate : paladar (m)

palm of the hand : palma (f) de la mano

palpebral : palpebral (adj), referente al párpado

pancreas : páncreas (m)

parathyroid : paratiroideo(a) (adj), perteneciente o relativo a la glándula paratiroides

paravenous : paravenoso(a) (adj), cercano a una vena

parenchyma : parénquima (m), parte funcional de un órgano

parietal : parietal (adj), relativo a la pared de una cavidad

parturition : parto (m)

passage : paso (m), conducto (m), tránsito (m)

pelvic : pélvico(a) (adj), relativo a la parte inferior del tronco del cuerpo

pelvis : pelvis (f)

penis : pene (m), miembro (m) masculino

penis, glans : glande (m)

penis, tip of the : punta (f) del pene

peptic : péptico(a) (adj), relativo a la acción del jugo gástrico

perfusion : perfusión (f)

perianal : perianal (adj), situado alrededor del ano

peridural : peridural (adj), situado alrededor de la envoltura del sistema nervioso

perinatal : perinatal (adj), que ocurre inmediatamente antes o después del parto

perineal : perineal (adj), relativo a la región limitada por el escroto o vagina y el ano

period, menstrual : período (m) menstrual, regla (f)

perioral : perioral (adj), situado alrededor de la boca

periorbital : periorbitario(a) (adj), situado alrededor de la órbita

peripheral : periférico(a) (adj), alejado del centro, en las orillas

peristalsis : peristalsis (f), contracciones por medio de los órganos tubulares, como el intestino

perivascular : perivascular (adj), situado alrededor de un vaso

permeability : permeabilidad (f), propiedad de una membrana de dejar pasar las sustancias

person : persona (f)

perspiration : transpiración (f), sudor (m)

phagocytosis : fagocitosis (f), incorporación y digestión de partículas en el interior de la célula

phallic : fálico(a) (adj), referente al pene

pharyngeal : faríngeo(a) (adj)

pharynx : faringe (f)

physical : físico (m), físico(a) (adj), corporal (adj)

piloerection : piloerección (f), erección del pelo

placenta : placenta (f)

plasma protein : proteína (f) del plasma

plasmin : plasmina (f), enzima que convierte la fibrina a productos solubles

plasminogen : plasminógeno (m), precursor inactivo de la plasmina

pleura : pleura (f)

plexus : plexo (m), maraña (f)

plexus of vessels or nerves : plexo (m) de vasos o nervios, maraña (f) de vasos o nervios

polypeptide : polipéptido (m), elemento de una proteína

poop : heces (f), excrementos (m), deposiciones (f), caca (f), popó (m)

pores : poros (m)

posterior : posterior (adj), situado por detrás

postmenopausal : posmenopáusico(a) (adj), que ocurre después de la menopausia

postnatal : postnatal (adj), posnatal (adj), después del nacimiento

postural : postural (adj), relativo a la postura o posición

posture : postura (f)

potentiation : potenciación (f), activación de algo

precordial : precordial (adj), situado delante del corazón

precursor : precursor (m), que precede

pregnancy : embarazo (m)

pregnant : embarazada (adj)

pregnant woman : mujer (f) embarazada

preload : precarga (f), volumen de sangre que regresa al ventrículo derecho al final de la diástole

443

premenstrual : premenstrual (adj), que ocurre antes de la menstruación

prenatal : prenatal (adj), que existe o se presenta antes del nacimiento

prepuce : prepucio (m), pliegue que cubre el pene o el clítoris

pressure : presión (f)

presynaptic : presináptico(a) (adj), que se encuentra antes de la sinapsis

procreation : procreación (f), reproducción (f), proceso de traer al mundo un nuevo ser

production : producción (f)

productive : productivo(a) (adj), productor(a) (adj), que produce una cosa o acción nueva

prostate : próstata (f)

protease : proteasa (f), enzima que destruye proteínas

protein : proteína (f)

protein, intracellular : proteína (f) intracelular

proteolytic : proteolítico(a) (adj), que digiere o hidroliza las proteínas

prothrombin : protrombina (f), factor II de la coagulación sanguínea

proximal : proximal (adj), situado más cerca

psychomotor : psicomotor (adj), relativo a los efectos motores de la actividad cerebral o psíquica

puberty : pubertad (f), período de maduración sexual

pubic : púbico(a) (adj)

pubic hair : vellos (m) púbicos

pubis : pubis (m)

puerperium : puerperio (m), período o estado de confinamiento después del parto

pulmonary : pulmonar (adj), relativo al pulmón

pulsation : pulsación (f), latido (m) rítmico

pulse : pulso (m)

pulse, relating to : relativo al pulso (m)

pulsing : pulsátil (adj)

pupil : pupila (f), niña (f) del ojo

push : empujón (m), empujar (v), rempujo (m)

pylorus : píloro (m), salida del estómago hacia el duodeno

Q
QRS complex : complejo (m) QRS, manifestación eléctrica de la contracción cardíaca
QT interval : intervalo (m) QT, representa la duración total de la sístole eléctrica

R
radius : radio (m)
receptor : receptor (m)
rectal : rectal (adj), perteneciente o relativo al recto
rectum : recto (m)
red blood cells : células (f) rojas de la sangre, glóbulos (m) rojos
red-haired : pelirrojo(a) (adj)
reflex : reflejo (m), reacción involuntaria en respuesta a un estímulo externo
region : región (f), parte del cuerpo
regional : regional (adj), local (adj)
regulation : regulación (f), reglamentación (f)
regulator : regulador (m), reguladora (f), regulador(a) (adj)
renal : renal (adj), perteneciente o relativo al riñón
renin : renina (f), hormona elaborada por el riñón
renovascular : relativo a los vasos del riñón
replication : replicación (f), la acción de hacer una copia
reproduction : reproducción (f)
respiratory : respiratorio(a) (adj), perteneciente o relativo a la respiración
response : respuesta (f), reacción después de un estímulo
retinal : retiniano (adj), relativo a la retina
retrobulbar : retrobulbar (adj), detrás del bulbo raquídeo
retrosternal : retroesternal (adj), detrás del esternón
rib : costilla (f)
right : derecha (f), derecho(a) (adj)
right-handed : de la mano (f) derecha
right-handed person : derecho (m), derecha (f)

S

sacrum : sacro (m)
saliva : saliva (f)
salivation : salivación (f), secreción de saliva
scalp : cuero (m) cabelludo
sclera : esclerótica (f), blanco de los ojos
scrotum : escroto (m)
sebaceous : sebáceo(a) (adj)
sebaceous glands : glándulas (f) sebáceas
sebum : sebo (m), sustancia untosa y aceitosa de las glándulas sebáceas
secretion : secreción (f)
semen : semen (m), jugo (m), leche (f) del hombre
sensation : sensación (f)
sense : sentido (m)
sense of sight : sentido (m) de la vista
sensitization : sensibilización (f), administración de un antígeno que induce una respuesta inmunitaria
sensory : sensorial (adj), perteneciente o relativo a las sensaciones
septum : septum (m), tabique (m) de separación
serum : suero (m), parte acuosa de la sangre y otros líquidos biológicos donde se disuelven ciertas sales o sustancias
sex : sexo (m)
sexual intercourse : relación (f) sexual
shaft : mástil (m)
shin : espinilla (f)
shit : caca (f), mierda (f)
short-haired : de pelo (m) corto
shoulder : hombro (m)
side : lado (m)
sight : vista (f)
sight, sense of : sentido (m) de la vista
sigmoid : sigmoide (m), sigmoide (adj), de forma similar a la letra S, como la parte del intestino grueso que está situado antes del recto
sinus : seno (m)

sinusal : sinusal (adj), relativo o perteneciente a una bolsa o una cavidad

sinuses : senos (m)

sinuses, facial : senos (m) faciales, senos (m) de la cara

site : sitio (m), lugar (m)

situated : situado(a) (adj)

skeletal : esquelético(a) (adj), perteneciente al esqueleto

skeleton : esqueleto (m)

skin : piel (f)

skin complexion : cutis (f), tez (f)

sleep : sueño (m)

smell : olor (m)

sodium : sodio (m)

sole : planta (f) del pie

somatotrophin : somatotropina (f), hormona del crecimiento

sperm : esperma (m)

spermatogenesis : espermatogénesis (f), proceso de formación de los espermatozoides

spermatozoon : espermatozoide (m)

sphincter : esfínter (m), músculo que cierra la salida de un órgano

spinal : espinal (adj), relativo a la columna vertebral

spine : columna (f) vertebral, espina (f) dorsal

spit : escupida (m), esputo (m)

spleen : bazo (m)

squamous : escamoso(a) (adj), que tiene escamas

sternum : esternón (m)

stimulation : estímulación (f)

stimulus : estímulo (m)

stomach : estómago (m)

stool : excremento (m)

structural : estructural (adj)

structure : estructura (f)

struma : estroma (m), armazón o trama de un tejido, que sirve para sostener entre sus mallas los elementos celulares

subarachnoid : subaracnoideo (adj), que está situado o que se produce debajo de la aracnoides

subcapsular : subcapsular (adj), que está situado o que ocurre debajo de una cápsula

subconjunctival : subconjuntival (adj), que está situado o que ocurre debajo de la conjuntiva

subcutaneous : subcutáneo(a) (adj), que está situado o que ocurre debajo de la piel

sublingual : sublingual (adj), situado debajo de la lengua

substrate : sustrato (m), base (f), sustancia (f) básica

supine : supino (adj) , que descansa sobre el dorso

supraventricular : supraventricular (adj), superior al ventrículo

swallow : trago (m)

sweat : transpiración (f), sudor (m)

synapse : sinapsis (f), la zona de contacto entre dos nervios

synaptic : sináptico (adj), que pertenece o afecta a la zona de contacto entre dos nervios

synovial : sinovial (adj), relativo a la cápsula o membrana de las articulaciones

synthesis : síntesis (f), formación de sustancias

systemic : sistémico(a) (adj), que afecta al cuerpo en su totalidad

systole : sístole (f)

systolic : sistólico(a) (adj), que se relaciona con la contracción del músculo, en particular, el músculo cardíaco

T

tail : rabo (m), cola (f)

tear duct : conducto (m) lagrimal

tear ducts : conductos (m) lagrimales

tears : lágrimas (f)

teeth : dientes (m), muelas (f)

tensioactive : tensiactivo(a) (adj), que ejerce efecto sobre la tensión superficial

tension : tensión (f), tono (m), potencial (m) eléctrico, presión (f)

terminal : postrero (m), terminal (adj), final (adj), último(a) (adj), postrero(a) (adj)

testicle : testículo (m), huevo (m), bola (f), talega (f)

testicular : testicular (adj), perteneciente a los testículos

thalamus : tálamo (m), parte de los núcleos grises en el cerebro

thermoregulation : termorregulación (f), regulación del calor o de la temperatura

thigh : muslo (m)

thin : delgado(a) (adj)

thoracic : torácico(a) (adj), relativo al tórax

thorax : tórax (m)

throat : garganta (f)

thumb : pulgar (m)

thyroid : tiroides (f), glándula (f) tiroidea, tiroideo(a) (adj)

thyroid gland : glándula (f) tiroidea

tip of the penis : punta (f) del pene

toe : dedo (m) del pie

toenail : uña (f) del dedo del pie

tone : tono (m), tensión (f)

tongue : lengua (f)

tonic : tónico (m), tónico(a) (adj), que produce y restablece el tono normal, que se caracteriza por tensión continua

tonsils : amígdalas (f), anginas (f)

tooth : diente (m), muela (f)

tooth, wisdom : diente (m) del juicio, muela (f) del juicio

trachea : tráquea (f)

transaminase : transaminasa (f), tipo de enzima hepática

tress : trenza (f)

trigger zone : zona (f) de excitabilidad aumentada, donde se generan impulsos nerviosos

trophic : trófico(a) (adj), nutritivo(a) (adj)

tubercle : nódulo (m), en particular del hueso

tubular : tubular (adj), que tiene forma de tubo

tumescence : tumescencia (f)

tumescent : tumescente (adj)

tympanic : timpánico(a) (adj)

tympanic membrane : tímpano (m), membrana del oído medio

tympanum : tímpano (m), membrana del oído medio

U

umbilical cord : cordón (m) umbilical
umbilicus : ombligo (m)
unilateral : unilateral (adj), situado en un solo lado
ureter : uréter (m)
urethra : uretra (f)
urethric : uretral (adj)
uric acid : ácido (m) úrico
urinary : urinario(a) (adj), relacionado con la orina
urine : orina (f)
urogenital : urogenital (adj), referente a los órganos urinarios y sexuales
uterus : útero (m)

V

vagal : vagal (adj), perteneciente al nervio vago, décimo nervio craneal
vagina : vagina (f)
vaginal : vaginal (adj), que afecta a la vagina
vaginal lips : labios (m) vaginales
vagotonia : vagotonía (f), excitabilidad aumentada del nervio vago
valve : válvula (f)
valvule : valvulilla (f), válvula (f) pequeña
vas deferens : vaso (m) deferente
vascular : vascular (adj), referente a los vasos sanguíneos
vasoactive : vasoactivo (adj), que ejerce un efecto sobre el calibre de los vasos
vasoconstriction : vasoconstricción (f), estrechamiento de los vasos sanguíneos
vasodilatation : vasodilatación (f), dilatación de los vasos sanguíneos
vasomotor : vasomotor (adj), que afecta al calibre de los vasos sanguineos
vein : vena (f)
venereal : venéreo(a) (adj), perteneciente al contacto sexual
venous : venoso (adj), perteneciente a las venas

ventral : ventral (adj), relativo al vientre
ventricular : ventricular (adj), perteneciente a una cavidad, como en el corazón o el cerebro
vertebral : vertebral (adj), perteneciente a las vértebras
vessel : vaso (m)
vessel, blood : vaso (m) sanguíneo
vestibular : vestibular (adj), perteneciente a un vestíbulo
view : visión (f) vista (f), ver (m)
visceral : visceral (adj), perteneciente a una víscera
vision : visión (f)
vision, field of : campo (m) visual
visual : visual (adj), relativo a la visión
vital capacity : capacidad (f) vital, volumen de gas que puede expulsarse de los pulmones
vitreous : vítreo(a) (adj), cristalino(a) (adj)
voice : voz (f)
voices : voces (f)
vulva : vulva (f), los genitales externos femeninos
vulvar : vulvar (adj), perteneciente a los genitales externos femeninos

W
wall : pared (f)
wax, ear : cera (f), cerumen (m), cerilla (f)
white blood cells : células (f) blancas de la sangre, glóbulos (m) blancos
wisdom tooth : muela (m) del juicio
woman, pregnant : mujer (f) embarazada
womb : matriz (f)
wrapper : envoltura (f)
wrist : muñeca (f)

Z
zygoma : pómulo (m)
zygomas : pómulos (m)

Colors

beige : beige (adj)
black : negro(a) (adj)
blonde : rubio(a) (adj)
blue : azul (adj)
bright : claro(a) (adj)
brown : café (adj) (shoe, dress, eyes, hair), moreno(a) (adj) (skin), pardo(a) (adj) (gray, brown)
brunette : trigueño(a) (adj)
clear : diáfano(a) (adj), claro(a) (adj)
color : color (m)
coloration : coloración (f)
colored : coloreado(a) (adj)
dark : oscuro(a) (adj), trigueño(a) (adj)
gold : dorado (m), dorado(a) (adj), oro (m), oro(a) (adj)
golden : dorado(a) (adj)
gray : gris (m), gris (adj)
green : verde (adj)
light (color) : claro(a) (adj)
opalescent : opalescente (adj), que parece ópalo o que exhibe diversos colores
opaque : opaco(a) (adj)
paint : pintura (f)
phosphorescent : fosforescente (adj)
pigmentation : pigmentación (f), depósito de materia con color
pink : rosado(a) (adj)
purple : purpúreo(a), morado(a) (adj)
red : rojo(a) (adj)
reddish : rojizo (m
redness : enrojecimiento (m)
ruby : rubí (adj)
transparent : transparente (adj), claro(a) (adj)
violet : violeta (f)
yellow : amarillo(a) (adj)

Days

Monday : lunes (m)
Tuesday : martes (m)
Wednesday : miércoles (m)
Thursday : jueves (m)
Friday : Viernes (m)
Saturday : Sabado (m)
Sunday : Domingo (m)

date : fecha (f)
day : día (m)
month : mes (m)
today : hoy (adv)
tomorrow : mañana (m)
tomorrow is another day : mañana (m) será otro día
tomorrow is Monday (It is Monday tomorrow.) : mañana (adv) es lunes
tomorrow morning : mañana (adv) por la mañana
tomorrow, as of : a partir de mañana (adv)
tomorrow, starting : a partir de mañana (adv)
tomorrow, the day after : pasado mañana (adv)
tomorrow, until : hasta mañana (adv)
tonight : esta noche (f)
week : semana (f)
yesterday : ayer (adv)
yesterday afternoon : ayer (adv) por la tarde, ayer (adv) tarde
yesterday evening : ayer (adv) por la tarde, ayer (adv) tarde, al final del día
yesterday morning : ayer (adv) por la mañana
yesterday night (last night) : ayer (adv) por la noche, ayer (adv) noche
yesterday, a week ago : hace ayer (adv) una semana
yesterday, it seems like : parece que fue ayer (adv)
yesterday, the day before : anteayer (adv)
yesteryear : ayer (m)

Diseases

A

ablepsy : ablepsia, ceguera, incapacidad para ver
abortion, threatened : amenaza de aborto
abrasion : abrasión, erosión química, erosión física
abscess : absceso, cavidad que contiene pus
acidosis : acidosis, estado de acidez en el cuerpo
acne : acné, granitos, barros
acrocyanosis : acrocianosis, enfermedad donde hay mala circulación de las manos y los pies, los cuales se ponen amoratados, sudorosos y fríos.
acromegaly : acromegalia, desorden que resulta de la secreción excesiva de la hormona del crecimiento y que se manifiesta con un aumento del tamaño de las manos, la cabeza, la cara, los pies, y el tórax
act of vomiting : acto de vomitar
acute illness : enfermedad aguda
addiction : adicción, dependencia de drogas
Addisson's disease : enfermedad de Addisson, enfermedad que resulta de la pérdida de función de la glándula suprarrenal y que se manifiesta con fatiga, presión baja, pérdida de peso, coloración oscura de la piel y las mucosas, anorexia, y nausea
adenitis : adenitis, inflamación de las glándulas
adenoma : adenoma, tumor benigno de una glándula
adhesion : adherencias, bandas cicatrizales que se forman entre dos o más órganos del cuerpo
adnexitis : anexitis, inflamación de los anexos femeninos
aerophagy : aerofagia, acción de tragar aire
affliction : aflicción, sufrimiento
agalactia : agalactia, ausencia de leche en los senos después del parto
agammaglobulinemia : agammaglobulinemia, déficit de gammaglobulina en la sangre

agoraphobia : agorafobia, terror a los espacios abiertos

agranulocytosis : agranulocitosis, reducción marcada del número de leucocitos o glóbulos blancos de la sangre

AIDS : SIDA, síndrome de inmunodeficiencia adquirida

ailment : dolencia

akathisia : acatisia, inhabilidad de quedarse quieto o sentado debido a una inquietud motora

acinesia : acinesia, pérdida de la habilidad de moverse voluntariamente

alcoholism : alcoholismo, dipsomanía

alexia : alexia, inhabilidad de entender el significado de las palabras escritas o impresas

alkalosis : alcalosis, disminución de la acidez en la sangre y los tejidos

allergic : alérgico(a)

allergies : alergias, coriza, reacciones alérgicas

allergy : alergia

alopecia : alopecia, calvicie, carencia de pelo

alveolitis : alveolitis, inflamación de los alvéolos del pulmón

amblyopia : ambliopía, visión disminuida

amebas : amibas, amebas

amenorrhea : amenorrea, ausencia de la menstruación

amnesia : amnesia, pérdida total o parcial de la memoria

anaphylactic : anafiláctico(a), relativo a una reacción alérgica generalizada y severa

anemia : anemia, deficiencia en la sangre de glóbulos rojos

anemia, aplastic : anemia aplástica, formación insuficiente de células de la sangre

anergy : anergia, falta de reacción a un estimulo inmunológico

aneurysm : aneurisma, dilatación de una arteria por una debilidad en su pared

angiitis : angiítis, inflamación de un vaso sanguíneo o linfático

angina : angina, dolor severo y opresivo

angina pectoris : angina de pecho, dolor severo y opresivo de pecho

anginal : anginoso(a), relativo a la angina

angioedema : angioedema, hinchazón o edema debido a trastornos de la regulación vascular generalmente producidos por una reacción alérgica severa

angioneurotic : angioneurótico(a), trastorno funcional de la regulación vascular

anisocoria : anisocoria, desigualdad del diámetro de las pupilas

ankle sprain : torcedura del tobillo, esguince del tobillo, rotura de un ligamento del tobillo

ankylosis : anquilosis, endurecimiento o la fijación de una coyuntura (articulación)

anomaly : anomalía, desviación de la norma

anorexia : anorexia, estado crónico de falta de apetito debido a una obsesión por adelgazar

anosmia : anosmia, pérdida o disminución del sentido del olfato

anovulatory : anovulatorio, sin ovulación, sin desprendimiento natural del óvulo

anoxia : anoxia, insuficiencia de oxígeno en los tejidos

anthrax : ántrax, infección purulenta y negra de la piel

anuria : anuria, ausencia de la eliminación de orina

aortitis : aortitis, inflamación de la aorta, que es una arteria principal que nace en el corazón y baja por el abdomen hasta dividirse

apepsia : apepsia, cesación de la digestión

aphtha : afta, úlcera en una membrana mucosa

aplasia : aplasia, desarrollo incompleto

aplastic anemia : anemia aplástica, formación insuficiente de células de la sangre

apophysitis : apofisitis, inflamación de una apófisis en particular de un hueso

apoplexy : apoplejia, infarto cerebral, embolia cerebral, derrame cerebral

appendicitis : apendicitis, inflamación del apéndice

arrhythmia : arritmia, falta del ritmo regular del latido cardíaco

arterial occlusion : oclusión de una arteria, obstrucción de una arteria, cierre de una arteria

arteriosclerosis : arteriosclerosis, endurecimiento de las arterias

arteritis : arteritis, inflamación de una arteria

arthritis : artritis, inflamación de una o más articulaciones

arthropathy : artropatía, enfermedad de las articulaciones

arthrosis : artrosis, anomalía en una articulación por desgaste

ascites : ascitis, acumulación de cierto líquido en el vientre

asphyxia : asfixia, insuficiencia de oxígeno

aspiration : aspiración, acción de inhalar hacia lugares anormales (i.e., bronquios)

asthenia : astenia, cansancio físico intenso

asthma : asma, enfermedad crónica que se manifiesta con constricción de los bronquios, generalmente causado o provocado por alergias

astigmatism : astigmatismo, condición donde hay irregularidades en la córnea del ojo

asystole : asistolia, paro cardíaco

ataxia : ataxia, falta de coordinación de los movimientos voluntarios

atheroma : ateroma, depósito de una placa de grasa en las arterias

atheromatosis : ateromatosis, depósito de placas de grasa en las arterias

athetosis : atetosis, movimiento involuntario y no coordinado en las extremidades

athlete's foot : pie de atleta, infección de los pies por hongos

atony : atonía, ausencia o deficiencia del tono o tensión de un tejido o en los músculos de los miembros

atopic : atópico(a), problema de alergia

atrophy : atrofia, disminución del tamaño de una célula, tejido, órgano, o miembro

atrophy of the heart : atrofia del corazón

atrophy of the testicle : atrofia del testículo

attack : ataque

aura : aura, sensación que precede a un ataque como ocurre en la epilepsia o la migraña

autoimmune : autoinmune, relacionado con fenómenos o reacciones inmunológicas frente a elementos del propio cuerpo

autoimmune disease : enfermedad autoinmune o sea una enfermedad relacionada con reacciones inmunológicas hacia elementos del propio cuerpo

automatism : automatismo, movimiento que no está bajo el control voluntario

azoospermia : azoospermia, falta de espermatozoos en el semen

azotemia : azoemia, exceso de cuerpos nitrogenados en la sangre

B

bacillus : bacilo, bacteria en forma de bastoncillo

back problems : problemas de la espalda

back sprain : torcedura de la espalda, esguince de la espalda, rotura de un ligamento de la espalda

bacteremia : bacteremia, presencia de bacteria en la sangre

bacteria : bacteria (singular), bacterias (plural)

bacterial infection : infección por una bacteria

bacteroid : bacteroide, organismo que se asemeja a una bacteria

balanitis : balanitis, inflamación del pene

bald : calvo, sin pelo

baldness : calvicie, alopecia, carencia de pelo

bed sore : llaga de cama, úlcera de cama, úlcera de decúbito

bee sting : picadura de abeja

benign : benigno(a), de poca gravedad

beriberi : beriberi, inflamación de los nervios causada por una deficiencia de la vitamina B1 o tiamina

bite : mordedura, picadura, mordida

bite, cat : mordedura de gato

bite, dog : mordedura de perro

bite, frost : congelamiento parcial de los dedos o las orejas

bite, human : mordedura humana

bite, rat : mordedura de rata

bite, snake- : mordedura de serpiente

bite, spider : picadura de araña

bite, tick : una mordida de garrapata

blackheads : espinillas

bladder stones : cálculos o piedras en la vejiga

bleb : ampolla

bleeding, excessive : sangrado excesivo, hemorragia severa

blemish : lunar, mancha, tacha

blepharitis : blefaritis, inflamación del borde libre de los párpados

blind : ciego(a)

blindness : ceguera, ablepsia, incapacidad de ver

blister : ampolla

blood clot : coágulo de sangre, sangre coagulada

blood poisoning : envenenamiento de la sangre

blood pressure, high : presión alta

blood pressure, low : presión baja

blood problems : problemas de la sangre

boil (skin) : grano enterrado, nacido, tacotillo

bow-legged : corvo (a), zambo(a)

bradycardia : bradicardia, lentitud anormal del ritmo cardíaco

bradykinesia : bradiquinesia, lentitud anormal de los movimientos

bradypnea : bradipnea, respiración lenta

bronchial asthma : asma bronquial, enfermedad crónica que se manifiesta con constricción de los bronquios, generalmente causado o provocado por alergias

bronchiectasis : bronquiectasia, distorción y dilatación de los bronquios

bronchitis : bronquitis, inflamación de los bronquios, catarro de pecho

bronchoconstriction : broncoconstricción, contracción o cierre de los bronquios

bronchodilatation : broncodilatación, dilatación de los bronquios

bronchopneumonia : bronconeumonía, inflamación pulmonar difusa, generalmente causada por un agente infeccioso

bronchospasm : broncoespasmo, espasmo de los bronquios

brucellosis : brucelosis, fiebre de Malta, fiebre del mediterráneo, o fiebre ondulante, que es una infección por una bacteria que se contrae por contacto con vacas

459

bruise : moretón

bubonic fever : fiebre bubónica, fiebre producida por la infección con por una bacteria muy peligrosa

bulla : ampolla, bula

bullous : buloso, con bulas o ampollas

bullous lesion : lesión bulosa, lesión con bulas o ampollas

bump : chichón, chinchón

bunion : bunio, juanete, inflamacíon de la primera bursa del dedo pulgar del pie

burn : quemadura

bursitis : bursitis, inflamación de una bolsa articular

C

cachexia : caquexia, adelgazamiento extremo, debilitación general

Caisson's disease : enfermedad de Caisson, enfermedad que consiste en dolor de los nervios, parálisis, y dificultad para la respiración, causada por la liberación de burbujas de nitrógeno en los tejidos

calcemia : calcemia, nivel de calcio en la sangre

calciuria : calciuria, mucho calcio en la orina

calculus : cálculo, piedra

calculus, dental : cálculo dental, sarro dental

callous : callo, engrosamiento de la piel

callus : callosidad, engrosamiento de la piel

cancer : cáncer

cancerous : canceroso(a)

cancerous problem : problema canceroso

candidiasis : candidiasis, infección por un hongo del género Cándida

canker : úlcera

carbuncle : grano enterrado, nacido, tacotillo

carcinogenic : carcinogénico, carcinogénico(a), que provoca cáncer

carcinoma : carcinoma, tumor nocivo

cardiac infarction : infarto del corazón, la muerte de un área del corazón

cardialgia : cardialgia

cardiogenic : cardiogénico, que es un problema del corazón

cardiomegaly : cardiomegalia, aumento del tamaño del corazón

cardiomyopathy : cardiomiopatía, trastorno crónico que afecta al músculo cardíaco

cardiopathy : cardiopatía, dolencia o aflicción cardíaca

carditis : carditis, inflamación del corazón

caries : caries, dientes podridos, deterioro localizado en los dientes

caries, dental : caries, dientes podridos, deterioro localizado en los dientes

cat bite : mordedura de gato

cataract : catarata, enturbiamiento de la transparencia del cristalino o lente del ojo

catarrhal : catarro

catatonia : catatonia, estado caracterizado por mutismo y mantenimiento de una postura rígida por tiempo prolongado

catatonic : catatónico(a)

cavities, dental : caries, dientes podridos, deterioros localizados en los dientes

cellulitis : celulitis, inflamación del tejido bajo la piel

cellulitis, orbital : celulitis orbital, inflamación del tejido bajo la piel de la órbita del ojo

cephalalgia : cefalalgia, jaqueca, dolor de cabeza

cerebral hemorrhage : derrame cerebral, hemorragia cerebral

cerebral infarction : infarto cerebral, embolia cerebral, muerte de un área del cerebro

cerebral palsy : diplejía espástica, parálisis cerebral

cerebral paralysis : parálisis cerebral, diplejía espástica

chancre : chancro, tipo de llaga que resulta por transmisión sexual

change of life : menopausia, cesación de la menstruación en la mujer

chest cold : catarro en el pecho, resfriado en el pecho

chicken-pox : varicela, infección viral que causa una enfermedad eruptiva de la piel con vesículas que a veces se convierten en vesículas con pus

chlamydia : clamidia, infección de los genitales transmitida por actividad sexual

chloasma : cloasma, manchas pigmentadas que aparecen generalmente en la cara, frecuentes en el embarazo

cholangitis : colangitis, inflamación de las vías biliares

cholecystitis : colecistitis, inflamación de la vesícula biliar

cholelithiasis : colelitiasis, presencia de una o más piedras en los conductos de la vesícula biliar

cholera : cólera, infección de los intestinos que provoca diarrea severa, causada por una bacteria

cholestasis : colestasis, la retención de hiel o bilis en los conductos de la vesícula biliar

chorea : corea, exceso de movimientos involuntarios

choroiditis : coroiditis, inflamación de la coroides del ojo

chronic : crónico(a), de desarrollo lento, de larga duración

chronic illness : enfermedad crónica, enfermedad de larga duración

chronic problem : problema crónico o de desarrollo lento, problema de larga duración

cicatrization : cicatrización, proceso de formación de una cicatriz

cirrhosis : cirrosis, enfermedad caracterizada por una degeneración del hígado

classic : clásico(a), típico(a), característico(a)

classic symptoms : síntomas clásicos

claudication : claudicación, cojera, isquemia causada por esclerosis y estrechamiento de las arterias de las piernas

claustrophobia : claustrofobia, terror irracional a los espacios pequeños o encerrados

cleft palate : fisura del paladar, paladar hendido

clinical : clínico(a), relativo a la clínica

clonic : clónico(a), relativo al movimiento del cuerpo durante una convulsión

clot : coágulo

clot, blood : coágulo de sangre, sangre coagulada
coagulated blood : sangre coagulada
cold (disease) : catarro, resfriado
cold, chest : catarro en el pecho, resfriado en el pecho
colic : cólico, espasmos del intestino manifestados por dolor abdominal
colitis : colitis, inflamación del intestino grueso
colonopathy : colonopatía, enfermedad del intestino grueso
color-blindness : daltonismo, incapacidad de percibir ciertos colores
coma : coma, pérdida completa de la conciencia
comatose : comatoso(a), en coma, que es una pérdida completa de la conciencia
comedone : comedón, espinilla
complication : complicación
condition : condición, estado físico de una persona
condyloma : condiloma, excrescencia parecida a la verruga
congenital : congénito(a), innato(a)
congenital defect : defecto congénito
congenital problem : problema congénito, problema innato
conjunctivitis : conjuntivitis, inflamación de la mucosa que cubre el interior de los ojos
consumption (disease) : marasmo, tuberculosis
contact : contacto, individuo que ha estado relacionado con un enfermo
contagion : contagio, sustancia causante de una enfermedad infecciosa
contagious : contagioso(a)
contaminated : contaminado(a)
contamination : contaminación
contracture : contractura, contracción persistente e involuntaria de músculos, flexión permanente por consecuencia de daño a un músculo o un tendón
contusion : contusión, lesión por golpe, compresión, choque
conversion reaction : reacción de conversión, transformación de las emociones en manifestaciones físicas, corporals

convulsion : convulsión, un ataque, que es una contracción repentina, violenta, involuntaria y dolorosa de los músculos
convulsions : convulsiones, ataques
cor pulmonale : corazón pulmonar, enfermedad del corazón derecho causada por enfermedad de los pulmones
corn (callous) : callo, engrosamiento de la piel
corneal ulcer : úlcera en la córnea
coxalgia : coxalgia, dolor de la articulación de la cadera
crabs (disease) : ladillas
creatinemia : creatinemia, presencia de mucha creatina en la sangre
crippled : tullido(a), lisiado(a) , impedido(a)
crisis : crisis, empeoramiento repentino, ataque
crossallergy : alergia cruzada, alergia a sustancias emparentadas (medicamentos)
cross-eyed : bizco(a), estrábico
crossinfection : infección cruzada, contagio mutuo entre dos personas
crossresistance : resistencia cruzada, resistencia a antibióticos emparentados
croup : crup, garrotillo
crown (dental) : corona
crystalluria : cristaluria, presencia de cristales en la orina
cyanosis : cianosis, coloración azulada o violácea de la piel y de las mucosas
cycloplegia : cicloplejía, parálisis del músculo ciliar
cyst : quiste, tumor que contiene líquido
cyst, ovarian : quiste en los ovarios
cyst, penile : quiste en el pene
cyst, sebaceous : quiste sebáceo, lobanillo
cystic : quístico(a)
cystic fibrosis : fibrosis quística, enfermedad caracterizada por la producción excesiva de moco espeso que causa obstrucción de los conductos en los pulmones, los intestinos, y el sistema biliar
cystitis : cistitis, inflamación de la vejiga urinaria

D

dandruff : caspa, escamas del cuero cabelludo
danger : peligro
dead : muerto(a)
deaf : sordo(a)
deaf-mute : sordomudo
deafness : sordera, incapacidad para oír
death : muerte
debilitation : debilitamiento, enflaquecimiento
decompensated : descompensado(a)
decompensation : descompensación
decubitus : decúbito, posición acostada
decubitus ulcer : úlcera de decúbito; úlcera de cama, que es la formación de una úlcera y necrosis en la piel
defect, congenital : defecto congénito
deficiencia : deficiencia, falta
deficit : déficit, falta
deformed : deformado(a), desfigurado(a)
deformed extremity : deformación de una extremidad, una extremidad patizamba o chueca
degeneration, macular : degeneración de la mácula, degeneración de la parte del ojo donde radica la visión
degenerative : degenerativo(a), que produce degeneración
degenerative problem : problema degenerativo, problema que produce degeneración
dehydration : deshidratación, carencia de agua en el cuerpo
delirium : delirio, inhabilidad para pensar claramente
delirium tremens : delirium tremens, enfermedad peligrosa con delirio y alucinaciones producida por el síndrome de abstinencia de alcohol
dementia : demencia, amencia, deterioro progresivo de las funciones intelectuales
dementia praecox : demencia precoz, esquizofrenia
demineralization : desmineralización, pérdida de sales minerales del cuerpo o de los tejidos (i.e., los huesos)

dengue : dengue, infección viral endémica que es transmitida por un mosquito

dental : dental

dental calculus : cálculo dental, sarro dental

dental caries : caries, dientes podridos, deterioro localizado en el diente

dental cavities : caries, dientes podridos, deterioro localizado en el diente

deossification : deosificación, pérdida de sales minerales del hueso

dependent : dependiente

depersonalization : despersonalización, sensación de extrañeza

depigmentation : despigmentación, escasez o carencia total de pigmentación de la piel

depletion : depleción, consumo anormal de sustancias del propio cuerpo

depression : depresión, estar (v) triste, derrumbamiento, disminución, tener (v) tristeza

deprivation : deprivación, falta, carencia

dermatitis : dermatitis, inflamación de la piel

dermatomycosis : dermatomicosis, enfermedad de la piel causada por hongos

dermatophytosis : dermatofitosis, enfermedad de la piel causada por hongos

dermatosis : dermatosis, enfermedad de la piel

dermographia : dermografía, dibujo en la piel

desquamation : descamación, formación exagerada de escamas en la piel

destruction : destrucción

diabetes : diabetes, enfermedad caracterizada por la presencia de azúcar en cantidad anormal en la sangre y la orina

diabetic : diabético, diabética, diabético(a)

diabetic retinopathy : retinopatía diabética, enfermedad donde se produce daño a la retina del ojo a causa de la diabetes

diagnosis : diagnóstico, determinación de la naturaleza de una enfermedad

diathesis : diátesis, predisposición a contraer ciertas enfermedades

diphtheria : difteria, infección por una bacteria muy peligrosa que afecta la garganta

diplopia : diplopía, visión doble

dipsomania : dipsomanía, alcoholismo

discoid : discoide, en forma de un disco

disease : enfermedad

disease presentation : presentación de una enfermedad, la forma en que una enfermedad se manifiesta

disease, autoimmune : enfermedad autoinmune o sea una enfermedad relacionada con reacciones inmunológicas hacia elementos del propio cuerpo.

disease, heart : enfermedad del corazón

disease, kidney : enfermedad del riñón

disease, lung : enfermedad de los pulmones

disease, mental : enfermedad mental

diseased : enfermo(a)

dislocation : dislocación, desplazamiento de un hueso de una articulación

disorder : desorden, trastorno

disorder, mental : trastorno mental

displacement : desplazamiento

disseminate : diseminación, siembra, propagación de una infección

dissociation : disociación, separación de una cosa de otra, descomposición de una molécula, ruptura de la unidad psíquica (personalidad)

distention : distensión, estiramiento excesivo de una tejido u órgano

distortion : distorsión, tergiversación(f)

diuresis : diuresis, formación y excreción de la orina

diverticulitis : diverticulitis, inflamación de un divertículo del intestino

dog bite : mordedura de perro

donor : donante, persona que otorga o da algo a una persona receptora

doping : doping, dopaje

double pneumonia : neumonía doble, pulmonía doble

Down Syndrome : Síndrome de Down

drainage : drenaje, derivación de líquidos mediante un drenaje

dropsy : hidropesía

drug addict : adicto a las drogas, adicta a las drogas

duodenal ulcer : úlcera duodenal, úlcera en la primera parte del intestino delgado

duodenitis : duodenitis, inflamación de la primera parte del intestino delgado

dust : polvo

dwarf : enano(a)

dysarthria : disartria, tartamudez, dificultad para hablar y pasar la saliva

dyscrasia : discrasia, composición alterada de la sangre

dysentery : disentería, enfermedad intestinal que causa diarrea grave con sangre

dysfunction : disfunción, perturbación del funcionamiento de un órgano

dysgenesis : disgenesia, desarrollo defectuoso

dysgeusia : disgeusia, perversión del gusto

dyskinesia : discinesia, dificultad de los movimientos

dysmenorrhea : dismenorrea, trastorno de la menstruación

dyspareunia : dispareunia, dolor durante la relación sexual

dyspepsia : dispepsia, trastorno de la digestión

dysphagia : disfagia, dificultad o imposibilidad para ingerir o tragar

dysphoria : disforia, malestar general vago e indeterminado

dysplasia : displasia, anomalía en el desarrollo de un órgano o tejido

dyspnea : disnea, dificultad en la respiración

dystonia : distonía, falta del tono o tensión normal de los músculos

dystrophy : distrofia, falta de crecimiento de un organismo o tejido

dysuria : disuria, emisión dolorosa de la orina

E

eardrum perforation : perforación del tímpano, tímpano roto

eclampsia : eclampsia, convulsiones y elevación de la presión arterial en mujeres embarazadas

ectopic : ectópico(a), que se encuentra o se produce fuera del lugar habitual

ectopic pregnancy : embarazo ectópico, embarazo fuera de la matriz

ectropion : ectropión, eversión en la comisura del párpado

eczema : eczema, enfermedad cutánea e inflamatoria que no es contagiosa

edema : edema, líquido excesivo en los tejidos

edema, pulmonary : edema pulmonar, líquido excesivo en los pulmones

effusion : efusión, derrame

emaciation : emaciación, enflaquecimiento, pérdida extrema de la grasa corporal y el tejido muscular

embolic stroke : infarto cerebral, embolia cerebral

embolism : embolia, oclusión de un vaso por un coágulo, una placa, o el aire

embolus : embolia, coágulo u otra cosa que se aloja en un vaso sanguineo y obstruye el flujo a través del mismo

emergency : emergencia

emesis : emesis, vómito

emphysema (pulmonary) : enfisema, enfermedad pulmonar caracterizada por la destrucción de los alvéolos o células del pulmón con la formación de cavidades de aire

emphysema (tissue) : presencia de aire en tejidos corporales

empyema : empiema, acumulación de pus en una cavidad natural

enanthema : enantema, manchas rojas en las mucosas orales

encephalitis : encefalitis, inflamación del cerebro

encephalomyelitis : encefalomielitis, inflamación del cerebro y de la médula espinal

encephalopathy : encefalopatía, enfermedad que afecta el funcionamiento del cerebro

endemic : endémico, que se presenta como propio de una población

endocarditis : endocarditis, inflamación de la membrana que reviste (cubre) la parte interna del corazón

endogastritis : endogastritis, inflamación de la membrana que reviste (cubre) la parte interna del estómago

endometriosis : endometriosis, trastorno en el cual tejido similar al endometrio se forma fuera del útero

endotoxic : endotóxico(a), relativo a las endotoxinas

endotoxin : endotoxina, toxina bacteriana liberada cuando la pared de la bacteria se rompe

enlargement : agrandamiento

enlargement, heart : agrandamiento del corazón

enlargement, joint : agrandamiento de la articulación

enlargement, kidney : agrandamiento del riñón

enlargement, liver : agrandamiento del hígado

enlargement, renal : agrandamiento del riñón

enlargement, spleen : agrandamiento del bazo

enteralgia : enteralgia, dolor de los intestinos

enteritis : enteritis, inflamación del intestino delgado

enterocolitis : enterocolitis, inflamación del intestino delgado y grueso

enterogastritis : enterogastritis, inflamación del intestino delgado y grueso y del estómago

enteroplegia : enteroplejía, parálisis del intestino delgado

entropion : entropión, inversión del párpado

enuresis : enuresis, emisión involuntaria de orina en la noche

eosinophilia : eosinofilia, aumento de células eosinófilas en la sangre

epicondylitis : epicondilitis, inflamación del epicóndilo

epidemic : epidémico(a)

epidemic disease : enfermedad epidémica

epidermophitosis : epidermofitosis, infección por hongos de la piel

epididimitis : epididimitis, inflamación del epidídimo, un órgano arriba del testículo

epigastralgia : epigastralgia, dolor alrededor de estómago

epiglottiditis : epiglotitis, inflamación de la epiglotis

epilepsy : epilepsia, desorden neurológico que se manifiesta con ataques o convulsiones

epinephritis : epinefritis, inflamación del revestimiento del riñón

epipharyngitis : epifaringitis, inflamación de la parte superior de la faringe

episcleritis : episcleritis, inflamación del tejido entre la esclerótica y la conjuntiva

epistaxis : epistaxis, sangrar (v) por la nariz

epithelioma : epitelioma, tumor de la piel o de las mucosas

epitympanitis : epitimpanitis, inflamación de la porción superior del tímpano

ergotism : ergotismo, intoxicación producida por el cornezuelo

erosion : erosión, desgaste, destrucción o ulceración de un tejido

eructation : eructo, eructación

eruption (dental) : brote de un diente

eruption (skin) : erupción de la piel

erysipelas : erisipela, tipo de infección cutánea aguda

erythema : eritema, enrojecimiento de la piel

erythrasma : eritrasma, enfermedad de la piel en la que aparece una placa amarilla pardusca sobre todo en las caras internas de los muslos, las ingles y las axilas.

esophagitis : esofagitis, inflamación del esófago, una parte del tubo digestivo

etiology : etiología, causa de una enfermedad

euphoria : euforia, sensación de bienestar

evolution : evolución, cambio de un estado a un otro

exacerbation : exacerbación, empeoramiento, aumento súbito en la severidad de los síntomas

exanthema : exantema, erupción en la piel

excessive : excesivo(a), desmesurado(a)

excessive bleeding: sangrado excesivo, hemorragia desmesurada

excessive thirst: sed excesiva, sed desmesurada

excoriation : excoriación, abrasión de la parte externa de la piel

excrescence : excrecencia, protrusión de un tumor que sale de la superficie de una parte u órgano

471

exfoliation : exfoliación, desprendimiento en escamas o capas
exogenous : exógeno(a), por causas externas
exophthalmos : exoftalmía, propulsión del globo del ojo
exteriorization : exteriorización
extrasystole : extrasístole, latido prematuro del corazón
extravasation : extravasación, escape de sangre u otro líquido de los vasos sanguineos
extreme : extremo(a), que está alejado
exudate : exudado, líquido que aparece en una superficie inflamada
eye strain : ojos cansados, ojos fatigados

F

farsighted : présbite, persona con la habilidad para ver lejos, persona con vision a distancia
farsightedness : presbicia, habilidad para ver lejos, vision a distancia
fasciculated : fasciculado(a)
fasciculation : fasciculación, contracción espontánea y desordenada de varias fibras de los músculos
fatal : fatal, que produce muerte
febrile : febril, relativo a la fiebre
felon : panadizo, panarizo, absceso de la falange distal de un dedo
ferriprive : ferroprivo, que carece de hierro
fester : llaga
fetal alcohol syndrome : síndrome alcohol fetal
fetal presentation : presentación fetal, la presentación del feto respecto al cuello uterino
fever, hay : fiebre de heno, una enfermedad causada por alergias
fever, rheumatic : fiebre reumática, fiebre acompañada de dolores de las articulaciones que puede dejar complicaciones cardiácas y renales

fever, scarlet : fiebre escarlatina, enfermedad contagiosa aguda caracterizada por fiebre y erupción de la piel y la lengua, causada por la bacteria estreptococo; posteriormente hay descamación de la piel y la lengua

fibrillation : fibrilación, contracciones desordenadas e ineficaces del corazón

fibroid : fibroma, tumor benigno compuesto de tejido fibroso

fibroma : fibroma, tumor benigno compuesto de tejido fibroso

fibrosis : fibrosis, aumento de tejido fibroso

fibrositis : fibrositis, inflamación del tejido conjuntivo, en particular en el área de las articulaciones

fissure : fisura, hendidura, cisura, surco

fistula : fístula, comunicación anormal entre dos órganos

flat foot : pie plano

flu : influenza, enfermedad respiratoria de origen viral

fluor albus : leucorrea, flujo blancuzco

flush : rubor, enrojecimiento

flutter : flúter, aleteo del corazón

folliculitis : foliculitis, inflamación de uno o más folículos pilosos

foot sprain : torcedura del pie, esguince del pie, rotura de un ligamento del pie

fracture : fractura, quebradura, ruptura de una parte, especialmente de un hueso

fractured : fracturado(a)

frost bite : congelamiento parcial de los dedos o las orejas

fungal infection : infección por hongos

fungus : fungus, hongo, hongos (plural)

furuncle : furúnculo, grano profundo, grano enterrado

furunculosis : furunculosis, aparición de furúnculos

G

galactorrhoea : galactorrea, eliminación espontánea de leche por el pezón

gallstones : cálculos biliares, piedras biliares

ganglion : ganglio, engrosamiento localizado en un nervio, tendon, o aponeurosis

ganglionitis : ganglionitis, inflamación de un ganglio

gangrene : gangrena, muerte local de los tejidos por falta de irrigación sanguinea adecuada

gash : cuchillada

gastralgia : gastralgia, dolor de estómago

gastric ulcer : úlcera gástrica, úlcera en el estómago

gastritis : gastritis, inflamación del estómago

gastroduodenitis : gastroduodenitis, inflamación del estómago y de la primera parte del intestino delgado

gastroenteritis : gastroenteritis, inflamación del estómago y del intestino delgado

gastronephritis : gastronefritis, inflamación del estómago y del riñón

gastrorrhagia : gastrorragia, hemorrhagia del estómago

genital problems : problemas con las partes genitales

genital warts : verrugas genitales

germ : germen, microorganismo que causa una enfermedad

giantism : gigantismo, estado de tamaño grande y anormal

gigantic : gigantesco(a)

gigantic organ: órgano gigantesco

gingivitis : gingivitis, inflamación de las encías

glandular fever : fiebre glandular; mononucleosis, que es una infección viral

glandular glaucoma : glaucoma glandular

glaucoma : glaucoma, enfermedad de los ojos con aumento de la presión intraocular

glomerulonephritis : glomerulonefritis, enfermedad renal con inflamación de los glomérulos

glossitis : glositis, inflamación de la lengua

glossodynia : glosodinia, dolor de la lengua

glutton : glotón, glotona

gluttonous : glotón(ona)

glycosuria : glucosuria, presencia de glucosa en la orina

goiter : bocio, engrosamiento de la glándula tiroides

gonococcus : gonococo

gonorrhea : gonorrea, infección de la mucosa urinaria y genital causada por actividad sexual

good prognosis : buena prognosis, buen pronóstico, buen curso probable de la enfermedad

gout : gota, podagra, enfermedad dolorosa de las articulaciones, causada por un defecto del metabolismo de ácido úrico que conlleva a la acumulación de cristales de ácido úrico en las articulaciones

gout, in the feet : podagra, gota en los pies

grand mal seizures : ataques de gran mal, epilepsia generalizada

granulocytopenia : granulocitopenia, disminución de granulocitos en la sangre

granuloma : granuloma, tumor de tejido granular

grippe : gripe, influenza, enfermedad respiratoria de origen viral

groin glands, swollen : encordio, incordio

growth, tumor : neoplasia, crecimiento de un tumor

gynecomastia : ginecomastia, desarrollo anormal de la glándula mamaria masculina

H

halitosis : mal aliento, halitosis

harelip : hendidura

harelipped : labihendido(a)

hay fever : fiebre de heno, una enfermedad causada por alergias

head lice : piojos de la cabeza

headache : dolor de cabeza, jaqueca

headaches : dolores de cabeza, jaquecas

headaches, persistent : dolores de cabeza persistentes, cefalalgia

heart attack : ataque cardíaco, ataque de corazón, infarto de corazón

heart disease : enfermedad del corazón

heart disease, rheumatic : reumatismo del corazón, enfermedad del corazón causada por fiebre reumática con la consecuencia de daño de las válvulas cardíacas

heart failure : insuficiencia cardíaca

heart murmur : soplo del corazón, sonido anormal del corazón

heatstroke : insolación, enfermedad causada por el calor y caracterizada por dolor de cabeza, piel seca y caliente, vértigo, pulso rápido, fiebre, colapso, y confusión, dependiendo de la severidad

hematoma : hematoma, acumulación de sangre extravasada

hemeralopia : hemeralopía, ceguera de día

hemialgia : hemialgia, dolor de un lado del cuerpo

hemianopsia : hemianopsia, ceguera en la mitad del campo visual

hemicrania : hemicránea, jaqueca o dolor en la mitad de la cabeza.

hemiplegia : hemiplejía, parálisis total o parcial de un lado del cuerpo

hemolysis : hemólisis, destrucción de los glóbulos rojos

hemopathy : hemopatía, enfermedad de la sangre

hemophilia : hemofilia, enfermedad hereditaria caracterizada por una deficiencia de un factor de la coagulación

hemoptysis : hemoptisis, expulsión de sangre de los pulmones

hemorrhage : hemorragia, salida de sangre de la circulación vascular

hemorrhage, cerebral : derrame cerebral

hemorrhagic stroke : derrame cerebral

hemorrhoids : hemorroides, almorranas

hepatitis : hepatitis, inflamación del hígado

hepatitis A : hepatitis tipo A

hepatitis B : hepatitis tipo B

hepatitis C : hepatitis tipo C

hepatomegaly : hepatomegalia, aumento del tamaño del hígado

hepatotoxic : hepatotóxico(a), nocivo para las células del hígado

hepatotoxic illness : enfermedad hepatotóxica, enfermedad causada por elementos nocivos para las células del hígado

hernia : hernia, protrusión de un órgano o tejido fuera de una cavidad, generalmente por daño o debilidad de los músculos que mantienen los órganos o estructuras en su lugar (i.e., hernia inguinal, hernia de un disco vertebral)

hernia incarceration : incarceración de una hernia
herpes : herpes, infección vírica
herpes simplex : herpes simple, enfermedad viral de la piel y de las mucosas
herpes zoster : herpes zóster, culebrilla, erupción viral y dolorosa a lo largo de un nervio
hiccups : singulto, hipo
high blood pressure : presión alta
HIV : VIH, virus que causa el SIDA
hordeolum : hordeolo, inflamación supurativa de una glándula del párpado
hormone problems : problemas con hormonas
hornet sting : picadura de avispón
human bite : mordedura humana
hydrocele : hidrocele, acumulación del líquido, en particular en la túnica vaginal del testículo
hydrocephalus : hidrocefalia, aumento de líquido en el cerebro
hydrophobia : hidrofobia, la enfermedad de rabia, sed intensa con horror al agua
hyperaldosteronism : hiperaldosteronismo, producción excesiva de aldosterona por la glándula suprarrenal
hyperalgesia : hiperalgia, sensibilidad exagerada al dolor
hypercalcemia : hipercalcemia, exceso de calcio en la sangre
hypercapnia : hipercapnia, aumento del bióxido de carbono disuelto en el plasma sanguíneo
hyperchloremia : hipercloremia, exceso de cloro en la sangre
hyperemesis : hiperemesis, vómito excesivo y persistente
hyperemia : hiperemia, exceso de sangre en los vasos de un órgano
hyperesthesia : hiperestesia, sensibilidad exagerada
hyperglycemia : hiperglicemia, nivel exagerado de glucosa en la sangre
hyperhidrosis : hiperhidrosis, sudor exagerado
hyperkalemia : hipercalemia, exceso de potasio en la sangre
hyperkeratosis : hiperqueratosis, aumento del grosor de la capa córnea de la piel
hyperkinesia : hiperquinesia, actividad motora exagerada

hyperlipidemia : hiperlipidemia, aumento de la cantidad de lípidos o grasa en la sangre

hypernatremia : hipernatremia, exceso de sodio en la sangre

hyperope : hiperópico, présbite

hyperopia : hiperopía, presbicia, habilidad para ver lejos

hyperopic : hiperopía, hiperope, présbite, présbite(a)

hyperostosis : hiperostosis, engrosamiento de un hueso

hyperplasia : hiperplasia, aumento del tamaño de un órgano o de un tejido

hyperpyrexia : hiperpirexia, fiebre extremadamente elevada

hyperreflexia : hiperreflexia, exageración de los reflejos

hypersecretion : hipersecreción, secreción exagerada de un órgano glandular

hypersensitivity : hipersensibilidad, reacción exagerada ante estímulos

hyperstimulation : estimulación exagerada

hypertension : hipertensión, aumento de la presión, en particular la presión sanguínea

hyperthermia : hipertermia, elevación de la temperatura del cuerpo

hyperthyroidism : hipertiroidismo, actividad exagerada de la glándula tiroides

hypertonia : hipertonía, tensión aumentada

hypertrichosis : hipertricosis, aumento del espesor del vello corporal

hypertrophy : hipertrofia, aumento del tamaño de un órgano o tejido

hypertrophy, prostatic : hipertrofia de la próstata, crecimiento excesivo de la próstata

hyperuricemia : hiperuricemia, exceso de ácido úrico en la sangre

hyperventilation : hiperventilación, respiración anormalmente prolongada, rápida y profunda

hypervitaminosis : hipervitaminosis, estado causado por ingestión excesiva de vitaminas

hypervolemia : hipervolemia, aumento anormal de volumen de sangre o fluido circulante

478

hypoacusis : hipoacusia, disminución de la audición
hypocalcemia : hipocalcemia, nivel bajo de calcio en la sangre
hypochloremia : hipocloremia, nivel bajo de cloro en la sangre
hypochondria : hipocondría, excesiva preocupación por la salud personal
hypochondriac : hipocondríaco, hipocondríaca
hypoglycemia : hipoglicemia, nivel bajo de glucosa en la sangre
hypogonadism : hipogonadismo, desarrollo sexual insuficiente
hypokalemia : hipocalemia, nivel bajo de potasio en la sangre
hypomania : hipomanía, forma moderada de la manía, que es una enfermedad emocional caracterizada por excitación excesiva, reacciones emocionales exageradas y exceso de actividad física
hyponatremia : hiponatremia, nivel bajo de sodio en la sangre
hypoplasia : hipoplasia, desarrollo insuficiente de un órgano o tejido
hypotension : hipotensión, presión anormalmente baja, en particular la presión sanguínea
hypotensive : hipotenso(a), caracterizado por presión baja
hypotensive problem : problema hipotensivo, problema caracterizado por presión baja
hypothermia : hipotermia, temperatura corporal baja
hypothyroidism : hipotiroidismo, actividad insuficiente de la glándula tiroides
hypotonia : hipotonía, tono muscular disminuido
hypotrophy : hipotrofia, disminución del tamaño de un órgano o tejido
hypouricemia : hipouricemia, nivel bajo de ácido úrico en la sangre
hypoventilation : hipoventilación, disminución del volumen de aire que entra en los pulmones
hypovitaminosis : hipovitaminosis, carencia de una o más vitaminas esenciales
hypovolemia : hipovolemia, disminución de la cantidad de sangre o fluido circulante
hypoxemia : hipoxemia, contenido bajo de oxígeno en la sangre

hypoxia : hipoxia, disminución en el suministro de oxígeno a los tejidos

I

ichthyosis : ictiosis, trastorno congénito de la piel que la hace seca y escamosa
icterus : ictericia, exceso de bilirrubina en la sangre
ileitis : ileítis, inflamación del íleon, la última parte del intestino delgado
ileus : íleo, obstrucción o parálisis intestinal
illness : enfermedad
illness, acute : enfermedad aguda
illness, autoimmune : enfermedad autoinmune o sea una enfermedad relacionada con reacciones inmunológicas hacia elementos del propio cuerpo
illness, chronic : enfermedad crónica, enfermedad de larga duración
illness, mental : enfermedad mental
immaturity : inmadurez, estado de no haber alcanzado su desarrollo pleno
impaction : impactación, exceso de excremento con obstrucción en el recto o la condición de cualquier objeto de estar alojado en un espacio limitado
impetigo : impétigo, infección purulenta de la piel con vesículas y costras
impotence : impotencia, falta del poder de erección o eyaculación en el hombre
impotent : impotente
incarceration : incarceración, enclavamiento anormal
incarceration, hernia : incarceración de una hernia
incontinence : incontinencia, incapacidad de controlar el excremento o la orina
incurable : incurable
incurable problem : problema incurable, enfermedad sin tratamiento
indicating : indicativo (part)

indisposition : indisposición, enfermedad pasajera
induration : induración, endurecimiento, punto o lugar anormalmente duros
infantile paralysis : parálisis infantil, parálisis del bebé
infarct : infarto, muerte de un área de tejido
infarction : infarto, muerte de un área de tejido
infarction, cardiac : infarto de corazón, muerte de un área del corazón
infarction, cerebral : infarto cerebral, embolia cerebral, muerte de un área del cerebro
infarction, myocardial : infarto del miocardio, infarto del corazón, muerte de un área del corazón
infarctions : infartos
infarcts : infartos
infaust : infausto(a), desfavorable, que evoluciona hacia la muerte
infection : infección, invasión de un tejido por microorganismos patógenos
infection, fungal : infección por hongos
infection, kidney : infección de los riñones
infection, skin : infección de la piel
infection, urinary tract : infección de la orina, infección del tracto urinario
infection, yeast : infección por hongos
infectious : infeccioso(a)
infestation : infestación, invasión del cuerpo por microorganismos, en particular parásitos
infested : infestado(a)
infiltration : infiltración, la acumulación de sustancias no habituales o en cantidades excesivas en un tejido
inflamed spleen : bazo inflamado
inflammation of the thyroid gland : inflamación de la glándula tiroidea
influenza : influenza, gripe, enfermedad viral
injury : herida, lesión
inoperable : inoperable, no curable mediante una operación
insanity : locura, demencia, amencia

insect sting : picadura de insecto

insomnia : insomnio, incapacidad de dormir

insufficiency : insuficiencia, función inadecuada de un órgano o sistema

insult : insulto, ataque

intention tremor : temblor intencional, temblor que aparece al intentar efectuar un movimiento

intermittent fever : fiebre intermitente

intertrigo : intertrigo, reacción inflamatoria de los pliegues cutáneos

intestinal polyp : pólipo del intestino, protuberancia que se desarrolla en el revestimiento interno del intestino

intestinal worm : lombriz intestinal

intoxication : intoxicación, envenenamiento

invasive : invasivo(a), que penetra, que invade

invasive problem : problema invasivo, problema que penetra o que invade

involution : involución, degradación y pérdida funcional de los órganos

iridocyclitis : iridociclitis, inflamación del iris y del cuerpo ciliar

iritis : iritis, inflamación del iris

irreversible : irreversible, sin retorno

irreversible problem : problema irreversible, problema sin retorno

irritation : irritación, sobreexcitación, sensibilidad exagerada

ischemia : isquemia, deficiencia de oxígeno en una zona por disminución del flujo de sangre

ivy, poison : hiedra venenosa

J

jaundice : ictericia, exceso de bilirrubina en la sangre

joint enlargement : agrandamiento de la articulación

K

keloid : queloide, cicatriz engrosada y elevada
keratitis : queratitis, inflamación de la córnea del ojo
keratoconjunctivitis : queratoconjuntivitis, inflamación de la córnea y de la conjuntiva del ojo
ketoacidosis : cetoacidosis, exceso de ácidos y cuerpos cetónicos en la sangre
kidney disease : enfermedad del riñón
kidney enlargement : agrandamiento del riñón
kidney infection : infección de los riñones
kleptomania : cleptomanía, deseo incontrolable de robar
koilonychia : coiloniquia, uña en forma de cuchara

L

labile : lábil, inestable, fácilmente modificable o alterable
labile problem : problema lábil, problema inestable, problema fácilmente modificable y alterable
laceration : laceración, herida desgarrada
lame : lisiado(a)
languid : lánguido(a), caído(a)
laryngitis : laringitis, inflamación de la laringe
lassitude : lasitud, debilidad, cansancio, agotamiento, fatiga
lenticular : lenticular, con forma de lente
lenticular laceration: laceración lenticular, laceración en forma de un lente
leprosy : lepra, enfermedad infecciosa causada por un bacilo y caracterizada por lesiones de la piel
lesion : lesión, daño, desperfecto
lethal : letal, mortal
leukemia : leucemia, cáncer de la sangre
leukocytic : leucocítico(a), perteneciente o relativo a los glóbulos blancos de la sangre
leukocytosis : leucocitosis, incremento del número de glóbulos blancos en la sangre

leukopenia : leucopenia, reducción del número de glóbulos blancos en la sangre

leukoplakia : leucoplaquia, formación de manchas blancas en las mucosas

leukorrhea : leucorrea, secreción anormal de flujo blanquecino por la vagina

lice, head : piojos de la cabeza

lice, pubic : piojos púbicos, piojos pegadizos, ladillas púbicas

lichenification : liquenificación, engrosamiento de ciertas capas de la piel

ligament, torn : desgarro

lipodystrophy : lipodistrofia, alteración en el metabolismo de las grasas

livedo : livedo, mancha, alteración de color de la piel

liver enlargement : agrandamiento del hígado

low blood pressure : presión baja

luetic : luético(a), sifilítico

luetic problem : problema luético, problema sifilítico, problema que tiene una relación con la sífilis

lumbago : lumbago, dolor de la parte inferior (lumbar) de la columna vertebral, espalda baja

lump : nódulo, bolita, bulto

lung disease : enfermedad de los pulmones

lupus : lupus, enfermedad crónica y autoinmune (que es una reacción inmunológica alterada del cuerpo contra sí mismo), con afección y daño a múltiples órganos debido a una respuesta inflamatoria anormal

luxation : lujación, desplazamiento de los huesos de una articulación

lymphadenopathy : linfadenopatía, tumefacción de uno o más ganglios linfáticos

lymphangitis : linfangitis, inflamación de los vasos linfáticos

lymphoma : linfoma, tumor maligno originado en el tejido linfoide

lytic : lítico, que concierne o influye en la destrucción de la célula

M

maceration : maceración, hinchazón o ablandamiento por contacto con líquidos
macular degeneration : degeneración de la mácula, que es una zona amarillenta en el centro de la retina
maculopapular : maculopapular, consistente en manchas y pápulas
malabsorption : malabsorción, trastorno de la absorción intestinal de nutrientes
malady : mal
malaise : malestar, estado de la carencia de energía e indisposición
malaria : malaria, paludismo, enfermedad causada por un parásito que invade las células rojas de la sangre, transmitido por la picadura de un mosquito
malarial fever : fiebre palúdica
malformation : malformación, mal desarrollo
malignant : maligno, pernicioso(a), de evolución fatal
malnutrition : malnutrición, desnutrición
malta fever : fiebre de Malta, brucelosis, fiebre del mediterráneo, o fiebre ondulante, que es una infección por una bacteria que se contrae por contacto con vacas
mania : manía, enfermedad mental caracterizada por una excitación emocional excesiva, exceso de actividad física y ansiedad
manic : maníaco(a), relativo a una manía
manifest : manifiesto(a), ostensible
manifestation : manifestación
manifestation of a disease : manifestación de una enfermedad, exteriorización de una enfermedad o un proceso patológico
marasmus : marasmo, emaciación excesiva, malnutrición excesiva
mark, stretch : estría
masochism : masoquismo, condición en que se experimenta placer por abuso infligido a sí mismo(a)

mastalgia : mastalgia, mastodinia, dolor en los pechos, dolor en las mamas

mastitis : mastitis, inflamación de la glándula mamaria

mastodynia : mastodinia, dolor de mama, dolor de senos, dolor de pechos

mastoiditis : mastoiditis, inflamación de la apófisis mastoides en el oído

measles : sarampión, enfermedad contagiosa causada por un virus

mediterranean fever : fiebre del mediterráneo, fiebre de Malta, brucelosis, o fiebre ondulante, que es una infección por una bacteria que se contrae por contacto con vacas

megacolon : megacolon, colon anormalmente grande o dilatado

megalomania : megalomanía, delirio de grandeza

melanoma : melanoma, tumor, generalmente maligno, de la piel o las mucosas

melanosis : melanosis, coloración superficial, oscura de la piel o las mucosas

menopause : menopausia, cesación de la menstruación en la mujer

menorrhagia : menorragia, menstruación anormalmente prolongada y abundante

menometrorrhagia : menometrorragia, menstruación anormalmente prolongada, abundante y fuera del periodo menstrual normal

mental disease : enfermedad mental

mental disorder : trastorno mental

mental illness : enfermedad mental

metaplasia : metaplasia, proceso de transformación de las células o los tejidos

metastasis : metástasis, aparición de un cáncer o un foco patológico a distancia del foco primario (tumor original)

meteorism : meteorismo, presencia de gas en el vientre o intestino

methemoglobinemia : metahemoglobinemia, presencia de metahemoglobina en la sangre

metrorrhagia : metrorragia, sangrado vaginal fuera del periodo menstrual normal

microbe : microbio, microorganismo

microsporum : microsporum, hongo que causa dermatofitosis

migraine : migraña

miscarriage : malparto, aborto natural, aborto involuntario, aborto espontáneo

mole : lunar, mancha elevada

monomania : monomanía, obsesión por una idea

mononucleosis : mononucleosis, infección viral con leucocitosis mononuclear, o sea que hay un incremento en el número de leucocitos mononucleares en la sangre

morbidity : morbidez, estado de enfermedad

morbility : morbilidad, número total de enfermos en una poblacion o por una causa particular

moribund : moribundo(a), agonizante

morning sickness : asco, basca, la náusea que se presenta en las mañanas en el embarazo

mortality : mortalidad, número de muertes en una población en un periodo de tiempo

mucopurulent : mucopurulento, que contiene moco y pus

multiple sclerosis : esclerosis múltiple, enfermedad progresiva lenta de los nervios, causada por la pérdida de mielina que cubre las fibras nerviosas

multiplication : multiplicación

mumps : paperas, enfermedad contagiosa caracterizada por inflamación de las glándulas parótidas

murmur, heart : soplo del corazón, sonido anormal del corazón

mutation : mutación, cambio en el material genético

mutism : mutismo, incapacidad de hablar

myalgia : mialgia, dolor de un músculo o varios músculos

myasthenia : miastenia, debilidad o fatiga musculares anormales

mycobacterium : micobacteria, tipo de bacteria

mycobacterium infection: infección por micobacteria, especie de bacteria en la forma de bastoncillo que causa la tuberculosis y la lepra

mycosis : micosis, enfermedad causada por hongos
mycotic : micótico, producido por hongos, relativo a las enfermedades por hongos
myelitis : mielitis, inflamación de la espina dorsal
myeloma : mieloma, tumor maligno de la médula ósea
myelomatosis : mielomatosis, cáncer de la médula ósea
myelosuppression : mielosupresión, supresión de la actividad de la médula ósea
myocardial infarction : infarto del miocardio, infarto del corazón, muerte de un área del corazón
myocarditis : miocarditis, inflamación del miocardio
myopathy : miopatía, enfermedad muscular
myopia : miopía, dificultad para la visión de lejos
myopic : miopía, miope, persona con dificultad para la vision lejana
myositis : miositis, inflamación de un músculo voluntario

N

natriuresis : natriuresis, excreción de cantidades anormales de sodio en la orina
nearsighted : miope, dificultad para la visión lejana
nearsightedness : miopía, dificultad para la visión lejana
necrolysis : necrólisis, separación y exfoliación al tejido a causa de la muerte de las células
necrosis : necrosis, muerte celular
neoplasia : neoplasia, formación de neoplasmas
neoplasm : neoplasma, desarrollo anormal de tejido nuevo como un tumor
neoplastic : neoplásico(a), relativo a un cáncer, cualquier crecimiento nuevo y anormal
nephritis : nefritis, inflamación del riñón
nephrolith : nefrolito, piedra del riñón
nephropathy : nefropatía, enfermedad del riñón
nephrotic : nefrótico(a), relativo a una enfermedad del riñón

nephrotic syndrome : síndrome nefrótico, síndrome relativo a una enfermedad del riñón y caracterizada por la pérdida excesiva de proteínas en la orina

nephrotoxic : nefrotóxico(a), que es tóxico para el riñón

nephrotoxic problem : problema nefrotóxico, problema que es tóxico para el riñón

nervous disorder : desorden nervioso

nervous strain : tensión nerviosa

neuralgia : neuralgia, dolor en el trayecto de los nervios

neuritis : neuritis, inflamación de un nervio

neurodermatitis : neurodermatitis, enfermedad de la piel con liquenificación, o sea la aparición de erupciones con pápulas

neuropathy : neuropatía, enfermedad nerviosa

neurosis : neurosis, enfermedad emocional que se manifiesta con ansiedad

neurotic : neurótico, relativo a la neurosis

neurovegetative : neurovegetativo(a), perteneciente o relativo al sistema nervioso vegetativo

neutropenia : neutropenia, disminución del número de leucocitos neutrófilos en la sangre

nidus : nidal, punto de desarrollo de un proceso patológico

nocturia : nicturia, emisión frecuente de orina durante la noche

nodose : nodular, caracterizado por la aparición de pequeños nódulos sólidos

nodular : nodular, caracterizado por nudos

nodule : nódulo, bolita, bulto

normotensive : normotenso(a), que tiene presión normal

normotensive blood pressure : presión normotensa, presión normal

nosocomial : nosocomial, relacionado con un hospital (nosocomio) o una hospitalización

noxious : nocivo(a)

nummular : numular, en forma de moneda, en forma de disco

nymphomania : ninfomanía, deseo sexual mórbido en una mujer

nymphomaniac : ninfómana, mujer con un deseo sexual mórbido

nystagmus : nistagmo, movimiento rápido e involuntario del globo ocular

O

oak, poison : roble venenoso, zumaque venenoso
obese : obeso(a), gordo(a)
obesity : obesidad, exceso de peso corporal por acumulación de grasa
obstipation : constipación, estreñimiento
obstruction : obstrucción, acción y efecto de bloquear o taponar
occlusion : oclusión, obstrucción, cierre
occlusion, arterial : oclusión de una arteria, obstrucción de una arteria, cierre de una arteria
occlusion, retinal artery : oclusión de la arteria retiniana, obstrucción de la arteria retiniana, cierre de la arteria retiniana
occlusion, retinal vein : oclusión de la vena retiniana, obstrucción de la vena retiniana, cierre de la vena retiniana
occlusion, venous : oclusión de una vena, obstrucción de una vena, cierre de una vena
occult : oculto(a), escondido(a)
oligomenorrhoea : oligomenorrea, menstruación poco abundante
oliguria : oliguria, emisión escasa de orina
one-eyed : tuerto(a)
ooze : cieno, supuración, que es material amarillento que puede estar mezclado con sangre
ophidiophobia : ofidiofobia, miedo mórbido a las culebras
ophthalmia : oftalmía, inflamación interna del ojo
opisthotonos : opistótonos, espasmo violento de la columna vertebral que se contrae en un arco, quedando el cuerpo apoyado sobre la cabeza y los talones
opportunistic : oportunista a(f), relativo a microorganismos que producen enfermedad solamente cuando las defensas del individuo están bajas
orbital cellulitis : celulitis orbital, inflamación del tejido alrededor del ojo

orchitis : orquitis, inflamación de un testículo
orthostatic : ortostático(a), relativo a la posición del cuerpo
orthostatic blood pressure : presión ortostática, cambios en la presión relativos a la posición del cuerpo
osteitis : osteítis, inflamación del tejido óseo
osteoarthritis : osteoartritis, inflamación degenerativa de las articulaciones
osteodystrophy : osteodistrofia, distrofia de los huesos con la formación defectuosa del hueso
osteolysis : osteólisis, destrucción o muerte del hueso
osteomalacia : osteomalacia, ablandamiento de los huesos
osteomyelitis : osteomielitis, inflamación de la médula ósea
osteoporosis : osteoporosis, desmineralización de los huesos
otitis : otitis, inflamación del oído
otorrhea : otorrea, derrame o salida de fluido del oído
otosclerosis : otosclerosis, enfermedad del laberinto óseo del oído
ovarian cyst : quiste en los ovarios
over-weight condition : condición de sobrepeso

P

palate, cleft : paladar hendido
pale-faced person : pálido(adj), paliducho
pallor : palidez
palpable : palpable
palsy : parálisis, perlesía
palsy, cerebral : diplejía espástica, parálisis cerebral
pancreatitis : pancreatitis, inflamación del páncreas
pancytopenia : pancitopenia, deficiencia de todos los tipos de células sanguíneas
panniculitis : paniculitis, reacción inflamatoria de la grasa debajo de la piel
papillary : papilar, en forma de papila o verruga
papilledema : papiledema, hinchazón de la papila óptica
papillitis : papilitis, inflamación de una papila

491

papule : pápula, pequeña elevación sólida y circunscrita de la piel

paradoxical : paradójico(a), contradictorio(a)

paralysis : parálisis

paralysis, cerebral : parálisis cerebral, diplejía espástica

paralysis, infantile : parálisis infantil, parálisis del bebé

paranoia : paranoia, condición mental caracterizada por sentimientos de persecución y muchas veces delirios de grandeza también

paraplegia : paraplejía, parálisis de las piernas y parte inferior del cuerpo

parasite : parásito, organismo que vive a expensas de otro organismo

parasitic : parasitario(a), referente a los organismos que viven a expensas de otro organismo

paratyphoid : paratifoidea

paratyphoid fever : fiebre paratifoidea, enfermedad infecciosa de los intestinos que se manifiesta con fiebre, postración, diarrea, dolor de cabeza, la presencia de gas en los intestinos, una carencia de energía y malestar general

paresis : paresia, forma leve de parálisis

paresthesia : parestesia, sensación anormal en una parte del cuerpo con sensación de pinchazos u hormigueo en la piel

Parkinsonism : Parkinsonismo, síntomas a la enfermedad de Parkinson

Parkinson's disease : enfermedad de Parkinson, enfermedad de Parkinson, una enfermedad caracterizada por la degeneración de un grupo de células cerebrales y que se manifiesta con debilidad muscular progresiva, temblores, demencia, y problemas con el habla, la marcha, la postura y la pérdida de la expresión facial

paronychia : paroniquia, inflamación del área adyacente de la uña

parotiditis : parotiditis, inflamación de la glándula salival

parotitis : parotiditis, inflamación de la glándula salival

paroxysmal : paroxístico(a), crisis de aparición brusca

pathogen : patógeno, organismo que causa enfermedad

pattern : patrón, diseño, dibujo

pediculosis : pediculosis, infestación humana por piojos

pellagra : pelagra, enfermedad causada por la carencia de niacina y caracterizada por trastornos gastrointestinales, mentales, y de la piel

pemphigus : pénfigo, enfermedad grave de la piel caracterizada por vesículas, ampollas y erosiones

penetration : penetración

penile cyst : quiste en el pene

peptic ulcer : úlcera péptica, úlcera causada en parte por la acción del jugo gástrico

perforation : perforación, acción de atravesar una parte

perforation, eardrum : perforación del tímpano, tímpano roto

periarthritis : periartritis, inflamación de los tejidos que rodean una articulación

pericarditis : pericarditis, inflamación de la envoltura del corazón

periostitis : periostitis, inflamación de la membrana fibrosa y gruesa que cubre los huesos

peritonitis : peritonitis, inflamación de la envoltura abdominal

permanent : permanente, que continúa existiendo

pernicious : pernicioso(a), peligroso(a), aniquilante, grave, maligno(a)

pernicious condition : condición perniciosa, condición peligrosa

persistent : persistente, perseverante

persistent fever : fiebre persistente

persistent headaches : dolores de cabeza persistentes, cefalalgia

pertussis (whooping cough) : pertussis, tosferina, o sea una infección causada por una bacteria muy peligrosa que provoca accesos intensos de tos

perversion : perversión, desviación (en particular, sexual)

petechiae : petequia, manchas hemorrágicas, puntitos rojos purpúreos que aparecen en la piel

petit mal : epilepsia pequeño mal, tipo de epilepsia que se caracteriza por crisis de ausencia con mínimas o inexistentes manifestaciones musculares como ataques tónico clónicos

pharyngitis : faringitis, inflamación de la garganta

phenomenon : fenómeno, manifestación, signo

phlebitis : flebitis, inflamación de las paredes de una vena

phlegmon : flemón, inflamación difusa de los tejidos subcutáneos

photosensitization : foto sensibilización, reacción anormal de la piel a la luz

phthisis : tisis, tuberculosis de los pulmones

piles : hemorroides, almorranas

pimples : granitos, barros, acné

pinch : pizca

pinkeye : oftalmía contagiosa, oftalmía rosada, conjuntivitis

pityriasis : pitiriasis, dermatosis que produce cambios de coloración y descamación de la piel en pequeñas laminillas

pityriasis alba : pitiriasis alba, que es una dermatosis que produce manchas blancas y pápulas en el tronco y las extremidades y en la cara.

pityriasis rosea : pitiriasis rósea, que es una dermatosis que produce manchas y pápulas rosadas en el tronco y las extremidades y raramente, en la cara

plague : plaga, infección epidémica causada por la picadura de pulgas de ratas

plan : plan, proyecto

plaque : placa, sustancia que se adhiere a la superficie de los dientes, la piel, membranas mucosas, o las paredes de arterias

plaque, dental : placa dental, sarro

pleurisy : pleuresía, dolor torácico producido por inflamación de la pleura, la membrana que envuelve los pulmones y la cavidad torácica

pleuritis : pleuritis, inflamación de la pleura, que es la membrana que reviste los pulmones y la cavidad torácica

PMS : SPM, síndrome de tensión premenstrual

pneumonia : neumonía, pulmonía, enfermedad infecciosa de los pulmones con acumulación de material purulento en los alvéolos del pulmón (células pulmonares normalmente llenas de aire)

pneumonia, double : neumonía doble, pulmonía doble, en que la infección afecta los dos pulmones

pneumopathy : neumopatía, enfermedad del pulmón

pock : viruela, pústula, postilla, marca en la piel generalmente causada por acné o varicela

pockmarked : marcas de acné, marcas de viruelas

podagra : podagra, gota en los pies, enfermedad dolorosa de los pies, causada por un defecto del metabolismo del ácido úrico resultante en acumulación de cristales de ácido úrico en algunas articulaciones, frecuentemente en el dedo gordo del pie

poison : veneno, venenoso(a), tóxico

poison ivy : hiedra venenosa

poison oak : roble venenoso, zumaque venenoso

poison sumac : zumaque venenoso

poisoning : envenenamiento

poisonous : venenoso(a), ponzoñoso(a), tóxico(a)

poisonous condition : condición venenosa, condición ponzoñosa, condición tóxica

polio : poliomielitis, enfermedad contagiosa e inflamatoria que ataca la sustancia gris de la médula espinal del sistema nervioso y causa parálisis

poliomyelitis : poliomielitis, enfermedad contagiosa e inflamatoria que ataca la sustancia gris de la médula espinal del sistema nervioso y causa parálisis

pollen : polen

pollen allergy : reacción alérgica al polen

polyarthritis : poliartritis, inflamación de varias articulaciones simultáneamente

polyneuritis : polineuritis, inflamación de muchos nervios simultáneamente

polyp : pólipo, protuberancia que se desarrolla en una membrana mucosa

polyp, intestinal : pólipo del intestino, protuberancia que se desarrolla en el revestimiento interno del intestino

polyp, uterine : pólipo del útero, protuberancia que se desarrolla en el revestimiento interno del útero

poor prognosis : mala prognosis, mal pronóstico, mal curso probable de la enfermedad

porphyria : porfiria, trastorno del metabolismo de las porfirinas que causa trastornos psiquiátricos y físicos

potential : potencial, probable, con posibilidades

preclinical : preclínico(a), que ocurre antes que la enfermedad se manifieste

predisposition : predisposición, susceptibilidad latente del organismo hacia una enfermedad

preeclampsia : preeclampsia, síntomas que preceden a las convulsiones eclámpticas

pregnancy, ectopic : embarazo ectópico, embarazo fuera de la matriz

premature : prematuro(a), que se produce antes de tiempo

premature birth : nacimiento prematuro o un nacimiento que se produce antes de tiempo, antes que el embarazo llegue a su término

premenstrual tension : tensión premenstrual

presbyope : présbite, persona con la habilidad para visión lejana, persona que puede ver de lejos

presbyopia : presbicia, habilidad para ver lejos

presbyopic : présbite(a), persona présbite

presentation : presentación, presentación de cualquier cosa o enfermedad; pero en particular, la presentación del feto con respecto al cuello uterino

presentation, disease : presentación de una enfermedad, la forma en que una enfermedad se manifiesta

presentation, fetal : presentación fetal, la presentación del feto respecto al cuello uterino

prevention : prevención, medidas destinadas a evitar enfermedades o acciones

priapism : priapismo, erección anormal y persistente

prickly heat : salpullido, sarpullido de calor

primary : primario(a), principal, primero(a)

primary cancer : cáncer primario, cáncer principal

proctitis : proctitis, inflamación del recto

prognosis : prognosis, pronóstico

prognosis, good : buena prognosis, buen pronóstico, buen curso probable de la enfermedad

prognosis, poor : mala prognosis, mal pronóstico, mal curso probable de la enfermedad

progressive : progresivo(a), continuado(a), que avanza

prolapse : prolapso, caída, acción de colgar de una parte

prolapse, rectal : prolapso del recto, caída del recto

prolapse, uterine : prolapso del útero, caída del útero, caída de la matriz

proliferation : proliferación, reproducción, multiplicación

prophylaxis : profilaxis, prevención

proptosis : proptosis, protrusión anormal del globo ocular

prostatic hypertrophy : hipertrofia de la próstata, crecimiento excesivo de la próstata

prostatism : prostatismo, compresión y obstrucción de la uretra por la próstata

prostatitis : prostatitis, inflamación de la próstata

prostration : postración, debilidad

protozoon : protozoos, organismos unicelulares como los parásitos

protrusion : protrusión, parte u órgano que sobresale

pruritic : prurítico, relativo al prurito

pruritic disease : enfermedad pruriginosa, enfermedad de la piel caracterizada por picazón

pruritis : prurito, enfermedad de la piel caracterizada por picazón

pseudomembranous : seudomembranosa, membrana falsa

pseudomembranous disease : enfermedad seudomembranosa, enfermedad donde se forma una membrana falsa

pseudotumor : seudotumor, tumor que se parece a un neoplasma pero no es un verdadero tumor

psittacosis : psittacosis, enfermedad infecciosa de las aves que puede contagiarse a los humanos y produce dolor de cabeza, fiebre, náusea, sangrado por la nariz y un tipo de bronconeumonía

psoriasis : psoriasis, soriasis, una enfermedad de la piel caracterizada por la formación de placas escamosas, muy resecas e inflamadas

psychogenic : psicógeno(a), que tiene un origen emocional o psicológico

psycholeptic : psicoléptico, fármaco con efecto sedante

497

psychoneurotic : psiconeurótico(a), una enfermedad mental que no es grave

psychopath : psicópata, persona que tiene una tendencia anormal de tipo sexual o criminal

psychopathic : psicopático(a)

psychosis : psicosis, sicosis, trastorno mental grave

psychotic : sicótico(a), psicótico(a)

psychotic disease : enfermedad psicótica, enfermedad mental y grave

ptosis : ptosis, caída de un órgano, en particular del párpado

pubic lice : piojos púbicos, piojos pegadizos, ladillas púbicas

pulmonary edema : edema pulmonar, acumulación anormal del líquido en los tejidos de los pulmones

puncture : punción, un agujero en un órgano o tejido

purpura : púrpura, hemorragia capilar

purulent : purulento(a), que contiene o produce pus

pus : pus, líquido que se forma por supuración que es amarillo y espeso

pustular : pustuloso(a), relativo a pus

pustular lesion : lesión pustulosa, lesión que contiene y produce pus

pustule : grano, pústula

pyelitis : pielitis, inflamación de pelvis renal

pyelonephritis : pielonefritis, inflamación conjunta del riñón y de la pelvis renal

pyoderma : piodermia, cualquier enfermedad purulenta de la piel

pyogenic : piógeno(a), productor de pus

pyorrhea : piorrea, encías purulentas, flujo purulento; en particular, peridontitis

pyrexia : pirexia, fiebre

pyrogenic : pirógeno(a), que produce fiebre

pyromania : piromanía, manía incendiaria, la obsesión anormal con el fuego

pyrophobia : pirofobia, terror irracional al fuego

Q

quiescent : quieto(a), silencioso

R

rabies : rabia, hidrofobia, enfermedad muy grave causada por un virus y transmitida por la mordedura de un murciélago, un perro u otro mamífero

rat bite : mordedura de rata

rat bite fever : fiebre por la mordedura de una rata

Raynaud's phenomenon : fenómeno de Raynaud, caracterizado por el amoratamiento de las manos al sumergirlas en agua fría como resultado de una constricción anormal de los vasos

reabsorption : reabsorción

reaction, conversion : reacción de conversión, transformación de las emociones en manifestaciones físicas, corporales

receded : retrocedido(a) retraído(adj)

receding hairline : entradas de la linea del cabello

recidivist : reincidente, persona que repite actos delictivos

recipient : persona receptora, persona que recibe algo, como una transfusión, un órgano o un tejido, de un donante

rectal prolapse : prolapso del recto, caída del recto

recuperation : recuperación, acción y efecto de recobrar la salud y la fuerza

recurrent : recurrente, que vuelve, que retorna

recurrent fever : fiebre recurrente

recurrent problem : problema recurrente, problema que vuelve, problema que retorna

reflux : reflujo, flujo de retorno

regression : regresión, retorno a un estado o etapa anterior

regression of the illness : regresión de la enfermedad, retorno al estado de la enfermedad anterior

reinfection : reinfección, nueva infección por el mismo agente

relapse : recaída

remission : remisión, disminución temporal de los síntomas de una enfermedad

renal enlargement : agrandamiento del riñón

residual : residual, que resta o queda

resistant : resistente, que no responde a determinados medicamentos, no le hace efecto

resorption : resorción, absorción de agua y de solutos por las células

restless legs : piernas inquietas, sensación de incomodidad en las piernas

retention : retención, acumulación de una sustancia dentro del cuerpo

retinal artery occlusion : oclusión de la arteria retiniana, obstrucción de la arteria retiniana, cierre de la arteria retiniana

retinal vein occlusion : oclusión de la vena retiniana, obstrucción de la vena retiniana, cierre de la vena retiniana

retinitis : retinitis, enfermedad inflamatoria de la retina

retinopathy : retinopatía, enfermedad no inflamatoria de la retina, en contraposición con la retinitis

retinopathy, diabetic : retinopatía diabética

reversible : reversible, que puede desaparecer totalmente al suprimirse la causa

revulsive : revulsivo(a), que provoca una irritación

rhagades : rágades, fisura, grieta, escara lineal en la unión de la piel y la membrana mucosa de los labios

rheumatic fever : fiebre reumática, fiebre acompañada de dolores de las articulaciones que puede dejar complicaciones cardíacas y renales, sobre todo daño a los válvulas cardíacas

rheumatic heart disease : reumatismo del corazón, enfermedad del corazón causada por la fiebre reumática con la consecuencia de daño a las válvulas

rheumatism : reumatismo, enfermedad crónica caracterizada por inflamación de las articulaciones y que resulta en dolor

rheumatoid : reumatoide, que se asemeja al reumatismo

rhinitis : rinitis, inflamación de la mucosa nasal

rhinopharyngitis : rinofaringitis, inflamación de la mucosa nasal y de la faringe, inflamación de la mucosa nasal y de la garganta

rhinorrhea : rinorrea, secreción excesiva de moco por la nariz

rhonchus : roncus, ronquido, sonido, en particular en los pulmones, causado por inflamación y el cierre parcial de los bronquios

Rickets : raquitismo, enfermedad causada por la carencia de calcio, vitamina D, y fósforo y que resulta en un mal desarrollo de los huesos

rickettsia : rickettsia, tipo de microorganismos transmitidos a humanos a través de piojos, pulgas, ratones, y garrapatas

rigidity : rigidez, inflexibilidad

risk factor : factor de riesgo

risk patient : paciente de riesgo, paciente en quien se puede esperar una consecuencia peligrosa

Rocky Mountain spotted fever : fiebre manchada de las Montañas Rocosas, enfermedad muy grave causada por una rickettsia, que es transmitida a través de la mordida de una garrapata y caracterizada por dolor de cabeza, fiebre y erupciones de la piel

rosacea : rosácea, enfermedad de la piel con una dilatación de los folículos de la nariz y las mejillas con apariencia de acné

roseola : roséola, enfermedad eruptiva de la piel, caracterizada por manchas rosáceas y fiebre alto que afecta principalmente a infantes

roseola, epidemic (rubella) : rubéola sarampión alemán, enfermedad causada por un virus y que resulta en manchas rosáceas y agrandamiento de los ganglios linfáticos; durante el embarazo esta enfermedad puede causar serias anormalidades en el feto

rubella : rubéola, sarampión alemán, enfermedad causada por un virus y que resulta en manchas rosáceas y agrandamiento de los ganglios linfáticos; durante el embarazo esta enfermedad puede causar serias anormalidades en el feto

rupture : ruptura, rotura, hernia, reventón, desgarro de tejidos o de un órgano

501

S

salicylism : salicilismo, abuso crónico de medicamentos que contienen salicilatos

salpingitis : salpingitis, inflamación de la trompa uterine

saprophyte : saprófito, microorganismo que vive a expensas de materias orgánicas en descomposición

sarcoma : sarcoma, tipo de tumor maligno que es formado por tejido conectivo

scab : postilla, costra causada por una coagulación de sangre, pus y suero

scabies : escabiosis, sarna, sarcoptiosis, erupción de la piel, pruriginosa, causada por un ácaro

scar : cicatriz

scarlatina : escarlatina, enfermedad contagiosa aguda caracterizada por fiebre y erupción de la piel y la lengua, causada por la bacteria estreptococo; posteriormente hay descamación de la piel y la lengua

scarlet fever : fiebre escarlatina, enfermedad contagiosa aguda caracterizada por fiebre y erupción de la piel y la lengua, causada por la bacteria estreptococo; posteriormente hay descamación de la piel y la lengua

schizophrenia : esquizofrenia, enfermedad mental que presenta ambivalencia, alucinaciones y pérdida del contacto con la realidad

schizophrenic : esquizofrénico(a)

sciatica : ciática, un dolor que abarca de la espalda a la parte posterior de las piernas y llega hasta el pie

scleritis : escleritis, inflamación de la esclerótica

sclerosis : esclerosis, induración progresiva de un tejido

sclerosis, multiple : esclerosis múltiple, enfermedad progresiva lenta de los nervios causada por la pérdida de mielina que cubre las fibras nerviosas

sclerotic : esclerótico(a)

scotoma : escotoma, punto ciego

scurvy : escorbuto, enfermedad causada por la carencia de vitamina C que resulta en encías sangrantes, anemia y debilidad

seasickness : mareo, náuseas causadas por el balanceo de un barco u otro vehículo

sebaceous cyst : quiste sebáceo, lobanillo

seborrhea : seborrea, producción excesiva de sebo

secondary : secundario(a), siguiente, dependiente, de segundo orden

secondary infection : infección secundaria, infección en una persona que ya sufre de una infección de otra naturaleza

sedentary : sedentario(a), relativo a inactividad

seizures : convulsiones, ataques

self-murderer : suicida

senility : senilidad, ancianidad, vejez

septic : séptico(a), contaminado por microorganismos (gérmenes)

septic illness : enfermedad séptica, estado tóxico causado por la contaminación con microorganismos

septicemia : septicemia, estado de contaminación por microorganismos en todo el cuerpo y la sangre

sequelae : secuelas, consecuencias de un problema médico o de un tratamiento

sequestra : secuestro, fragmento de tejido muerto separado del tejido sano

seroconversion : seroconversión, cambio de una prueba serológica de negativa a positiva

shock : choque, colapso, fallo, sacudida, estado causado por la circulación insuficiente de la sangre que se manifiesta con presión baja en las arterias, pulso rápido, temperatura baja, palidez y debilidad

shunt : anastomosis, abocamiento

sickly person : enfermizo(a), achacoso(a), panadizo(a), panarizo(a)

sickness : mal, enfermedad(f)

sickness, morning : asco, basca, la nausea que se presenta en las mañanas en el embarazo

sign : signo, señal

significance : importancia, significado

significant : significante, significativo(a), que tiene importancia

significantly : significativamente
signifying : significando
silicosis : silicosis, enfermedad causada por la inhalación de partículas de polvo de sílice
singultus : singulto, hipo
sinusitis : sinusitis, inflamación de los senos de la cara
skin infection : infección de la piel
sleeping sickness : enfermedad del sueño, enfermedad endémica de África causada por un protozoario, transmitida a través de la mosca tsé-tsé y que se manifiesta con debilidad, escalofríos, fiebre, letargo, somnolencia y pérdida de peso
smallpox : viruela, enfermedad infecciosa causada por un virus y que produce fiebre y una erupción con ampollas y pústulas diseminadas por todo el cuerpo
snakebite : mordedura de serpiente
sneeze : estornudo
somatic : somático(a), corporal
somnambulism : sonambulismo, camina dormido, andar en sueños, realiza actos complejos mientras duerme
sore : llaga, úlcera
sore, bed : llaga de cama, úlcera de cama, úlcera de decúbito
spasmodic : espasmódico(a), relativo al espasmo o de su naturaleza
spastic : espástico(a), que hace referencia a la espasticidad o a los espasmos
spasticity : espasticidad, aumento de la resistencia muscular
spermatocele : espermatocele
spider bite : picadura de araña
spinal column problems : problemas de la columna vertebral
spleen enlargement : agrandamiento del bazo
spleen, inflamed : bazo inflamado
spleen, swollen : bazo hinchado
splenomegaly : esplenomegalia, agrandamiento del bazo
split (personality) : desdoblado(a)
split personality : desdoblamiento, personalidad desdoblada
spondylitis : espondilitis, inflamación de las vertebras

spotting : manchado de sangre por la vagina, salida de sangre por la vagina en poca cantidad, por gotas

sprain : torcedura, esguince, rotura de un ligamento

sprain, ankle : torcedura del tobillo, esguince del tobillo, rotura de un ligamento del tobillo

sprain, back : torcedura de la espalda, esguince de la espalda, rotura de un ligamento de la espalda

sprain, foot : torcedura del pie, esguince del pie, rotura de un ligamento del pie

sputum : esputo, secreción de los bronquios expulsada por la boca

stain : mancha

stain, blood : mancha de sangre

stasis : estasis, estancamiento de una sustancia en una parte del cuerpo

status : estado, condición, situación

STDs : ETS, enfermedades venéreas, enfermedades genitales, enfermedades transmitidas por contacto sexual, enfermedades que resultan del acto sexual

steatorrhoea : esteatorrea, cantidad excesiva de grasas en las heces (excremento)

steatosis : esteatosis, acumulación excesiva de glóbulos grasos en los tejidos

stenosis : estenosis, estrechamiento de un conducto

sterility : esterilidad, incapacidad de fecundar o concebir

sternutation : estornudo

sting : picadura

sting, bee : picadura de abeja

sting, hornet : picadura de avispón

sting, insect : picadura de insecto

sting, wasp : picadura de avispa

stomatitis : estomatitis, inflamación de la mucosa oral

strabismus : estrabismo, bizquera, alineamiento anormal de los ojos causado por una deficiencia muscular

strain : tensión, esfuerzo

strain, eye : ojos cansados, ojos fatigados

strain, nervous : tensión nerviosa

stria : estría, raya, línea, surco fino

stroke : ataque cerebral

stroke (embolic) : infarto cerebral, embolia cerebral

stroke (hemorrhagic) : derrame cerebral

stroke, heat- : insolación, enfermedad causada por el calor y caracterizada por dolor de cabeza, piel seca y caliente, vértigo, pulso rápido, fiebre, colapso y confusión, dependiendo de la severidad

stroke, sun- : insolación, enfermedad causada por el calor y caracterizada por dolor de cabeza, piel seca y caliente, vértigo, pulso rápido, colapso, y confusión, dependiendo de la severidad

stump (limb) : muñón

stupor : estupor, pérdida parcial o casi completa de la conciencia

sty : orzuelo, inflamación supurativa de una glándula sebácea del párpado

subacute : subagudo(a)

subclinical : subclínico(a), que transcurre sin manifestar síntomas

suffocation : sofoco, sofocación, ahogamiento, falta de la respiración

suicidal : relativo al suicidio, del suicidio

suicide : suicidio

sumac, poison : zumaque venenoso

sunstroke : insolación, enfermedad causada por el calor y caracterizada por dolor de cabeza, piel seca y caliente, vértigo, pulso rápido, colapso y confusión, dependiendo de la severidad

superinfection : sobreinfección , nueva infección que complica una infección ya existente

suppuration : supuración, salida de pus de una herida u orificio

surdity : sordera, pérdida de la audición

swelling : hinchazón, tumefacción

swollen groin glands : encordio, incordio, inflamación de ganglios inguinales

swollen spleen : bazo hinchado

syndrome : síndrome, conjunto de síntomas y signos

synovitis : sinovitis, inflamación de la membrana sinovial

syphilis : sífilis o una infección venérea que se manifiesta con un chancro en el área genital, seguido por fiebre, malestar general, lesiones cutáneas, manchas en las mucosas, progresión tardía a lesiones cardiovasculares y del sistema nervioso central

T

tachyarrhythmia : taquiarritmia, forma rápida y a veces, irregular del ritmo cardíaco

tachycardia : taquicardia, aceleración del ritmo cardíaco

tapeworm : lombriz intestinal

tartar of the teeth : sarro

tatoo : tatuaje, dibujo permanente en la piel

telangiectasia : telangiectasia, dilatación de vasos terminales

tendency : tendencia

tendinitis : tendinitis, inflamación de un tendón

tenesmus : tenesmo, deseo doloroso e ineficaz de orinar o defecar

tenosynovitis : tenosinovitis, inflamación del tendón y de su vaina

testicular torsión : torsión del testículo, condición peligrosa causada por la rotación del testículo alrededor de su eje y sobre la propia arteria

tetanus : tétano, tétanos, enfermedad causada por una bacteria que se introduce a través de una herida y que causa espasmos musculares y rigidez de la mandíbula, el abdomen y el cuello

tetany : tetania, estado caracterizado por contracciones fuertes e intermitentes de los músculos

threat : amenaza

threatened : amenazado(a)

threatened abortion : amenaza de aborto

threatening : amenaza, amenazante

threatening problem : problema amenazante

thrombocytopenia : trombocitopenia, disminución del número de plaquetas sanguíneas

thrombocytosis : trombocitosis, aumento exagerado de las plaquetas sanguíneas

thromboembolism : tromboembolismo, obstrucción de un vaso sanguíneo con material trombótico

thrombophlebitis : tromboflebitis, inflamación de una vena acompañada por formación de trombo(s)

thrombosis : trombosis; formación, desarrollo, o presencia de un trombo

thrombosis coronary : trombosis coronaria

thrombus : trombo, tapón de sangre en el sistema circulatorio

thrush : afta, infección por hongos de la boca que causa placas blanquecinas

thyroid gland problems : problemas de la glándula tiroidea

thyroid gland, inflammation of the : inflamación de la glándula tiroidea

thyroiditis : tiroiditis, inflamación de la glándula tiroidea

thyrotoxicosis : tirotoxicosis, conjunto de síntomas debido a un exceso de hormonas tiroideas

tic : tic, movimiento involuntario que se produce repetidamente

tick : garrapata

tick bite : mordedura de garrapata

tinea : tiña, infección de la piel, causada por una clase de hongos

tinea pedis : tiña pedis, infección de la piel de los pies, superficial y a veces crónica, causada por una clase de hongos

tonsilitis : tonsilitis, amigdalitis, inflamación de una amígdala

tooth decay : caries

toothless : desdentado(a)

tophus : tofo, depósito de urato que se produce en los casos de gota

torn ligament : desgarro

torsade de pointes : torsade de pointes (Francés), forma electrocardiográfica de taquicardia ventricular

torsion : torsión, torcedura, giro de un órgano en torno a su eje

torsion, testicular : torsión del testículo, condición peligrosa causada por la rotación del testículo alrededor de su eje y sobre la propia arteria

torticollis : tortícolis, cuello torcido, cuello tieso, cuello rígido

toxemia : toxemia, intoxicación de la sangre

toxin : toxina, veneno, tóxico

toxoplasmosis : toxoplasmosis, enfermedad infecciosa causada por el microorganismo toxoplasma gondii

tracheitis : traqueítis, inflamación de la tráquea

trachoma : tracoma, enfermedad infecciosa de la conjuntiva y de la córnea

tract : tracto, haz de fibras, extensión, cordón, vía

transmission : transmisión, acto de transmitir o transferir algo, incluido una enfermedad

trauma : trauma, lesión causada por alguna cosa externa

traumatic : traumático(a), relativo a un trauma

traumatic illness : enfermedad traumática, enfermedad relativa a un trauma

tremor : temblor

tremor, intention : temblor intencional, temblor que aparece al intentar efectuar un movimiento

trench fever : fiebre de las trincheras, fiebre recurrente transmitida por piojos

tuberculin : tuberculina, prueba de anticuerpos usada para identificar tuberculosis

tuberculosis : tuberculosis, tisis, enfermedad causada por el bacilo de la tuberculosis

tumefaction : tumefacción, proceso de hinchazón

tumor : tumor, neoplasia, neoplasma

tumor growth : neoplasia, crecimiento de un tumor

tympanitis : timpanismo, acumulación de gas en los intestinos que causa distensión

typhoid : tifoidea, tifoideo(a)

typhoid fever : fiebre tifoidea, enfermedad infecciosa de los intestinos causada por una bacteria que se llama *Salmonella typhi*, la cual se manifiesta con fiebre, postración, diarrea, dolor de cabeza, la presencia de gas en los intestinos, manchas rosas en la piel, malestar y una carencia de energía

typhus : tifus, enfermedad infecciosa causada por una Rickettsia y caracterizada por fiebre, delirio y dolor de cabeza

typical : típico(a)

typical problem : problema típico

U

ulcer : úlcera, llaga con desintegración de los tejidos
ulcer, corneal : úlcera en la córnea
ulcer, decubitus : úlcera de decúbito; úlcera de cama, que es la formación de una úlcera y necrosis en la piel
ulcer, duodenal : úlcera duodenal, úlcera en la primera parte del intestino delgado
ulcer, gastric : úlcera gástrica, úlcera en el estómago
ulceration : ulceración, proceso de formación de una úlcera
ulcerogenic : ulcerogénico (a), que produce úlceras
ulcus cruris : úlcera crural, úlcera de la pierna
undernourished : malnutrido(a), desnutrido(a)
undernourishment : subalimentación, desnutrición
undulant fever : fiebre ondulante, fiebre de Malta, brucelosis, o fiebre del mediterráneo, que es una infección por una bacteria que se contrae por contacto con vacas
undulation : ondulación, en ondas, proceso que presenta ondas hacia arriba y luego hacia abajo; objeto con un borde irregular, ondeado
unstable : inestable
uremia : uremia, acumulación de urea en la sangre
uremic : urémico(a)
urethritis : uretritis, inflamación de la uretra
urinary tract infection : infección de la orina, infección del tracto urinario
uterine polyp : pólipo en el útero, protuberancia que se desarrolla en el revestimiento interno del útero
uterine prolapse : prolapso del útero, caída del útero, caída de la matriz
uveitis : uveítis, inflamación de la túnica vascular del ojo

V

vaccinia : viruela, infección viral de las vacas

510

vaginitis : vaginitis, inflamación de la vagina, en particular causada por una infección bacteriana o por hongos

vagolytic : vagolítico(a), que disminuye los efectos del nervio vago

varicella : varicela, infección viral que causa una enfermedad eruptiva de la piel con vesículas, que se convierten en pústulas

varices : várices, que son venas, arterias, o vasos linfáticos aumentados de tamaño y con forma irregular y tortuosa

varicocele : varicocele, aumento de las venas del cordón espermático que causa una masa blanda y benigna en el escroto

varicose : varicoso(a)

varicose vein : várice, vena varicosa, vena aumentada de tamaño y tortuosa

variola : variola, infección viral de las vacas

vasculitis : vasculitis, inflamación de los vasos sanguíneos

vegetative : vegetativo(a), estado relativo solamente a las funciones corporales involuntarias

venereal disease : enfermedad venérea, enfermedad transmitida por el acto sexual

venom : veneno

venous occlusion : oclusión de una vena, obstrucción de una vena, cierre de una vena

vesicle : vesícula, ampolla, bolsita que se forma en la piel que contiene líquido

vesicular : vesicular, en forma de vesícula o ampolla

victim : víctima

vigilance : vigilia, vigilancia, acción de estar despierto o alerta

violent vomiting : vomitona, vómitos violentos

viral : viral, vírico(a), perteneciente a un virus

virilization : virilización, masculinización

virus : virus

vomit : vómito

vomiting, act of : vómitos, acto de vomitar

vomiting, violent : vomitona, vómitos violentos, vómitos con gran fuerza

vomitus : vómito

511

vulvovaginitis : vulvovaginitis, inflamación de los genitales externos femeninos y de la vagina, en particular causada por una infección bacteriana o por hongos

W

wart : verruga, mezquino
warts, genital : verrugas genitales
wasp : avispa
wasp sting : picadura de avispa
wasting : marasmo, emaciación excesiva, malnutrición excesiva
weapon : arma
wen : lobanillo, quiste sebáceo
wheal : roncha
whitlow : panadizo, panarizo, absceso de la falange distal del dedo, del ápice o la punta del dedo
whooping cough (pertussis) : tosferina, pertussis, o sea una infección causada por una bacteria muy peligrosa que provoca accesos intensos de tos
worm (tapeworm) : lombriz intestinal
worm, intestinal : lombriz intestinal
wound : herida
wrinkles : arrugas

X

xanthoma : xantoma, granuloma lipoideo
xanthopsia : xantopsia, visión amarillenta
xenophobia : xenofobia, miedo irracional a conocer a personas o cosas foráneas, terror a los extranjeros
xenophobic : xenófobo, xenófoba, una persona que tiene miedo irracional a conocer a personas o cosas foráneas, terror a los extranjeros
xerophthalmia : xeroftalmía, sequedad en la conjuntiva causada por la carencia de vitamina A o por una enfermedad local en el ojo

xerostomia : xerostomía, excesiva sequedad en la boca causada por la disminución de la secreción de saliva

Y

yeast infection : infección por hongos
yellow fever : fiebre amarilla, enfermedad viral causada por la picadura de un mosquito y que produce ictericia, albuminuria y fiebre

Z

Zollinger-Ellison syndrome : síndrome de Zollinger-Ellison, enfermedad que se manifiesta con hiperacidez del estómago y resulta en ulceraciones del estómago y del intestino delgado

Equipment / Supplies

A
absorbent cotton : algodón (m) absorbente
adhesive tape : cinta (f) adhesiva, cinta (f) de pegar
aerosol : aerosol (m), producto destinado a ser inhalado
apparatus : aparato (m)
autoclave : autoclave (f)

B
baby bottle : biberón (m), pacha (f), mamila (f)
balance : balance (m)
bandage : venda (f), vendaje (m)
bandage applied to a vessel : vendaje (m) sobre un vaso
bandage dressing : vendaje (m)
bandaids : curitas (f), venditas (f)
barrier : barrera (f), obstrucción (f)
basket, wastepaper : papelera (f), basurero (m)
bedpan : basín (m), basinica (f)
benzoin : benjuí (m)
bifocals : lentes (m) bifocales
binder : cartapacio
blade : filo (m)
blanket : frazada (f), cobertor (m)
bleach : blanqueador (m)
board : tabla (f)
board, restraining : tabla (f) para sujetar (v)
borax : bórax (m)
bottle, baby : biberón (m), pacha (f), mamila (f)
bottle, hotwater : bolsa (f) de agua (f) caliente
brace : inmovilizador (m), férula (f)
braces (dental) : frenos (m)
bridge (dental) : puente (m) fijo
brush : cepillo (m)
brush, scrub : bruza (f), cepillo (m) de fregar (v)
bulb : bulbo (m)

514

C

cabinet : gabinete (m)
cabinet, medicine : botiquín (m) de medicinas
calculator : calculadora (f)
calipers : calibrador (m)
calipers, orthopedic : soporte (m) ortopédico
camera : cámara (f)
canister : bote (m), lata (f), cajita (f)
cannula : cánula (f), tubo que se introduce en una cavidad
cap : tapón (m)
cardiogram : cardiograma (m)
cardiograph : cardiógrafo (m)
case : caso (m)
cast : yeso (m)
catgut suture : sutura (f) de catgut, tripa (f)
catheter : catéter (m), tubo (m), sonda (f)
cautery : cauterio (m)
cement : cemento (m)
centrifuge : centrífuga (f)
cephalometer : cefalómetro (m)
chair : silla (f)
chart, eye : cartel (m) para agudeza visual
chastity belt : cinturón (m) de castidad (f)
clamp : grapa (f)
clamp, ring : grapa (f) con anillo
cleanser : detergente (m), limpiador (m)
clinic : clínica (f)
clock : reloj (m)
colonoscopic : colonoscópico(a) (adj)
colonscope : colonoscopio (m)
compress : compresa (f)
computer : ordenador (m), computadora (f)
condom : condón (m), preservativo (m)
condoms : condones (m), preservativos (m)
consultation : consulta (f)
contact lenses : lentes (m) de contacto, pupilentes (m)
container : envase (m), recipiente (m), contenedor (m)

515

contrast medium : medio (m) de contraste, medio (m) para visualización radiográfica
copier : fotocopiadora (f)
copy : copia (f)
copy machine : fotocopiadora (f)
cotton : algodón (m)
cover-up : cubrir (v), tapar (v)
crutch : muleta (f)
cubicle : cubículo (m)
culture : cultivo (m)
curved : curvo(a) (adj)
cylinder : cilindro (m)
cystoscope : cistoscopio (m)
cystoscopic : cistoscópico(a) (adj)

D
dam, rubber : protector (m) de hule
delivery room : sala (f) de partos
densitometer : densitómetro (m)
dental floss : hilo (m) dental
dental plaque : placa (f) dental, sarro (m)
denture : dentadura (f) postiza, prótesis (f) dental
dentures, set of : dentadura (f) postiza
deodorizer : inodoro (m)
dermatome : dermátomo (m)
detector : detector (m)
detergent : detergente (m)
device : dispositivo (m)
diagnostic : diagnóstico (m)
diaper : pañal (m), zapeta (f)
diary : diario (m)
dictation : dictado (m)
disinfectant : desinfectante (m), agente que destruye o elimina las bacterias
doctor's office : consultorio (m) médico
douche : ducha (f)
douche, vaginal : ducha (f), lavado (m) vaginal

drain : drenaje (m)
drape : cortina (f)
dressing room : tocador (m), vestidor (m)
dressing, bandage : vendaje (m)
drill : taladro (m)
dropper : gotero (f)

E
earplugs : tapones (m) para los oídos
elastic : elástico(a) (adj)
electric : eléctrico(a) (adj)
electrocardiogram : electrocardiograma (m)
emergency room : sala (f) de emergencia
encounter : encuentro (m)
endoscope : endoscopio (m)
endoscopic : endoscópico(a) (adj)
equipment : equipo (m), herramientas (f), aparato (m)
examination room : consultorio (m), sala (f) de examen
extended-wear lenses : lentes (m) para uso extendido
eye chart : cartel (m) para agudeza visual
eye cup : copa (f) para los ojos
eye dropper : gotero (m) para los ojos
eye glasses : anteojos (m), lentes (m), gafas (f), espejuelos (m)
eyebath : ojera (f)

F
facial tissue : pañuelo (m) facial, servilleta (f) facial)
false teeth : dentadura (f) postiza
fan : ventilador (m), abanico (m)
fetoscope : fetoscopio (m)
filling (dental) : amalgama (f), relleno (m)
film : película (f)
first aid kit : botiquín (m) de primeros auxilios
flask : frasco (m)
floss, dental : hilo (m) dental
fluoroscope : fluoroscopio (m)
footrest : estribo (m)

footstep : pisada (f)
foot-stool : grada (f), banquillo (m), escabelo (m)
forceps : fórceps (m)
fork, tuning : diapasón (m)
form : forma (f)
freezer : congelador (m)

G
garbage can : basurero (m), balde (m), bote (m) de basura, recipiente (m) de basura
gas : gas (m)
gauge : indicador (m)
gauge, pressure : manómetro (m)
gauze : gasa (f)
girdle : faja (f)
glass, magnifying : lupa (f)
glasses (sunglasses) : gafas (f), anteojos (m) de sol
glasses, bifocals : lentes (m) bifocales
glasses, eye : anteojos (m), lentes (m), gafas (f), espejuelos (m)
glue : cola (f), pegamento (m)
goggles : gafas (f)
goniometer : goniómetro (m)
guaiac : guayaco (m)
guide : guía (m/f)
gum (chewing) : goma (f) de mascar, chicle (m)
gun : pistola (f)

H
hacksaw : sierra (f) para metales (m)
hammer : martillo (m)
handle : mango (m)
handout (leaflet) : folleto (m), octavilla (f)
handout (pamphlet) : panfleto (m)
hard lenses : lentes (m) duros
harness, child safety : arnés (m) de seguridad
headboard (bed) : cabecera (f)
headlamp : foco (m) de cabecera

headphones : audífonos (m)
headrest : cabezal (m)
headrestraint : apoyacabezas (m)
heater : calentador (m), calefacción (f)
helmet : casco (m)
hinge : bisagra (f)
history : historia (f)
hood : capucha (f), caperuza (f)
hospital : hospital (m)
hotwater bottle : bolsa (f) de agua caliente
humidifier : humidificador (m)
hydraulic : hidráulico(a) (adj)
hyperbaric : hiperbárico (a) (adj), relativo a una presión
elevada, en particular con oxígeno
hypodermic : hipodérmica (f), hipodérmico(a) (adj), que se
pone debajo de la piel

I
implant : implante (m)
incense : incienso (f)
incinerator : incinerador (m)
incubator : incubadora (f)
infrared : infrarrojo(a) (adj)
inhaler : inhalador (m)
inpatient : paciente (m) interno
instructions : instrucciones (f)
instrument : instrumento (m)
intrauterine : intrauterino(a) (adj)
intrauterine device : dispositivo (m) intrauterino, espiral (f),
aparato (m)
irrigation : irrigación (f), riego (m)
IUD : dispositivo (m) intrauterino, espiral (f), aparato (m)

J
journal : diario (m)
jug, measuring : jarra (f) medidora, graduada (f), taza (f)
medidora

K
kit : equipo (m), caja (f) de herramientas, útiles (m)
kit, snakebite : equipo (m) para mordedura de serpientes
kneepad : rodillera (f)

L
labor and delivery room : sala (f) de labor y partos
labor room : sala (f) de labor
laboratory : laboratorio (m)
lamp : lámpara (f), foco (m)
lantern : farol (m), linterna (f)
laser : láser (m)
lens (camera, etc.) : objetivo (m)
lens (glasses) : lente (m)
lenses, contact : lentes (m) de contacto, pupilentes (m)
lenses, extended-wear : lentes (m) para uso extendido
lenses, hard : lentes (m) duros
lenses, soft : lentes (m) suaves
leprosy hospital : leprocomio (m)
light : luz (f), leve (adj), claro(a) (adj)
lights : luces (f)
list : lista (f)
litmus : papel (m) de tornasol
locker : apartado (m), caja (f) con llave
loop : lazo (m), presilla (f)

M
machine : máquina (f), aparato (m)
machine, copy : fotocopiadora (f)
machine, x-ray : máquina (f) de radiografías
magnet : imán (m)
magnifying glass : lupa (f)
mallet : mazo (m)
material : materia (f), material (adj)
material, cloth : tela (f)
medical record : expediente (m), registro (m) médico
memorandum : memorándum (m)

meter (device) : contador (m), medidor (m)
microscope : microscopio (m)
mirror : espejo (m)
mixer : mezcladora (f), batidora (f)
monitor : monitor (m)
mortar : mortero (m)
motor : motor (m)

N
nail (metal) : clavo (m)
nailfile : lima (f) de uñas
nebulizer : nebulizador (m), rociador (m)
needle : aguja (f)
netting : redes (f)
nippers : alicates (m)
note : nota (f)
notebook : cuaderno (m), libreta (f)
notepaper : papel (m) para cartas
nozzle : boquilla (f)
nylon : nilón (m)
nylon sutures : suturas (f) de nilón

O
office : oficina (f)
office, doctor's : consultorio (m)
operating room : sala (f) de operaciones
operating table : mesa (f) de operaciones
ophthalmoscope : oftalmoscopio (m)
orthopedic calipers : soporte (m) ortopédico
otoscope : otoscopio (m)
outpatient : paciente (m) externo
outpatient department : consulta (f) externa
oxygen tent : cámara (f) de oxígeno

P
pacemaker : marcapasos (m)
pad : almohadilla (a)

paper : papel (m)
paperwork : papeleo (m), trámites (f)
partial (dental) : puente (m) removible
patient : paciente (m)
pen : pluma (f), lapicero (m), boligrafo (m)
pencil : lápiz (m)
pessary : pesario (m), instrumento que se coloca en la vagina para corregir desplazamiento del útero, supositorio medicinal para la vagina
photocopier : fotocopiadora (f)
photoelectric : fotoeléctrico(a) (adj)
photograph : fotografía (f), foto (f)
photographic : fotográfico(a) (adj)
physical exam : físico (m), examen (m) físico, prueba (f) física
pillow : almohada (f)
pillowcase : funda (f) de almohada
pipe : conducto (m), cañería (f)
plaster : yeso (m)
plate (metal) : placa (f)
pneumatic : neumático(a) (adj)
pregnancy test : prueba (f) del embarazo
pressure gauge : manómetro (m)
printer : impresora (f)
prophylactic : profiláctico (m), profiláctico(a) (adj)
prosthesis : prótesis (f), sustituto artificial de una parte u órgano
proverb : proverbio (m)
pulsometer : pulsómetro (m)
pump : bomba (f)
punch (instrument) : perforadora (f)

R
radio : radio (f)
radioactivity : radioactividad (f)
radiograph : radiografía (f)
rag : trapo (m)
rasp : raspa (f), raspador (m), escalpelo (m), escofina (f)
rays, X- : rayos (m) X, rayos (m) equis

razor blade : hoja (f) de afeitar
razor, safety : maquinilla (f) de afeitar, rasuradora (f)
record : registro (m)
record, medical : expediente (m), registro (m) médico
reference : referencia (f)
research : investigación (f)
reservoir : reservorio (m), depósito (m), cavidad para almacenamiento
resource : recurso (m)
restraining board : tabla (f) para sujetar o de encerrar
result : resultado (m)
ribbon : cinta (f)
ring (object) : aro (m)
ring clamp : grapa (f) con anillo
rod (metal) : barra (f)
roll : rollo (m), rollete (m)
room, dressing : tocador (m), vestidor (m)
room, examination : consultorio (m), sala (f) de examen
room, operating : sala (f) de operaciones
room, waiting : sala (f) de espera
rope : cuerda (f), cordón (m)
rubber dam : protector (m) de hule
ruler : regla (f)

S
sack : saco (m)
safety harness, child : arnés (m) de seguridad
safety razor : maquinilla (f) de afeitar, rasuradora (f)
sample : muestra (f)
sanatorium : sanatorio (m)
sanitary : sanitario(a) (adj)
saw : sierra (f)
scale : escala (f)
scalpel : escalpelo (m)
scanner : escáner (m)
scissors : tijeras (f)
screw : tornillo (m)

scrub brush : bruza (f), cepillo (m) de fregar

seat : silla (f), asiento (m)

set of dentures : dentadura (f) postiza

sharp : afilado(a) (adj), agudo(a) (adj)

sharp-pointed : punta (f) afilada, agudo(a) (adj)

sheet : sábana (f)

sheet (of paper) : hoja (f)

shelf : estante (m), librera (f)

shield : capa (f) protectora, escudo (m)

shirt : camisa (f)

shoes : zapatos (m)

shower : ducha (f)

silicone : silicona (f)

silk : seda (f)

silk sutures : suturas (f) de seda

silver : plata (f)

silver nitrate : nitrato (m) de plata

sink : fregadero (m), lavatrastos (m)

siphon : sifón (m)

skirt : falda (f), saya (f)

slippers : zapatillas (f), pantuflas (f)

smock : guardapolvo (m)

snakebite kit : equipo (m) para mordedura de serpientes

snap : cierre (m)

soft lenses : lentes (m) suaves

solder : soldadura (f)

sonic : sónico(a) (adj)

specimen : especimen (m), muestra (f)

specimen container : frasco (m) para muestra

specimen swab : frotis (m)

spectacles : gafas (f)

speculum : espéculo (m)

spittoon : escupidera (f)

splint : tablilla (f), férula (f)

sponge : esponja (f)

spring (device) : resorte (m), muelle (m)
stair : escalón (m), grada (f)
stand : puesto (m)
steel : acero (m)
step : paso (m)
sterile : estéril (adj)
sterilizer : esterilizador (m)
stethescope : estetoscopio (m)
stirrup : estribo (m)
stopper : tapón (m)
strap : correa (f), tirante (m)
stretcher : camilla (f)
string : cuerda (f), cordel (m)
strip : tira (f)
strips, small : tiritas (f)
styptic : astringente (adj)
substitute : sustituto (m), sustituto(a) (adj)
sunglasses : gafas (f), anteojos (m) de sol
surgery suite : consultorio (m) de cirugía, sala (f) de operaciones
suture : sutura (f)
sutures, catgut : suturas (f) de tripa
sutures, nylon : suturas (f) de nilón
sutures, silk : suturas (f) de seda
swab : hisopo (m) de algodón
swab, specimen : frotis (m)
sweeper : barredora (f), escoba (f)
syringe : jeringa (f)

T
table : mesa (f)
table, operating : mesa (f) de operaciones
tampon : tampón (m)
tape : cinta (f)
tape, adhesive : cinta (f) adhesiva, cinta (f) de pegar
tape, video : cinta (f) de video
teaching : enseñanza (f)

teeth, false : dentadura (f) postiza
telephone : teléfono (m)
tent, oxygen : cámara (f) de oxígeno, tienda (f) de oxígeno
test, pregnancy : prueba (f) de embarazo
textbook : libro (m) de texto
thermostat : termostato (m)
thingamajig : chisme (m)
thread : hilo (m)
thumbtack : tachuela (f), chincheta (f), chinche (f)
tissue : tejido (m)
tissue paper : toalla (f) de papel
tissue, facial : toalla (f) facial de papel
toilet : inodoro (m), servicio (m), excusado (m), retrete (m)
toilet paper : papel (m) de baño
toiletries : artículos (m) de tocador
toothbrush : cepillo (m) de dientes
toothed : dentado(a) (adj)
toothpaste : dentífrico (m), pasta (f) de dientes, pasta (f) dentífrica
toothpick : mondadientes (m), palillo (m)
tourniquet : torniquete (m)
towel : toalla (f)
towel, paper : toalla (f) de papel, paño (m) de papel
toy : juguete (m)
tray : azafate (m), bandeja (f)
trephine : legra (f)
truss : braguero (m)
tube : trompa (f), tubo (m)
tuning fork : diapasón (m)

U
ultrasound machine : máquina (f) de ultrasonido
ultraviolet rays : rayos (m) ultravioleta, rayos (m) para tratar la psoriasis, una enfermedad de la piel caracterizada por descamación excesiva
urethrotome : uretrótomo (m)
urinal : urinal (m)

urinalysis : urinálisis (m), examen (m) de orina

V
vaginal douche : lavado (m), ducha (f) vaginal
vaporizer : vaporizador (m)
veneer : capa (f) exterior, apariencia (f)
vent : agujero (m)
ventilator : ventilador (m)
video : video (m)
videotape : cinta (f) de video (m)

W
waiting room : sala (f) de espera
wand : vara (f)
wash : lavado (m)
washbasin : lavabo (m), lavamanos (m)
wastepaper basket : papelera (f)
watch : reloj (m) de pulsera
water : agua (f)
wheel : rueda (f)
wick : mecha (f)
wig : peluca (f)
wipe : toalla (f) para limpieza
wire : alambre (m)
wood : madera (f)
wrench : retorcer (v), tirón (m)

X
x-ray machine : máquina (f) de radiografías
x-rays : radiografía (f), rayos (m) X, rayos (m) equis

Z
zipper : cremallera (f), cierre (m)

Family

adolescent : adolescente (m/f), joven (m/f)
aunt : tía (f)
aunt and uncle : tíos (m)
baby : bebé (m/f)
babysitter : niñero (m), niñera (f), cuida niños (m), cuida niñas (f)
boy : muchacho (m), niño (m)
boyfriend : novio (m)
bride : novia (f)
brother : hermano (m)
brother-in-law : hermano (m) político, cuñado (m)
child : niño (m), niña (f)
children : niños (m), niñas (f)
cousin : primo (m), prima (f)
daughter : hija (f)
daughter-in-law : nuera (f)
family : familia (f)
family members : familiares (m)
father : padre (m), papá (m)
father-in-law : padre (m) político, suegro (m)
fiancé : novio (m), prometido (m)
fiancée : novia (f), prometida (f)
girl : niña (f), muchacha (m)
girlfriend : novia (f)
godchild's father : compadre (m)
godchild's mother : comadre (f)
goddaughter : ahijada (f)
godfather : padrino (m)
godmother : madrina (f)
godson : ahijado (m)
grandchildren : nietos (m), nietas (f)
granddaughter : nieta (f)
grandfather : abuelo (m)
grandmother : abuela (f)

grandparents : abuelos (m), abuelas (f)
grandson : nieto (m)
half-brother : medio hermano (m)
half-sister : media hermana (f)
hereditary : hereditario (m), hereditario(a) (adj)
heredity : herencia (f)
husband : esposo (m), marido (m)
member : miembro (m)
members : miembros (m)
mother : madre (f)
mother-in-law : madre (f) política, suegra (f)
nephew : sobrino (m)
niece : sobrina (f)
parents : padres (m/f)
quadruplets : cuatrillizo (m), cuatrilliza (f)
sister : hermana (f)
sister-in-law : hermana (f) política, cuñada (f)
son : hijo (m)
son-in-law : yerno (m)
spouses : esposos (m), esposas (f)
step-brother : hermanastro (m)
step-daughter : hijastra (f)
step-father : padrastro (m)
step-mother : madrastra (f)
step-sister : hermanastra (f)
step-son : hijastro (m)
triplets : trillizos (m), trillizas (f)
twins : gemelos (m), gemelas (f), mellizos (m), mellizas (f), cuaches (m/f)
uncle : tío (m)
wife : esposa (f)
woman : mujer (f)

Jobs

accountant : contador (m), contadora (f), contable (m/f)
actor : actor (m)
actress : actriz (f)
administrator : administrador (m), administradora (f)
air host : azafato (m)
air hostess : azafata (f)
anatomist : anatomista (m/f)
anatomy : anatomía (f)
architect : arquitecto (m), arquitecta (f)
assistant : asistente (m/f)
associate : asociado (m), asociada (f), socio (m), socia (f)
astronaut : astronauta (m/f)
bacteriologist : bacteriólogo (m), bacterióloga (f)
bacteriology : bacteriología (f)
baker : panadero (m), panadera (f), repostero (m), repostera (f)
bank clerk : empleado (m) bancario, empleada (f) bancaria
biologist : biólogo (m), bióloga (f)
biology : biología (f)
bookseller : vendedor (m) de libros, vendedora (f) de libros
breadmaker : panadero (m), panadera (f)
builder : constructor (m), constructora (f), albañil (m/f)
bullfighter : torero (m), torera (f)
butcher : carnicero (m), carnicera (f)
candlestick maker : fabricante (m/f) de candeleros
cardiovascular surgeon : cirujano (m) cardiovascular, cirujana (f) cardiovascular
cardiologist : cardiólogo (m), cardióloga (f)
cardiologist, pediatric : cardiólogo (m) pediatra, cardióloga (f) pediatra
cardiology : cardiología (f)
caretaker : cuidador (m), cuidadora (f)
carpenter : carpintero (m), carpintera (f)
chest surgeon : cirujano (m) de tórax, cirujana (f) de tórax
cleaner : limpiador (m), limpiadora (f)

clerk, bank : empleado (m) bancario, empleada (f) bancaria

clerk, office : oficinista (m/f)

clerk, sales : dependiente (m) de tienda, vendedor (m), vendedora (f)

computer programmer : programador (m), programadora (f)

consultant : asesor (m), asesora (f)

contractor : contratista (m/f) de obras

cook : cocinero (m), cocinera (f)

cook's assistant : asistente (m/f) de cocina, pinche (m/f)

customs officer : oficial (m/f) de aduana

cytologist : citólogo (m), citóloga (f)

cytology : citología (f)

dentist : dentista (m/f), odontólogo (m), odontóloga (f)

dermatologist : dermatólogo (m), dermatóloga (f)

dermatologyy : dermatología (f)

dietician : dietista (m/f), nutricionista (m/f)

director : director (m), directora (f)

dishwasher : lavador (m) de platos, lavadora (f) de platos

doctor : doctor (m), doctora (f), médico (m), médica (f)

domestic : empleado (m) doméstico, empleada (f) doméstica, sirviente (m), sirvienta (f)

driver : chófer (m), chófera (f), conductor (m), conductora (f)

dustman : basurero (m)

dustwoman : basurera (f)

electrician : electricista (m/f)

embryologist : embriólogo (m), embrióloga (f)

embryology : embriología (f)

emergency physician : medico (m) de emergencia, médica (f) de emergencia

employee : empleado (m), empleada (f)

endocrinologist : endocrinólogo (m), endocrinóloga (f), endocrino (m), endocrina (f)

endocrinology : endocrinología (f)

engineer : ingeniero (m), ingeniera (f)

factory worker : obrero (m) industrial, obrera (f) industrial

family physician : medico (m) familiar, médica (f) familiar

farmer : agricultor (m), agricultora (f), granjero (m), granjera (f)

531

farmworker : campesino (m), campesina (f)
fireman : bombero (m), bombera (f)
fisherman : pescador (m), pescadora (f)
foreman : capataz (m/f)
gardener : jardinero (m), jardinera (f)
gastroenterologist : gastroenterólogo (m), gastroenteróloga (f)
gastroenterologist, pediatric : gastroenterólogo (m) pediatra, gastroenteróloga (f) pediatra
gastroenterology : gastroenterología (f)
gynecologist : ginecólogo (m), ginecóloga (f)
gynecology : ginecología (f)
hairdresser : peluquero (m), peluquera (f)
helper : ayudante (m/f)
hematologist : hematólogo (m), hematóloga (f)
hematology : hematología (f)
histologist : histólogo (m), históloga (f)
housekeeper : mayordomo (m), ama (f) de llaves
infectious disease specialist : infectólogo (m), infectóloga (f)
immunologist : inmunólogo (m), inmunóloga (f)
immunology : inmunología (f)
instructor : instructor (m), instructora (f)
intern : interno (m), interna (f)
internist : internista (m/f)
interpreter : intérprete (m/f)
jeweler : joyero (m), joyera (f)
job : trabajo (m)
jobless : cesante (adj), sin trabajo, desempleado(a) (adj)
journalist : periodista (m/f)
judge : juez (m/f)
laborer : peón (m/f), labriego (m), labriega (f), obrero (m), obrera (f)
lawyer : abogado (m), abogada (f), jurista (m/f)
manager : gerente (m/f), directivo (m), directiva (f)
mechanic : mecanico (m), mecanica (f)
milker : ordeñador (m), ordeñadora (f)
miner : minero (m), minera (f)
model : modelo (m/f)

musician : músico (m), música (f)
mycologist : micólogo (m), micóloga (f)
mycology : micología (f)
nanny : niñera (f)
nephrologist : nefrólogo (m), nefróloga (f)
nephrology : nefrología (f)
neurologist : neurólogo (m), neuróloga (f)
neurology : neurología (f)
notary : notario (m), notaria (f)
nurse : enfermero (m), enfermera (f)
nutritionist : nutricionista (m/f)
obstetrician : obstetra (m/f)
obstetrics : obstetricia (f)
office worker : personal (m) de oficina, oficinista (m/f)
oncologist : oncólogo (m), oncóloga (f)
oncology : oncología (f)
operator : operario (m), operaria (f)
ophthalmologist : oftalmólogo (m), oftalmóloga (f)
ophthalmology : oftalmología (f)
optometrist : optometrista (m/f)
optometry : optometría (f)
oral surgeon : cirujano (m) de la boca, cirujana (f) de la boca
orderly : practicante (m/f), asistente (m/f) en un hospital
orthodontics : ortodoncia (f)
orthodontist : ortodoncista (m/f)
orthopedics : ortopedia (f)
orthopedist : ortopedista (m/f)
osteopath : osteópata (m/f)
osteopathy : osteopatía (f)
otorhinolaryngologist : otorrinolaringólogo (m), otorrinolaringóloga (f)
otorhinolaryngology : otorrinolaringología (f)
painter : pintor (m), pintora (f)
parking attendant : asistente (m/f) de estacionamiento
pathologist : patólogo (m), patóloga (f)
pathology : patología (f)
pediatrician : pediatra (m/f)

pediatric cardiologist : cardiólogo (m) pediatra, cardióloga (f) pediatra

pediatric gastroenterologist : gastroenterólogo (m) pediatra, gastroenteróloga (f) pediatra

pediatric surgeon : cirujano (m) pediatra, cirujana (f) pediatra

pediatrics : pediatría (f)

pharmacist : farmacéutico (m), farmacéutica (f), boticario (m), boticaria (f)

pharmacology : farmacología (f)

phlebotomist : persona (f) que realiza una flebotomía

phlebotomy : flebotomía (f)

physical therapist : terapista (m) físico, terapista (f) física

physical therapy : terapia (f) física

physician : médico (m), médica (f), doctor (m), doctora (f)

physician, emergency : medico (m) de emergencia, médica (f) de emergencia

physician, family : medico (m) familiar, médica (f) familiar

physiatrist : fisiatra (m/f)

physiatry : fisiatría (f)

physiologist : fisiólogo (m), fisióloga (f)

physiology : fisiología (f)

pilot : piloto (m/f)

plumber : fontanero (m), fontanera (f); plomero (m), plomera (f)

podiatrist : podiatra (m/f)

podiatry : podiatría (f)

police : policía (m/f)

policeman : policía (m)

policewoman : mujer policía (f)

politician : político (m), política (f)

postman : cartero (m)

postwoman : cartera (f)

practitioner : practicante (m/f)

president : presidente (m), presidenta (f)

proctologist : proctólogo (m), proctóloga (f)

proctology : proctología (f)

programer, computer : programador (m), programadora (f)

psychiatrist : psiquiatra (m/f)

psychiatry : psiquiatría (f)
psychic (person) : psíquico (m), psíquica (f)
psychoanalyst : psicoanalista (m/f)
psychologist : sicólogo (m), sicóloga (f), psicólogo (m), psicóloga (f)
psychology : psicología (f)
pulmonologist : neumólogo (m), neumóloga (f)
pulmonology : neumología (f)
pulse monitor (person) : monitor (m) del pulso, monitora (f) del pulso
radiographer : radiógrafo (m), radiógrafa (f)
radiography : radiografía (f)
radiologist : radiólogo (m), radióloga (f)
radiology : radiología (f)
receptionist : recepcionista (m/f), recibidor (m), recibidora (f)
reporter : reportero (m), reportera (f)
resident, medical : médico (m) residente, médica (f) residente
rheumatologist : reumatólogo (m), reumatóloga (f)
rheumatology : reumatología (f)
sailor : marinero (m), marinera (f)
salesman : vendedor (m)
saleswoman : vendedora (f)
scientist : científico (m), científica (f)
scientologist : cientólogo (m), cientóloga (f)
scientology : cientología (f)
secretary : secretario (m), secretaria (f)
servant : criado (m), criada (f)
shepherd : pastor (m), pastora (f)
shoemaker : zapatero (m), zapatera (f)
shop assistant : dependiente (m/f)
shorthand typist : taquimecanógrafo (m), taquimecanógrafa (f)
singer : cantante (m/f), cantor (m), cantora (f)
soldier : soldado (m), soldada (f)
specialist : especialista (m/f)
student : estudiante (m/f)
surgeon : cirujano (m), cirujana (f)

surgeon, cardiovascular : cirujano (m) cardiovascular, cirujana (f) cardiovascular
surgeon, chest : cirujano (m) de tórax, cirujana (f) de tórax
surgeon, general : cirujano (m) general, cirujana (f) general
surgeon, oral : cirujano (m) oral, cirujana (f) oral
surgeon, pediatric : cirujano (m) pediatra, cirujana (f) pediatra
surgeon, trauma : cirujano (m) de trauma, cirujana (f) de trauma
surgery : cirugía (f)
tailor : sastre (m)
tailoress : costurera (f)
taxi driver : taxista (m/f)
teacher : profesor (m), profesora (f)
technician : técnico (m), técnica (f)
technique : técnica (f)
translator : traductor (m), traductora (f)
traumatologist : traumatólogo (m), traumatóloga (f)
traumatology : traumatología (f)
trauma surgeon : cirujano (m) de trauma, cirujana (f) de trauma
truck driver : camionero (m), camionera (f)
typist : mecanógrafo (m), mecanógrafa (f)
undertaker : enterrador (m), enterradora (f), empleado (m) de funeraria, empleada (f) de funeraria (f)
unemployed : desempleado(a) (adj)
urologist : urólogo (m), uróloga (f)
urology : urología (f)
veterinarian : veterinario (m), veterinaria (f)
waiter : camarero (m)
waitress : camarera (f)
watchmaker : relojero (m), relojera (f)
worker : obrero (m), obrera (f)
worker, factory : obrero (m) industrial, obrera (f) industrial
worker, farm- : campesino (m), campesina (f)
worker, office : personal (m/f) de oficina, oficinista (m/f)
writer : escritor (m), escritora (f), autor (m), autora (f)

Kitchen / Food

A

acorn : bellota (f)
almonds : almendras (f)
aluminun foil : papel (m) de aluminio
anchovy : anchoa (f)
angler fish : rape (m)
apple : manzana (f)
apron : delantal (m)
artichoke : alcachofa (f)
artichoke heart : corazón (m) de alcachofa
asparagus : espárrago (m)
aspic : aspic (m)
avocado : aguacate (m)

B

bacon : tocino (m)
baking powder : levadura (f) en polvo
banana : plátano (m), banana (f)
barbeque : barbacoa (f), parrillada (f)
barley : cebada (f)
barley soup : sopa (f) de cebada
barley, pearl : cebada (f) perlada
barleycorn : grano (m) de cebada
basil : albahaca (f)
basin : escudilla (f), tazón (m), palangana (f)
basin, wash : lavabo (m)
bass, sea : lubina (f)
bass, stone : cherna (f)
basted : rociado(a) (adj)
basting : rociando (ger)
batter : mezcla (f)
batter fried : rebozado(a) (adj), empanizado(a) (adj)
bayleaf : laurel (m)
bean sprouts, soybean : brotes (m) de soya

beans : habas (f), habichuelas (f), alubias (f), frijoles (m)
beans, black : alubias (f) negras
beans, broad : habas (f)
beans, green : habichuelas (f), ejotes (m)
beans, kidney : alubias (f) rojas
beans, lima : frijoles (m)
beans, pinto : frijoles (m)
beans, soy : semillas (f) de soya
beans, string : ejotes (m)
bechamel sauce : bechamel (m)
beef : ternera (f), carne (f) de vaca, res (f)
beef, minced : carne (f) de res picada
beef, roast : rosbif (m)
beef, shredded : ternera (f) picada
beer : cerveza (f)
beer, draft : cerveza (f) cruda
beer, draught : cerveza (f) cruda
beet : remolacha (f), betabel (m), betarraga (f)
bitter : agrio(a) (adj), amargo(a) (adj), ácido(a) (adj)
black beans : frijoles negros (m), alubias (f) negras
blackberry : zarzamora (f)
blade of a knife : hoja (f) del cuchillo
blend : mixto (m)
boned : dehuesado(a) (adj)
bottle : botella (f)
bottle opener : destapador (m)
bowl : tazón (m), cuenco (m)
bowl, sugar : azucarero (m)
brandy : coñac (m)
bread : pan (m)
bread stick : palillo (m) de pan, colín (m)
bread, stale : pan (m) duro, pan (m) rancio
bread, unleavened : pan (m) ázimo, pan (m) sin levadura
breadboard : tabla (f) de cortar pan
breadbox : panera (f), caja (f) para guardar pan
breadcrumbs : migas (f) de pan, pan (m) rallado
breakfast : desayuno (m)

breast of chicken : pechuga (f) de pollo
broad beans : habas (f)
broccoli : brócoli (m), brécol (m)
broth : caldo (m)
brown bread : pan (m) integral
brussel sprouts : coles (f) de Bruselas
burrito : burrito (m)
butter : mantequilla (f)
buttermilk : suero (m) de la leche
butterscotch : caramelo (m) duro y hecho con azúcar

C
cabbage : col (f), repollo (m)
caffeine : cafeína (f)
cake : pastel (m)
calorie : caloría (f)
can : lata (f), tarro (m), bote (m)
canned : enlatado (adj)
canneloni : canelones (m)
capers : alcaparras (f)
carafe : jarra (f), garrafa (f)
carbohydrate : carbohidrato (m)
carrot : zanahoria (f)
casserole : caserola (f), estofado (m)
cauliflower : coliflor (f)
caviar : caviar (m)
cayenne pepper : pimienta (f) cayena
celery : apio (m)
cereal : cereal (m)
cheese : queso (m)
cheese sticks : palitos (m) de queso
cheese straws : palitos (m) de queso
cheesecake : tarta (f) de queso
chestnut : castaña (f)
chick peas : garbanzos (m)
chicken : pollo (m)
chicken breast : pechuga (f) de pollo

chicken leg : muslo (m) de pollo
chicken nuggets : pepitas (f) de pollo, trocitos (m) de pollo
chimichanga : chimichanga (f)
chip : patata (f) frita
chive : chive (m), cebolleta (f)
chocolate : chocolate (m), chocolate (adj)
chocolate shop : chocolatería (f)
chop (pork, lamb) : chuleta (f), costilla (f)
chop sticks : palillos (m) para comer
cider : sidra (f)
cinnamon : canela (f)
citric acid : ácido (m) cítrico
clams : almejas (f)
clove : clavo (m) de olor
cloves of garlic : dientes (m) de ajo
coarse : de grano (m) grueso
coarse sugar : azúcar (m) de grano grueso
cocoa powder : cocoa (f) en polvo
coconut : coco (m)
coconut meat : carne (f) de coco
coconut milk : agua (f) de coco (m)
cod : bacalao (m)
coffee : café (m)
colander : colador (m), coladero (m)
confectioner's custard : crema (f) pastelera
conger eel : congrio (m)
consistency : consistencia (f)
cooked crab : cangrejo (m) preparado
cooked ham : jamón (m) York
cookie : galleta (f)
cooking pot : olla (f), marmita (f)
cooled : refrigerado(a) (adj)
coriander : cilantro (m), culantro (m)
corkscrew : sacacorchos (m)
corn : maíz (m)
corn silk : pelos (m) de elote, cabellos (m) de elote
corn, sweet : maíz (m) tierno, elote (m), choclo (m), jojoto (m)

540

cornflakes : copos (m) de maíz tostados
cornflour : harina (f) de maíz
cottage cheese : requesón (m)
courgette : calabacín (m)
course, main : plato (m) principal, segundo plato (m)
crab (food) : cangrejo (m), jaiba (f)
cranberry : arándano (m)
crayfish, fresh-water : cangrejo (m) de río
crayfish, sea : langosta (f) pequeña, cigala (f)
cream (of milk) : nata (f), crema (f)
cream, double : nata (f) para montar
cream, single : crema (f) líquida, nata (f) líquida
cream, sour : crema (f) agria, nata (f) agria
cream, whipped : crema (f) batida, nata (f) montada
créme de menthe : crema (f) de menta
croquette : croqueta (f)
crouton : crutón (m), panecillos(m), cuscurro (m)
cube of sugar : terrón (m) de azúcar
cucumber : pepino (m)
cumin : comino (m)
cup, measuring : taza (f) para medir
cupcake : cubilete (m), magdalena (f)
curdled : cuajado(a) (adj)

D
dash : chorrito (m)
daub : mancha (f)
deer : venado (m)
dessert : postre (m)
diet : dieta (f), régimen (m)
dietary : dietético (m)
dietetic : dietético(a) (adj)
dieting : haciendo dieta (f), llevando una dieta (f)
dill : eneldo (m)
dining hall : refectorio (m)
dining room : comedor (m)
dining-room table : mesa (f) de comedor

dinner : cena (f)

dinnertime : hora (f) de cenar

dip : salsa (f) para bocaditos

dish : plato (m)

dish soap : detergente (m), jabón (m) para lavar platos

dish, serving : fuente (f) para servir, plato (m) para servir

dishpan : palangana (f) para lavar los platos

dishpan hands : manos (f) de fregona, manos (f) de lavatrastos

dishrag : paño (m) para lavar los platos

dishwasher (machine) : lavadora (f) de platos

dough : masa (f)

doughnut : donut (m), rosquilla (f)

draft beer : cerveza (f) cruda

draught beer : cerveza (f) cruda

dressing, salad : aliño (m), salsa (f)

drink : bebida (f)

E

egg : huevo (m)

egg white : clara (f) de huevo

egg yolk : yema (f) de huevo

egg, hard-boiled : huevo (m) duro

egg, scrambled : huevos (m) revueltos

eggcup : huevera (f)

eggnog : ponche (m) de huevo, rompope (m)

eggplant : berenjena (f)

enchilada : enchilada (f)

endives : endivias (f)

essence of vanilla : esencia (f) de vainilla

F

fat : grasa (f)

fat, pork : tocino (m)

fennel : hinojo (m)

fermentation : fermentación (f), transformación (f) de sustancias orgánicas a través de la degradación de las azucares

fillets : filetes (m)

542

filling : relleno (m)
filling, meat : relleno (m) de carne
fine sugar : azúcar (m) blanca de granulado muy fino
finely : en trozos (m) menudos
fish (to eat) : pescado (m)
fish fillets : filetes (m) de pescado
fishbone : espina (f)
flour : harina (f)
flour, corn : harina (f) de maíz
foil : papel (m) de aluminio
food : comida (f), alimento (m)
food coloring : colorante (m) alimenticio
food, junk : comida (f) basura, comida (f) sin valor alimenticio
foodstuffs : productos (m) alimenticios, comestibles (m)
fork : tenedor (m)
French fries : patatas (f) fritas
French toast : torrija (f), tostada (f) francesa
fresh : fresco(a) (adj)
fried in batter : rebozado(a) (adj), empanizado(a) (adj)
fries, French : patatas (f) fritas, papas (f) fritas
fritter : torreja (f), fritura (f)
frozen : congelado(a) (adj)
fruit : fruta (f)
fruit in syrup : conserva (f)
frying pan : sartén (f)

G
garden, herb : herbario (m)
garlic : ajo (m)
garnish : guarnición (f)
gelatin : gelatina (f)
ginger : jengibre (m)
glass (drinking) : vaso (m)
glazed : glaseado(a) (adj)
gluten : gluten (m), proteína (f) procedente de la harina de cereales
goose : ganso (m)

gooseberry : grosella (f) espinosa, uva (f) espina
gordolobo : gordolobo (m)
goulash : estofado (m) al estilo húngaro
gourmet : gourmet (m), gastrónomo (m)
granary : panera (f)
granary bread flour : granos (m) de trigo malteado
granulated sugar : azúcar (m) granulado, azúcar (m) refinado
grape : uva (f)
grapefruit : pomelo (m), toronja (f)
grated : rallado(a) (adj)
gravy : salsa (f) espesa
gravy boat : salsera (f)
grease : grasa (f), lubricante (m)
greased : engrasado(a) (adj)
green beans : habichuelas (f), ejotes (m)
green onion : cebolleta (f), cebolla (f) de verdeo
green pepper : pimiento (m) verde
griddle : plancha (f)
gridiron : parrilla (f)
gristle : cartílago (m)
grocer, of vegetables : verdulero (m)
ground : molido(a) (adj), pulverizado(a) (adj)
gruel : atole (m)
guava : guayaba (f)

H
haddock : abadejo (m)
hake : merluza (f)
ham : jamón (m)
hard-boiled egg : huevo (m) duro
hare : liebre (f)
heart of artichoke : corazón (m) de alcachofa
heart of cabbage : cogollo (m)
heart of lettuce : cogollo (m)
herb : heirba (f)
herb garden : jardín (m) de hierbas, herbario (m)
herring : arenque (m)

high heat : fuego (m) fuerte
honey : miel (f)
honeydew melon : melón (m) de pulpa verdosa
hot dog : salchicha (f), perro (m) caliente, perrito (m) caliente, pancho (m)
hotplate : hornillo (m), hornilla (a)

I
ice : hielo (m)
ice cream : helado (m)
icing, sugar : azúcar (m) glace
ingredient : ingrediente (m)
ingredients : ingredientes (m)
invert sugar : azúcar (m) invertido, mezcla (f) de glucosa y fructosa en partes iguales

J
jam : mermelada (f)
jam jar : tarro (m) para mermelada, jarro (m) para mermelada
jar : jarro (m)
jelly, clear : jalea (f)
jelly, savory : aspic (m)
jug : jarra (f)
juice : jugo (m), zumo (m)
juicy : jugoso(a) (adj)
julienne : juliano(a) (adj)
junk food : comida (f) basura, comida (f) chatarra

K
kelp : alga (f) marina
kidney beans : alubias (f) rojas
kipper : arenque (m)
kitchen : cocina (f)
kitchen sink : fregadero (m), lavabo (m), lavatrastos (m)
kitchen tissue : papel (m) de cocina
kitchenware : artículos (m) de cocina
kiwi : kiwi (m)

knife : cuchillo (m)
knife sharpener : afilador (m)
knob of butter : nuez (f) de mantequilla
knucklebone, pork : hueso (m) de codillo
knucklebone, veal : hueso (m) de caña
kumquat : naranjita (f) china, kumquat (m), quinoto (m)

L
ladle : cucharón (m)
lamb : cordero (m)
lard : manteca (f), grasa (f) de cerdo
larder : despensa (f)
large onion : cebollón (m)
layer : capa (f)
leaf : hoja (f)
leaven : levadura (f)
leaves : hojas (f)
leeks : puerros (m)
legume : legumbre (f)
lemon : limón (m)
lentils : lentejas (f)
lettuce : lechuga (f)
lid : tapadera (f)
lima beans : frijoles (m)
lime : lima (f)
liquor : liquor (m), licor (m)
loaf : hogaza (f)
lollipop : paleta (f)
lump of sugar : terrón (m) de azúcar
lunch : almuerzo (m)

M
mahi mahi : dorado (m)
main course : plato (m) principal, segundo plato (m)
maple : arce (m)
maple sugar : azúcar (m) de arce
mattress : colchón (m)

mayonnaise : mayonesa (f)
meal : comida (f)
measuring cup : taza (f) para medir
measuring spoon : cuchara (f) de medir
meat : carne (f)
meat filling : relleno (m) de carne
meat pie : pastel (m) de carne (f)
meat soup : caldo (m) de carne
meat, minced : carne (f) picada
meat, rare : carne (f) poco cocida, carne (f) roja
meat, shredded : carne (f) picada
meatball : albóndiga (f)
meathook : gancho (m) de carnicero (m)
milk : leche (f)
milk, skim : leche (f) descremada, leche (f) desnatada
milkshake : batido (m)
milky : lechoso(a) (adj)
milky tea : té (m) con mucha leche
minced beef : ternera (f) picada
minced meat : carne (f) picada
minced pork : cerdo (m) picado
mint : yerba (f) buena, hierba (f) buena, menta (f)
mint tea : té (m) de yerba buena, té (m) de hierba buena
mix : mezcla (f)
mixing bowl : bol (m), tazón (m)
molasses : melaza (f)
muffin : mollete (m)
mug : tazón (m)
mulberry : mora (f)
mullet : lisa (f), mújol (m)
mushroom : champiñón (m), hongo (m)
mussels : mejillones (m)
mustard : mostaza (f)

N
nectarine : nectarina (f)
non-fattening : no engordativo(a) (adj)

non-stick : antiadherente (adj), que no se pega
noodles : tallarines (m), fideos (m)
nut : nuez (f)
nutmeg : nuez (f) moscada
nutrient : nutriente (m), alimentación (f), alimento (m)
nutrition : nutrición (f)
nuts (food) : nueces (f)

O
oatmeal : hojuelas (f) de avena
oats : avena (f)
offal : despojos (m), asaduras (f) desecho (m)
oil : aceite (m)
oil, olive : aceite (m) de oliva
olive : aceituna (f)
olive oil : aceite (m) de oliva
omelette : omeleta (f), tortilla (f) de huevos rellena, tortilla (f) francesa
onion : cebolla (f)
onion, green : cebolleta (f), cebolla (f) verde
onion, large : cebollón (m)
opener : abridor (m)
opener, bottle : destapador (m)
orange : naranja (f)
orange blossoms : flor (f) de azahar
orange juice : jugo (m) de naranja
oregano : orégano (m)
oven : horno (m)
oven usable : para uso en el horno
oxtail : rabo (m) de buey
oyster : ostra (f), ostión (m)

P
pan : cazo (m)
pancake : panqueque (m), crepe (m), buñuelo (m)
pannier : panera (f)
paper towel : toalla (f) de papel, paño (m) de papel

paper, waxed : papel (m) encerado

paprika : pimentón (m)

paraffin : parafina (f)

parsley : perejil (m)

pasta : pasta (f)

pastry wrap : empanada (f), empanadilla (f)

pate : paté (m)

pea : guisante (m), chícharo (m)

pea soup : sopa (f) de guisantes

peach : melocotón (m), durazno (m)

peanut : maní (m), cacahuete (m), cacahuate (m)

peanut brittle : crocante (m) de maní

peanut butter : mantequilla (f) de cacahuete, mantequilla (f) de maní

pearl barley : cebada (f) perlada

pecan : pecana (f), nuez (f)

peeled : pelado(a) (adj)

peeler : mondador (m), pelador (m)

peeler, potato : cuchilla (f) para pelar patatas

pepper : pimienta (f)

pepper, green : pimiento (m) verde

peppercorns : granos (m) de pimienta

pestle : maja (f)

pie : empanada (f), pastel (m)

pie, meat : pastel (m) de carne (f)

piece : pedazo (m)

pig, suckling : lechón (m), cochinillo (m)

pineapple : piña (f)

pinenuts : piñones (m)

pinto beans : frijoles (m)

pizza : pizza (f)

plate (kitchen) : plato (m)

plate, soup : plato (m) hondo

plum : ciruela (f)

poached : escalfado(a) (adj)

popcicle : paleta (f)

popcorn : palomitas (f)

poppy : amapola (f)
poppyseed : semilla (f) de amapola
pork : cerdo (m)
pork fat : tocino (m)
pork rind : piel (m) crujiente y tostada del cerdo asado
pork, minced : cerdo (m) picado
pork, shredded : cerdo (m) picado
pot : olla (f), marmita (f)
potato : patata (f), papa (f)
potato chip : patata (f) frita
potato peeler : cuchilla (f) para pelar patatas
potato starch : fécula (f)
potato, sweet : boniato (m), batata (f), camote (m)
potatoes, fried : patatas (f) fritas
prawns : gambas (f)
preservative : preservante (m)
preserve, fruit : confitura (f), mermelada (f)
pretzel : galleta (f) salada
prune : ciruela (f) seca
pudding : budín (m), pudín (m)
puff pastry : hojalda (f), hojaldre (m)
pumpkin : calabaza (f), zapallo (m)
punch (drink) : ponche (m)
purée : puré (m)
Pyrex : Pirex (m)

Q
quail : codorniz (f)

R
rabbit : conejo (m)
radish : rábano (m)
raisin : pasa (f)
rare meat : carne (f) poco cocinada, carne (f) roja
ration : ración (f)
raw : crudo(a) (adj)
recipe : receta (f)

recipe book : recetario (m)
red mullet : salmonete (m)
red pepper : pimiento (m) rojo
refried beans : frijoles (m) refritos
refrigerated : refrigerado(a) (adj)
refrigeration : refrigeración (f)
refrigerator : refrigerador (m)
rhubarb : ruibarbo (m)
rice : arroz (m)
rind : cáscara (f)
ripe : maduro(a) (adj)
roast beef : rosbif (m)
roasted : asado(a) (adj)
roe : huevas (f)
roll (loaf) : mollete (m)
room, dining : comedor (m)
root : raíz (f)
rose : rosa (f)
rosemary : romero (m)
rue : ruda (f)

S
saffron : azafrán (m)
saffron-flavored : azafrado(a) (adj), sabor (m) a azafrán
sage : salvia (f)
salmon : salmón (m)
salmon, roe : hueva de salmón (f)
salsa : salsa (f)
salt : sal (f)
salt cod : bacalao (m) salado
salted : salado(a) (adj)
sandwich : bocadillo (m)
sardines : sardinas (f)
sauce : salsa (f)
sauce, tatar : salsa (f) tártara
saucepan : cazo (m)
sausage : salchicha (f), embutido (m)

sausage meat : carne (f) de salchicha (f)
savory jelly : aspic (m)
scald : escaldadura (f), quemadura (f)
scallion : cebolleta (f), cebolla (f) de verdeo
scrambled egg : huevos (m) revueltos
seafood : mariscos (m)
seal : sello (m)
season with salt and pepper, to : salpimentar (v)
seasoning : condimento (m)
seed : semilla (f)
serving, dish : fuente (f), plato (m) hondo,
shallot : cebolleta (f)
shellfish : mariscos (m)
shells : cáscaras (f)
sherry : jerez (m)
shopping list : lista (f) de compra
shoulder, meat : paletilla (f), paleta (f)
shredded beef : ternera (f) picada
shredded meat : carne (f) picada
shredded pork : cerdo (m) picado
shrimp : camarón (m), gamba (f), langostino (m), quisquilla (f)
sieve : tamiz (m), cedazo (m), cernidor (m)
silver foil : papel (m) de aluminio
sink, kitchen : fregadero (m), lavabo (m)
sirloin steak : solomillo (m)
skim milk : leche (f) desnatada, leche (f) descremada
skinned : pelado(a) (adj)
slice : rebanada (f)
slice thinly, to : cortar (v) en lonchas, cortar (v) en rodajas finas
sliced : en trozos (m), en rodajas (f)
sliced bread : pan (m) de molde
slotted spoon : espumadera (f)
smoked : ahumado(a) (adj)
smoker : fumador (m), fumadora (f)
snack : bocadito (m), bocadillo (m), tentempié (m), refrigerio (m)
snail : caracol (m)

snuff : rapé (m)
soap : jabón (m)
soap, dish : lavavajillas (f), detergente (m)
soft (food) : blando(a) (adj)
soft drink : refresco (m)
soufflé : comida (f) delicada preparada con huevos batidos y queso y cocinada al horno **soup :** sopa (f)
soup plate : plato (m) hondo, plato (m) sopero
soup tureen : sopera (f)
soup, barley : sopa (f) de cebada
soup, meat : sopa (f) de carne
soup, pea : sopa (f) de guisantes
soup, vegetable : sopa (f) de legumbres
soupy : espeso(a) (adj)
sour : agrio(a) (adj)
sour cream : crema (f) agria, nata (f) agria
sourcrout : berza (f) ácida, repollo (m) ácido
soy : soya (f)
soy bean : semilla (f) de soya
soy sauce : salsa (f) de soya
spaghetti : espaguetis (m), fideos (m)
spicy : picante (adj)
spinach : espinaca (f)
spine (food) : espina (f)
spit (for cooking) : asador (m)
splash : salpicadura (f)
spoon : cucharada (f), cuchara (f)
spoon, measuring : cuchara (f) de medir
sprig : ramita (f)
squid : calamar (m)
stale bread : pan (m) duro, pan (m) rancio
stalk : tallo (m)
starch : almidón (m)
starch, potato : fécula (f)
steak : bistec (m)
steak, tenderloin : lomito (m), solomillo (m)
steamer : olla (f) de vapor

stew : estofado (m)
stewed : estofado(a) (adj)
sticks : palitos (m)
sticks, cheese : palitos (m) de queso
stock : caldo (m)
strainer : colador (m), coladero (m)
strawberry : fresa (f)
string beans : ejotes (m)
stuffing : relleno (m)
suckling pig : lechón (m), cochinillo (m)
suds : espuma (f) de jabón
sugar : azúcar (m)
sugar bowl : azucarero (m)
sugar cube / lump : terrón (m) de azúcar
sugar icing : azúcar (m) glace
sugar, coarse : azúcar (m) de grano grueso
sugar, fine : azúcar (m) blanca de granulado muy fino
sugar, granulated : azúcar (m) granulada o refinada
sugar, maple : azúcar (m) de arce
sugar, Oh : caramba (interj)
sugar-coated : azucarado (m), garapiñado(a) (adj)
supper : cena (f), comida (f)
sweet : dulce (adj)
sweet basil : albahaca (f)
sweet potato : boniato (m), batata (f), camote (m)
sweet-and-sour : agridulce (adj)
sweetbreads : mollejas (f), lechecillas (f)
sweetcorn : maíz (m) tierno, elote (m), choclo (m), jojoto (m)
sweetener : endulzante (m), edulcorante (m), dulcificante (m)

T
table, dining room : mesa (f) de comedor
taco : taco (m)
tamale : tamal (m)
tamales : tamales (m)
tangerine : mandarina (f)
tartar sauce : salsa (f) tártara

taste : sabor (m)

tea : té (m)

tender : tierno (m)

tenderloin steak : lomito (m), solomillo (m)

thick : grueso(a) (adj), espeso(a) (adj)

thinly slice, to : cortar (v) en lonchas, cortar (v) en rodajas finas

thyme : tomillo (m)

tin can : lata (f)

tinned : en lata (adj)

toasted : tostado(a) (adj)

tofu : tofu (m), queso (m) de soya (f)

tomato : tomate (m)

tongs : tenazas (f)

topping : cubierta (f)

tostada : tostada (f)

tripe : mondongo (m), callos (m), pancita (f), guatitas (f)

trout : trucha (f)

tuna : atún (m)

tureen, soup : sopera (f)

turkey : pavo (m), chompipe (m), guajolote (m)

U
unleavened bread : pan (m) ázimo, pan (m) sin levadura

V
vanilla : vainilla (f)

vanilla, essence of : esencia (f) de vainilla

veal : ternera (f)

vegetable : vegetable (m), vegetable (adj), vegetal (m), vegetal (adj)

vegetable soup : caldo (m) de legumbres

vegetables : vegetales (m), verduras (f), legumbres (f)

vegetarian : vegetariano(a) (adj)

venison : venado (m), carne (f) de venado

vinegar : vinagre (m)

vinegar, red wine : vinagre (m) de vino tinto

vinegar, rice : vinagre (m) de arroz

vodka : vodka (f)

W
walnut : nuez (f)
walnuts : nueces (f)
watercress : berro (m)
wax : cera (f)
waxed paper : papel (m) encerado
wedge : pedazo (m) grande
whiskey : whiski (m)
whole : entero(a) (adj)
wild boar : jabalí (m)
wine : vino (m)
worm seed : epazote (m), apazote (m)
wrap, pastry : empanada (f), empanadilla (f)

Y
yeast : levadura (f)
yolks : yemas (f)

Z
zucchini : calabacín (m), calabacita (f), zapallito (m)

Marital Status

bachelor : soltero (m)
bacheloress : soltera (f)
boyfriend : novio (m)
bride : novia (f)
bridegroom : novio (m)
bridesmaid : dama (f) de honor
divorced : divorciado(a) (adj)
girlfriend : novia (f)
groom : novio (m)
married : casado(a) (adj)
separated : separado(a) (adj)
single : soltero(a) (adj)
widow : viudo (m), viuda (f)
widowed : viudo(a) (adj)

Measurements

acre : acre (m)
approximation : aproximación (f)
bottom: fondo (m)
breadth : anchura (f)
centigrade : centígrado(a) (adj)
centimeter : centímetro (m)
cubic centimeter : centímetro (m) cúbico
cubic foot : pie (m) cúbico
cubic meter : metro (m) cúbico
cup : taza (f)
degree : grado (m)
depth : profundidad (f), hondura (f)
diameter : diámetro (m)
diminishment : disminución (f)
distance : distancia (f)
empiric : empírico(a) (adj), que se basa en la experiencia
excess : exceso (m)
Fahrenheit : Fahrenheit (m)
fraction : fracción (f), parte (f) de un todo
frequency : frecuencia (f), veces (f) que se repite un acto
gallon : galón (m)
gradient : gradiente (m), pendiente (f)
gradual : gradual (adj)
gradually : lentamente (adv), gradualmente (adv)
gram : gramo (m)
gramnegative : gramnegativo(a) (adj), negativo en la tinción de Gram
grampositive : grampositivo(a) (adj), positivo en en la tinción de Gram
graph : gráfica (f)
gravidity : gravidez (f)
half : medio(a) (adj), medio (adv)
half-gallon : medio galón (m)

half-pint : media pinta (f), octava parte (f) de un galón, cuartillo (m)
handful : puñado (m)
heaviness : pesadez (f)
hectare : hectárea (f)
height : altura (f)
inch : pulgada (f)
incidence : incidencia (f), número (m) de casos nuevos en un periodo de tiempo
kilogram : kilo (m), kilogramo (m)
kilometer : kilómetro (m)
large : grande (adj)
length : longitud (f)
less : menor (adj), menos (adv)
liter : litro (m)
little (quantity) : poco(a) (adj)
little (size) : pequeño(a) (adj)
massive : masivo(a) (adj), grande (adj), amplio(a) (adj)
maximal : máximo(a) (adj), la mayor cantidad, el límite mayor
maximum : máximo (m), el punto más alto de un proceso o una enfermedad
measure : tasa (f), medida (f)
measurement : medida (f)
medium-sized : de tamaño (m) mediano
melting point : punto (m) de fusión
meter : metro (m)
microgram : microgramo (m), la millonésima parte de un gramo
micrometer : micrómetro (m)
middle : medio(a) (adj), medio (adv)
mile : milla (f)
milligram : miligramo (m)
milliliter : mililitro (m)
millimeter : milímetro (m)
minimal : mínimo(a) (adj), la menor cantidad, el límite menor
minimum : mínimo (m)
more : más (adv)
much : mucho(a) (adj)

multiple : múltiple (adj), de muchas clases (f), variado(a) (adj)
nadir : nadir (m), punto (m) más bajo
nil : nulo(a) (adj)
one-half acre : medio acre (m)
one-half cup : media taza (f)
one-half inch : media pulgada (f)
one-half mile : media milla (f)
one-half ounce : media onza (f)
one-half pound : media libra (f)
one-quarter acre : cuarto de acre (m)
one-quarter inch : cuarto de pulgada (f)
one-quarter mile : cuarto de milla (f)
osmolality : osmolalidad (f), concentración de partículas osmóticamente activas (osmol/kg.)
osmolarity : osmolaridad (f), concentración de partículas osmóticamente activas (osmol/l.)
ounce : onza (f)
parameter : parámetro (m), criterio (m)
partial : parcial (adj)
peak flow : flujo (m) máximo
percent : por ciento (m), porcentaje (m)
pH : pH (m)
pharmacodynamics : farmacodinamia (f), estudio del efecto de un medicamento sobre el organismo
pharmacokinetic : farmacocinética (f), ciencia que se ocupa del efecto que ejercen los fármacos en el organismo
phase : fase (f), estadio (m), etapa (f), período dentro de una evolución constante
pint : pinta (f)
population : población (f)
pound : libra (f)
proportional : proporcional (adj)
qualitative : cualitativo(a) (adj), relativo a la calidad
quantitative : cuantitativo(a) (adj), relativo a la cantidad
quantity : cantidad (f)
quart : cuarto de galón (m)
quartered : cortado (m) en cuatro

quaternary : cuaternario(a) (adj), que contiene cuatro elementos

rate : tasa (f), razón (f)

size : tamaño (m)

small : pequeño(a) (adj), chico(a) (adj)

square centimeter : centímetro (m) cuadrado

square foot : pie (m) cuadrado

square kilometer : kilometro (m) cuadrado

square meter : metro (m) cuadrado

standard : estándar (m), estándar (adj)

statistical : estadístico(a) (adj)

tablespoon : cucharón (m), cuchara (f) grande, cuchara (f) de servir

tablespoonful : cucharada (f)

teaspoon : cucharita (f), cucharilla (f)

teaspoonful : cucharadita (f)

temperature : temperatura (f)

tepid : tibio(a) (adj), templado(a) (adj)

thermal : térmico(a) (adj), que hace referencia al calor o a la temperatura

thermometer : termómetro (m)

thickness : espesor (f), grosor (m)

titre : título (m), valor (m), grado (m), proporción (f)

volume : volumen (m)

voluminous : voluminoso(a) (adj)

weight : peso (m)

width : anchura (f), ancho (m)

zone : zona (f)

Months

January : enero (m)
February : febrero (m)
March : marzo (m)
April : abril (m)
May : mayo (m)
June : junio (m)
July : julio (m)
August : agosto (m)
September : septiembre (m)
October : octubre (m)
November : noviembre (m)
December : diciembre (m)

Monday : lunes (m)
Tuesday : martes (m)
Wednesday : miércoles (m)
Thursday : jueves (m)
Friday : viernes (m)
Saturday : sábado (m)
Sunday : domingo (m)

date : fecha (f)
day : día (m)
month : mes (m)
week : semana
year : año

Numbers, Cardinal

0 : cero
1 : uno
2 : dos
3 : tres
4 : cuatro
5 : cinco
6 : seis
7 : siete
8 : ocho
9 : nueve
10 : diez
11 : once
12 : doce
13 : trece
14 : catorce
15 : quince
16 : dieciséis
17 : diecisiete
18 : dieciocho
19 : diecinueve
20 : veinte
21 : veintiuno
22 : veintidós
23 : veintitrés
24 : veinticuatro
25 : veinticinco
26 : veintiséis
27 : veintisiete
28 : veintiocho
29 : veintinueve
30 : treinta
31 : treinta y uno
32 : treinta y dos
33 : treinta y tres

34 : treinta y cuatro
35 : treinta y cinco
36 : treinta y seis
37 : treinta y siete
38 : treinta y ocho
39 : treinta y nueve
40 : cuarenta
41 : cuarenta y uno
42 : cuarenta y dos
43 : cuarenta y tres
44 : cuarenta y cuatro
45 : cuarenta y cinco
46 : cuarenta y seis
47 : cuarenta y siete
48 : cuarenta y ocho
49 : cuarenta y nueve
50 : cincuenta
51 : cincuenta y uno
52 : cincuenta y dos
53 : cincuenta y tres
54 : cincuenta y cuatro
55 : cincuenta y cinco
56 : cincuenta y seis
57 : cincuenta y siete
58 : cincuenta y ocho
59 : cincuenta y nueve
60 : sesenta
61 : sesenta y uno
62 : sesenta y dos
63 : sesenta y tres
64 : sesenta y cuatro
65 : sesenta y cinco
66 : sesenta y seis
67 : sesenta y siete
68 : sesenta y ocho
69 : sesenta y nueve
70 : setenta

71 : setenta y uno
72 : setenta y dos
73 : setenta y tres
74 : setenta y cuatro
75 : setenta y cinco
76 : setenta y seis
77 : setenta y siete
78 : setenta y ocho
79 : setenta y nueve
80 : ochenta
81 : ochenta y uno
82 : ochenta y dos
83 : ochenta y tres
84 : ochenta y cuatro
85 : ochenta y cinco
86 : ochenta y seis
87 : ochenta y siete
88 : ochenta y ocho
89 : ochenta y nueve
90 : noventa
91 : noventa y uno
92 : noventa y dos
93 : noventa y tres
94 : noventa y cuatro
95 : noventa y cinco
96 : noventa y seis
97 : noventa y siete
98 : noventa y ocho
98.6 : noventa y ocho punto seis
99 : noventa y nueve
100 : cien
101 : ciento uno
102 : ciento dos
103 : ciento tres
104 : ciento cuatro
105 : ciento cinco
106 : ciento seis

107 : ciento siete
108 : ciento ocho
109 : ciento nueve
110 : ciento diez
111 : ciento once
112 : ciento doce
113 : ciento trece
114 : ciento catorce
115 : ciento quince
116 : ciento dieciséis
117 : ciento diecisiete
118 : ciento dieciocho
119 : ciento diecinueve
120 : ciento veinte
121 : ciento veintiuno
122 : ciento veintidós
123 : ciento veintitrés
124 : ciento veinticuatro
125 : ciento veinticinco
126 : ciento veintiséis
127 : ciento veintisiete
128 : ciento veintiocho
129 : ciento veintinueve
130 : ciento treinta
131 : ciento treinta y uno
132 : ciento treinta y dos
133 : ciento treinta y tres
134 : ciento treinta y cuatro
135 : ciento treinta y cinco
136 : ciento treinta y seis
137 : ciento treinta y siete
138 : ciento treinta y ocho
139 : ciento treinta y nueve
140 : ciento cuarenta
141 : ciento cuarenta y uno
142 : ciento cuarenta y dos
143 : ciento cuarenta y tres

144 : ciento cuarenta y cuatro
145 : ciento cuarenta y cinco
146 : ciento cuarenta y seis
147 : ciento cuarenta y siete
148 : ciento cuarenta y ocho
149 : ciento cuarenta y nueve
150 : ciento cincuenta
151 : ciento cincuenta y uno
152 : ciento cincuenta y dos
153 : ciento cincuenta y tres
154 : ciento cincuenta y cuatro
155 : ciento cincuenta y cinco
156 : ciento cincuenta y seis
157 : ciento cincuenta y siete
158 : ciento cincuenta y ocho
159 : ciento cincuenta y nueve
160 : ciento sesenta
161 : ciento sesenta y uno
162 : ciento sesenta y dos
163 : ciento sesenta y tres
164 : ciento sesenta y cuatro
165 : ciento sesenta y cinco
166 : ciento sesenta y seis
167 : ciento sesenta y siete
168 : ciento sesenta y ocho
169 : ciento sesenta y nueve
170 : ciento setenta
171 : ciento setenta y uno
172 : ciento setenta y dos
173 : ciento setenta y tres
174 : ciento setenta y cuatro
175 : ciento setenta y cinco
176 : ciento setenta y seis
177 : ciento setenta y siete
178 : ciento setenta y ocho
179 : ciento setenta y nueve
180 : ciento ochenta

181 : ciento ochenta y uno
182 : ciento ochenta y dos
183 : ciento ochenta y tres
184 : ciento ochenta y cuatro
185 : ciento ochenta y cinco
186 : ciento ochenta y seis
187 : ciento ochenta y siete
188 : ciento ochenta y ocho
189 : ciento ochenta y nueve
190 : ciento noventa
191 : ciento noventa y uno
192 : ciento noventa y dos
193 : ciento noventa y tres
194 : ciento noventa y cuatro
195 : ciento noventa y cinco
196 : ciento noventa y seis
197 : ciento noventa y siete
198 : ciento noventa y ocho
199 : ciento noventa y nueve
200 : doscientos
201 : doscientos uno
202 : doscientos dos
203 : doscientos tres
204 : doscientos cuatro
205 : doscientos cinco
206 : doscientos seis
207 : doscientos siete
208 : doscientos ocho
209 : doscientos nueve
210 : doscientos diez
211 : doscientos once
212 : doscientos doce
213 : doscientos trece
214 : doscientos catorce
215 : doscientos quince
216 : doscientos dieciséis
217 : doscientos diecisiete

218 : doscientos dieciocho
219 : doscientos diecinueve
220 : doscientos veinte
221 : doscientos veintiuno
222 : doscientos veintidós
223 : doscientos veintitrés
224 : doscientos veinticuatro
225 : doscientos veinticinco
226 : doscientos veintiséis
227 : doscientos veintisiete
228 : doscientos veintiocho
229 : doscientos veintinueve
230 : doscientos treinta
231 : doscientos treinta y uno
232 : doscientos treinta y dos
233 : doscientos treinta y tres
234 : doscientos treinta y cuatro
235 : doscientos treinta y cinco
236 : doscientos treinta y seis
237 : doscientos treinta y siete
238 : doscientos treinta y ocho
239 : doscientos treinta y nueve
240 : doscientos cuarenta
250 : doscientos cincuenta
275 : doscientos setenta y cinco
300 : trescientos
325 : trescientos veinticinco
350 : trescientos cincuenta
375 : trescientos setenta y cinco
400 : cuatrocientos
425 : cuatrocientos veinticinco
450 : cuatrocientos cincuenta
475 : cuatrocientos setenta y cinco
500 : quinientos
525 : quinientos veinticinco
550 : quinientos cincuenta
575 : quinientos setenta y cinco

600 : seiscientos
625 : seiscientos veinticinco
650 : seiscientos cincuenta
675 : seiscientos setenta y cinco
700 : setecientos
725 : setecientos veinticinco
750 : setecientos cincuenta
775 : setecientos setenta y cinco
800 : ochocientos
825 : ochocientos veinticinco
850 : ochocientos cincuenta
875 : ochocientos setenta y cinco
900 : novecientos
925 : novecientos veinticinco
950 : novecientos cincuenta
975 : novecientos setenta y cinco
1000 : mil
1001 : mil uno
1002 : mil dos
1003 : mil tres
1004 : mil cuatro
1005 : mil cinco
1006 : mil seis
1007 : mil siete
1008 : mil ocho
1009 : mil nueve
1010 : mil diez
1011 : mil once
1012 : mil doce
1013 : mil trece
1014 : mil catorce
1015 : mil quince
1016 : mil dieciséis
1017 : mil diecisiete
1018 : mil dieciocho
1019 : mil diecinueve
1020 : mil veinte

1021 : mil veintiuno
1022 : mil veintidós
1023 : mil veintitrés
1024 : mil veinticuatro
1025 : mil veinticinco
1026 : mil veintiséis
1027 : mil veintisiete
1028 : mil veintiocho
1029 : mil veintinueve
1030 : mil treinta
1031 : mil treinta y uno
1032 : mil treinta y dos
1033 : mil treinta y tres
1034 : mil treinta y cuatro
1035 : mil treinta y cinco
1036 : mil treinta y seis
1037 : mil treinta y siete
1038 : mil treinta y ocho
1039 : mil treinta y nueve
1040 : mil cuarenta
1100 : mil cien
1101 : mil ciento y uno
1102 : mil ciento y dos
1910 : mil novecientos diez
1911 : mil novecientos once
1912 : mil novecientos doce
1913 : mil novecientos trece
1914 : mil novecientos catorce
1915 : mil novecientos quince
1916 : mil novecientos dieciséis
1917 : mil novecientos diecisiete
1918 : mil novecientos dieciocho
1919 : mil novecientos diecinueve
1920 : mil novecientos veinte
1921 : mil novecientos veintiuno
1922 : mil novecientos veintidós
1923 : mil novecientos veintitrés

1924 : mil novecientos veinticuatro
1925 : mil novecientos veinticinco
1926 : mil novecientos veintiséis
1927 : mil novecientos veintisiete
1928 : mil novecientos veintiocho
1929 : mil novecientos veintinueve
1930 : mil novecientos treinta
1931 : mil novecientos treinta y uno
1932 : mil novecientos treinta y dos
1933 : mil novecientos treinta y tres
1934 : mil novecientos treinta y cuatro
1935 : mil novecientos treinta y cinco
1936 : mil novecientos treinta y seis
1937 : mil novecientos treinta y siete
1938 : mil novecientos treinta y ocho
1939 : mil novecientos treinta y nueve
1940 : mil novecientos cuarenta
1941 : mil novecientos cuarenta y uno
1942 : mil novecientos cuarenta y dos
1943 : mil novecientos cuarenta y tres
1944 : mil novecientos cuarenta y cuatro
1945 : mil novecientos cuarenta y cinco
1946 : mil novecientos cuarenta y seis
1947 : mil novecientos cuarenta y siete
1948 : mil novecientos cuarenta y ocho
1949 : mil novecientos cuarenta y nueve
1950 : mil novecientos cincuenta
1951 : mil novecientos cincuenta y uno
1952 : mil novecientos cincuenta y dos
1953 : mil novecientos cincuenta y tres
1954 : mil novecientos cincuenta y cuatro
1955 : mil novecientos cincuenta y cinco
1956 : mil novecientos cincuenta y seis
1957 : mil novecientos cincuenta y siete
1958 : mil novecientos cincuenta y ocho
1959 : mil novecientos cincuenta y nueve
1960 : mil novecientos sesenta

1961 : mil novecientos sesenta y uno
1962 : mil novecientos sesenta y dos
1963 : mil novecientos sesenta y tres
1964 : mil novecientos sesenta y cuatro
1965 : mil novecientos sesenta y cinco
1966 : mil novecientos sesenta y seis
1967 : mil novecientos sesenta y siete
1968 : mil novecientos sesenta y ocho
1969 : mil novecientos sesenta y nueve
1970 : mil novecientos setenta
1971 : mil novecientos setenta y uno
1972 : mil novecientos setenta y dos
1973 : mil novecientos setenta y tres
1974 : mil novecientos setenta y cuatro
1975 : mil novecientos setenta y cinco
1976 : mil novecientos setenta y seis
1977 : mil novecientos setenta y siete
1978 : mil novecientos setenta y ocho
1979 : mil novecientos setenta y nueve
1980 : mil novecientos ochenta
1981 : mil novecientos ochenta y uno
1982 : mil novecientos ochenta y dos
1983 : mil novecientos ochenta y tres
1984 : mil novecientos ochenta y cuatro
1985 : mil novecientos ochenta y cinco
1986 : mil novecientos ochenta y seis
1987 : mil novecientos ochenta y siete
1988 : mil novecientos ochenta y ocho
1989 : mil novecientos ochenta y nueve
1990 : mil novecientos noventa
1991 : mil novecientos noventa y uno
1992 : mil novecientos noventa y dos
1993 : mil novecientos noventa y tres
1994 : mil novecientos noventa y cuatro
1995 : mil novecientos noventa y cinco
1996 : mil novecientos noventa y seis
1997 : mil novecientos noventa y siete

1998 : mil novecientos noventa y ocho
1999 : mil novecientos noventa y nueve
2000 : dos mil
2000 : dos mil
2001 : dos mil uno
2002 : dos mil dos
2003 : dos mil tres
2004 : dos mil cuatro
2005 : dos mil cinco
2006 : dos mil seis
2007 : dos mil siete
2008 : dos mil ocho
2009 : dos mil nueve
2010 : dos mil diez
2011 : dos mil once
2012 : dos mil doce
2013 : dos mil trece
2014 : dos mil catorce
2015 : dos mil quince
2016 : dos mil dieciséis
2017 : dos mil diecisiete
2018 : dos mil dieciocho
2019 : dos mil diecinueve
2020 : dos mil veinte
3000 : tres mil
4000 : cuatro mil
5000 : cinco mil
6000 : seis mil
7000 : siete mil
8000 : ocho mil
9000 : nueve mil
10000 : diez mil
11000 : once mil
12000 : doce mil
20000 : veinte mil
30000 : treinta mil
40000 : cuarenta mil

50000 : cincuenta mil
60000 : sesenta mil
70000 : setenta mil
80000 : ochenta mil
90000 : noventa mil
100000 : cien mil
100001 : cien mil uno
100002 : cien mil dos
200000 : doscientos mil
300000 : trescientos mil
400000 : cuatrocientos mil
500000 : quinientos mil
600000 : seiscientos mil
700000 : setecientos mil
800000 : ochocientos mil
900000 : novecientos mil
1000000 : millón
1000001 : millón uno
1000002 : millón dos
1000003 : millón tres
1000004 : millón cuatro
1000005 : millón cinco

Numbers, Ordinal

1st **(first)** : primero(a) (adj)
2nd **(second)** : segundo(a) (adj)
3rd **(third)** : tercero(a) (adj)
4th **(fourth)** : cuarto(a) (adj)
5th **(fifth)** : quinto(a) (adj)
6th **(sixth)** : sexto(a) (adj)
7th **(seventh)** : séptimo(a) (adj)
8th **(eighth)** : octavo(a) (adj)
9th **(ninth)** : noveno(a) (adj)
10th **(tenth)** : décimo(a) (adj)
11th **(eleventh)** : undécimo(a) (adj)
12th **(twelfth)** : duodécimo(a) (adj)
13th **(thirteenth)** : decimotercero(a) (adj)
14th **(fourteenth)** : decimocuarto(a) (adj)
15th **(fifteenth)** : decimoquinto(a) (adj)
16th **(sixteenth)** : decimosexto(a) (adj)
17th **(seventeenth)** : decimoséptimo(a) (adj)
18th **(eighteenth)** : decimoctavo(a) (adj)
19th **(nineteenth)** : decimonoveno(a) (adj)
20th **(twentieth)** : vigésimo(a) (adj)
30th **(thirtieth)** : trigésimo(a) (adj)
40th **(fortieth)** : cuadragésimo(a) (adj)
50th **(fiftieth)** : quincuagésimo(a) (adj)
60th **(sixtieth)** : sexagésimo(a) (adj)
70th **(seventieth)** : septuagésimo(a) (adj)
80th **(eightieth)** : octogésimo(a) (adj)
90th **(ninetieth)** : nonagésimo(a) (adj)
100th **(one hundreth)** : centésimo(a) (adj)
1000th **(one thousandth)** : milésimo(a) (adj)
10,000th **(ten thousandth)** : diez milésimo(a) (adj)
100,000th **(one hundred thousandth)** : cien milésimo(a) (adj)
1,000,000th **(one millionth)** : millionésimo(a) (adj)

www.ingramcontent.com/pod-product-compliance
Lightning Source LLC
Chambersburg PA
CBHW060419220326
41598CB00021BA/2224